SCHOOL MENTAL HEALTH HANDBOOK

学校メンタルヘルスハンドブック

日本学校メンタルヘルス学会 編

大修館書店

まえがき

　日本学校メンタルヘルス学会は，その産声を上げてから早20年が経過した。そして，第21回の研究大会が開催されるその節目の年に，こうして学会の総力を結集した書籍が刊行できるのは，まずは会員の皆様と共に，大いに喜ぶべきであろうと考えている。

　学会そのものも，今や例年予想を超える参会者と発表者を迎えるほど盛況となっているし，学会誌の投稿論文数も編集委員からうれしい悲鳴が出るほどである。こうして大きく発展してきた本学会の現状認識に立って，このあたりで立ち止まってこれまでの歩みを振り返り，その過程における蓄積を集約し，「学」としての学校メンタルヘルスの全容を俯瞰できる書籍を刊行しようという目論見で，本書の企画が始動したのは４年ほど前であった。詳細は，本文第１章に譲るが，その後の学会での熱のこもった数年にわたる議論を経る中で，私たちはこの本を当初の目論見とは若干異なる姿を取った「ハンドブック」の形で，こうして世に送り出せたのである。

　一方で，その間の社会の動きに目をやれば，あらゆる情報が電子化され，いつでもどこでも簡単にそれらの情報を，文字通り掌中に収められるようになった。まさに比喩ではなく，あらゆる情報を，私たちはこの手の平の上に乗せて，すべてを掴んでいる。あるいは，掴んでいるつもりになっている。

　しかしながら，当たり前ではあるが，情報は使えてこそ意味がある。宝の持ち腐れの言葉通り，膨大な情報を掌中に収めているからといって，それは誇れるものでもないし，それで安心していいものでもない。今や誰でも，老若男女立場や前提条件抜きに，情報はすべての人にとって平等に開かれていると言っても良い状況なのである。

　繰り返しになるが，情報は使えてこそ役に立つ。それは別の言い方をすれば，ある情報と別の情報の関わり合い，複数の情報の有機的な連関を俯瞰的に捉えられて，はじめて一つの情報が生きたものとなるのであろう。たとえて言えば，正しい海図を手にして初めて迷わず，また無事に情報の海の旅を続けられるであろう。こうした意味において，学校メンタルヘルスの広大な海にこぎ出でようとするときに，的確な海図となり得るものとして，この本が性格づけられ，ようやくこうして完成を見るに至ったのだと言っても過言ではない。

　学校に集う人々，つまり児童，生徒，学生そして教職員の心の健康の問題を考え，解決の方策を探り，さらには心の健康を維持，増進するために必要な知見を持ち寄り，実践の成果を共有し学校メンタルヘルスに資する，それこそが本学会の存在意義であろう。その目的のために，年次大会を開催し，ワークショップや勉強会を実施し，学会誌を発行してきた。その蓄積は，今や膨大な量になりつつあるし，その全容をくまなく掌握し理解するのは，筆者のみならず誰にとっても至難の業なので

はないだろうか。

　今回，本書を編むにあたって目指したのは，学問体系としてはまだまだ発展途上にある学校メンタルヘルス学であるとはいえ，未完成ながらも全体を見渡せる海図を作成したいという思いであった。それは，現に日々の時間の流れの中で，学校に集う人々がさまざまな問題に遭遇し，そこでの対応がその時その場で求められているからである。つまり，身近な机上に置かれた座右の書としてのこの「ハンドブック」の刊行は，まさに時宜を得たものであると自負している。

　こうして，これまでの20年間の蓄積を，学会の責任においてまとめるという方針が決まった。編集は，学会の動きの全容を把握している理事長経験者が，この本の成り立ちから考えて，最適任者であろうとの判断がなされた。そこで，学会の設立時から最初の漕ぎ出しに尽力された児玉隆治初代理事長，その後の発展とりわけ学会としての組織固めに携わった近藤卓二代目理事長，そしてその後の本格的な学会としての活動の展開に力を発揮されている元永拓郎現理事長の3名が，全体の編集を担当し進められてきた。

　各項目の執筆者については，現に学校の現場で日々実践に携わっている教師，カウンセラー，医師など，学校に集う人々の抱える問題や，学校そのものの抱える問題，さらには学校を取り巻く家庭や社会の問題に精通した会員によって構成した。

　繰り返しになるが，本書は学校で暮らす視点から足元や目の前にある個々の問題を見つめ，いわば「虫の視点」で執筆されている。現実的で実際的なハンドブックを目指したからである。しかし，そうした個々の論文がこうして一冊の書物となると，一気にそれを手にした私たちは，学校メンタルヘルスの全体を「鳥の目」で見渡せる海図を手にできるのである。

　学校に集う人々と共にある読者の皆様が，日々の活動のよりどころとなるこのハンドブックを携えて，自信をもって学校メンタルヘルスの大海原へ漕ぎ出していかれることを願っている。

2017年7月吉日

編者のひとりとして　近藤　卓

●●●もくじ●●●

まえがき ……………………………………………………………………………… 2

執筆者一覧 …………………………………………………………………………… 6

第Ⅰ部　学校メンタルヘルスとその概要 ……………… 7

第1章　学校メンタルヘルスとは何か
1 学校メンタルヘルスとは何か　8／2 学校メンタルヘルスの近接領域
12／3 学校の機能と役割の変化　19／4 思春期・青年期のメンタルヘ
ルス　25

第2章　職種からみた学校メンタルヘルス
1 学校管理職の立場から　30／2 学級担任の立場から　36／3 養護教
諭の立場から　42／4 スクールカウンセラーの立場から　48／5 ス
クールソーシャルワーカーの立場から　54

第3章　学校種からみた学校メンタルヘルス
1 小学校　60／2 中学校　66／3 高等学校　72／4 大学受験予備校
78／5 専門学校　84／6 大学・大学院　90／7 単位制・通信制高校,
サポート校, フリースクール　97

第Ⅱ部　学校メンタルヘルスの諸問題 ……………… 103

第1章　子どものメンタルヘルス
1 こころの不調―児童生徒の早期兆候　104／2 不登校　111／3 いじ
め　116／4 体罰　121／5 学級崩壊　126／6 低い学力　132／7 異
文化適応上の問題　138／8 発達障害　143／9 自尊感情の低さ
151／10 低い対人スキル　156／11 ひきこもり　162／12 子どものうつ
病　169／13 ジェンダー・アイデンティティ　174／14 自傷行為
181／15 自殺・自死　187／16 家庭内暴力　193／17 非行　198／18 依
存　204／19 摂食障害　208／20 虐待　212

第2章　教師のメンタルヘルス

1 教師のメンタルヘルスの現状と背景　218／2 教師と子どもの関係
224／3 教師集団に潜む問題　230／4 教師のメンタルヘルス支援　236

第Ⅲ部　学校メンタルヘルスとその周辺 ………… 243

第1章　学校メンタルヘルスと保護者

1 保護者と学校の関係　244／2 保護者と子どもの関係　249／3 保護
者への支援　254

第2章　学校と地域のメンタルヘルス

1 学校コミュニティづくり　259／2 学校と地域コミュニティ　265

第3章　緊急事態における学校メンタルヘルス

1 災害　271／2 事件・事故　277／3 喪失・悲嘆　282／4 PTSD
と PTG　287

第4章　学校メンタルヘルスをめぐるその他の問題

1 身体的健康と学校メンタルヘルス　292／2 いのちの教育と学校メン
タルヘルス　298／3 メンタルヘルスリテラシー教育　303／4 貧困と
子どものメンタルヘルス　309

付録　巻末資料 ……………………………………… 317

資料1 体罰の禁止及び児童生徒理解に基づく指導の徹底について（通知）　318／
資料2 子どもの性別違和（DSM-5）　321／資料3 青年および成人の性別違和
（DSM-5）　321／資料4 性同一性障害に係る児童生徒に対するきめ細やかな対応
の実施等について　322／資料5 全般健康調査票（GHQ-12）　325／資料6 発達
性トラウマ障害　326

さくいん ……………………………………………………………………… 327

あとがき ……………………………………………………………………… 334

●●●執筆者一覧（50音順）●●●

青木　亜里　　神奈川県スクールカウンセラー　臨床心理士
飯田　紀彦　　関西大学名誉教授　精神科医
井上　惠　　　中越学校メンタルヘルス研究所　国際実存療法士
臼井　吉治　　元中学校教諭
大宮　美智枝　神奈川県立厚木高等学校教諭　ガイダンスカウンセラー
大森　美湖　　東京学芸大学准教授　精神科医・臨床心理士
岡本　淳子　　国際医療福祉大学大学院特任教授　臨床心理士
小野田　正利　大阪大学大学院教授
影山　隆之　　大分県立看護科学大学教授
菅野　恵　　　和光大学准教授　臨床心理士
倉島　徹　　　公益社団法人青少年健康センター　精神保健福祉士
倉本　英彦　　歌舞伎町メンタルクリニック院長　精神科医
○児玉　隆治　　長信田の森心療クリニック院長　精神科医
小林　正幸　　東京学芸大学教授
○近藤　卓　　　日本ウェルネススポーツ大学教授　臨床心理士
清水　安夫　　国際基督教大学上級准教授
篁　宗一　　　静岡県立大学教授
玉置　美惠子　NPOストレス対処法研究所　カウンセラー
中嶋　真由美　日本外国語専門学校　臨床心理士
中野　良吾　　創価大学准教授　臨床心理士
早川　惠子　　都留文科大学准教授　臨床発達心理士
早川　東作　　東京農工大学名誉教授　精神科医
藤原　忠雄　　兵庫教育大学大学院教授　学校心理士SV
古屋　茂　　　東海大学課程資格教育センター非常勤講師　学校心理士SV
真金　薫子　　三楽病院精神神経科部長　精神科医
馬渕　麻由子　東京農工大学大学准教授　臨床心理士
水野　淳一郎　長信田の森心療クリニック副院長　精神保健福祉士
溝口　るり子　三楽病院臨床心理士長　臨床心理士
室城　隆之　　江戸川大学教授
望月　美紗子　東海大学大学院院生
○元永　拓郎　　帝京大学教授
森　美加　　　東京慈恵会医科大学　臨床心理士
山下　浩　　　さいたま市児童相談所　児童精神科医
弓田　千春　　東海大学講師　臨床心理士
米田　朝香　　東海大学講師
米山　明　　　心身障害児総合医療療育センター　小児科医

＊○印は編集委員

第 I 部

学校メンタルヘルスと
その概要

第1章　学校メンタルヘルスとは何か
　1　学校メンタルヘルスとは何か／2　学校メンタルヘルスの近接領域／
3　学校の機能と役割の変化／4　思春期・青年期のメンタルヘルス

第2章　職種からみた学校メンタルヘルス
　1　学校管理職の立場から／2　学級担任の立場から／3　養護教諭の立場から／4　スクールカウンセラーの立場から／5　スクールソーシャルワーカーの立場から

第3章　学校種からみた学校メンタルヘルス
　1　小学校／2　中学校／3　高等学校／4　大学受験予備校／5　専門学校／6　大学・大学院／7　単位制・通信制高校, サポート校, フリースクール

Ⅰ-1-1　学校メンタルヘルスとは何か

1.「学」の構築を目指して

　日本学校メンタルヘルス学会では，これまで何度も「学校メンタルヘルス学」の構築について，学会大会や研修会でシンポジウムやラウンドテーブルなどの形で，多様な視点・立場からの議論を展開してきた。そうした流れを受けて，これまでの議論を主導してきた筆者には，議論の成果を具体化することが視野に入ってきたとの認識が次第に醸成されていった。

　その具体的な成果物が，本書である。ただ，結論から述べれば，学校メンタルヘルスの「学」としての解説書ではなく，日常業務の座右の書としての「ハンドブック」という形をとることになった。このことを，初めに確認しておきたい。

　それはさておき，そもそものスタートの地点から振り返ることとしたい。話は，第11回大会（岐阜大会）にさかのぼることになる。そこでのメインシンポジウム「学校メンタルヘルスの新たな飛躍」が，その後「学」を考えることになるきっかけとなっている。コーディネータは吉川武彦第11回大会学会長，シンポジストは小野田正利（大阪大学教授），近藤卓（東海大学教授），松川禮子（岐阜県教育長）であった（所属は当時。以下同）。新たな飛躍の方向性や可能性を議論し，これまでの流れを振り返る意義深いシンポジウムであった。そしてそこでの議論の中から，「学」の構築への視点が浮かび上がってきて，この視点を継続して議論するべきであろうとの一応の収束を見ることとなった。

　それを受ける形で，第12回大会において第1回のラウンドテーブル・セッション「学校メンタルヘルス学」が，話題提供者三木とみ子（女子栄養大学教授）学校保健の立場，飯田紀彦（関西大学教授）研究者の立場，元永拓郎（帝京大学准教授）心理臨床の立場，児玉隆治（長信田の森心療クリニック院長）精神科医の立場，コーディネータ近藤卓（東海大学教授）で開催された。

　それ以後は，議論を深めるとともに視野を広げる目的で，順次ラウンドテーブル・セッションが継続的に実施されてきた。それらを列挙すると，次のとおりである。第2回ラウンドテーブル・セッションは，企画委員会の研修会（2009年10月3日開催）の形で，「メンタルヘルスから「学校」を問いなおす」として，話題提供者に吉川武彦（中部学院大学教授），富田富士也（子ども家庭教育フォーラム），河村茂雄（早稲田大学教授），玉置美恵子（杉並区立小学校養護教諭），指定討論者に高橋房子（東海大学付属望星高等学校教諭），コーディネータが近藤卓（東海大学教授）という形で行われた。3回目のラウンドテーブル・セッションは，第13回大会での「学校メンタルヘルス学を考える」で，話題提供者が米山明（心身障害児総合医療療育センター小児科医），影山隆之（大分県立看護科学大学教授），古屋茂（秦野市立本町中学校校長），コーディネータが近藤卓（東海大学教授）であった。

第14回大会における第4回ラウンドテーブル・セッション「学校メンタルヘルス学」では，初めて本学会の外からの発言者として飯長喜一郎（日本女子大学教授）を招き，学校メンタルヘルス学会に何を期待するのか，あるいは何が期待できるのか，そもそも学校メンタルヘルスが学として成り立ちうるのかをコーディネータ近藤卓で実施した。第15回大会における第5回ラウンドテーブル・セッション「学校メンタルヘルス学とは」は，話題提供者を近藤卓（東海大学教授）が務め，コーディネータ中野良吾（学習院大学相談員）がこれまでの流れを整理し，今一度初心に帰って議論を展開することとした。

2.「学校」のメンタルヘルス

第16回大会におけるラウンドテーブルは，それまでの議論を主導してきた筆者が，6年間に渡る議論の総括を行い，それを踏まえて今後の方向性の提案を行うという形となった。総括から浮かび上がってきたことは，新たな学問領域としての「学校メンタルヘルス学」が必要とされているであろう，という認識である。そして，「学の確立」という作業は，数回の議論によって収束を見るほどに容易なことではないであろうし，一見して徒労と思われるような，地道な作業の積み重ねが必要であろう，というのが共通の認識であった。「学」として発展途上ではあっても，その都度その段階での研究成果をまとめて世に問うべきであるのは当然で，それこそがこれまでの本学会の年次大会であり学会誌の発行であったわけである。

以上のような総括を踏まえて，これまでの知見をまとめ，今この段階で見えてくるこれからの展望を示すことが必要であろう，との結論に至った。繰り返しになるが，それを具体化したものが本書である。

本学会には，学会員によって編まれた先行文献として『学校メンタルヘルス実践事典』（土居健郎監修，児玉隆治・高塚雄介編，日本図書センター，1996年発行，770頁）がある。この書籍は，周知の通り以下のような章立て構成となっている。つまり，第1章 こころの問題とメンタルヘルス，第2章 からだの不調，第3章 教育上の問題行動，第4章 不登校・アパシー現象，第5章 学校のいじめ・家庭の中のいじめ，第6章 非行，第7章 性とエイズ，愛8章 食の問題，第9章 教職員のメンタルヘルスという具合で，メンタルヘルスの問題状況を顕在化した問題ごとに整理するという構成である。

今回，本書の構成を考える際には，この先行文献の整理を参照しつつも，新たに三つの軸で考えることとした。それは，ほぼそのまま本書が3部構成となっていることに表れている。一つは「職種や校種」別にみた視点，二つ目には多様化した「児童生徒と教職員のメンタルヘルスの問題」，そして三つめは「学校を取り巻く環境で顕在化する問題」である。

もとより，あらゆる問題を網羅することなどできるはずもないが，「学校」という明確な立ち位置から，360度周囲を見回すような「虫の視点」で問題を拾い上げてある。高い地点に立って，見渡す限りの世界を俯瞰するような「鳥の視点」では

ない。地を這いながら日々を暮らし，学校という場で生活する中で遭遇するメンタルヘルスの問題を，一貫した視点で一つ一つ見ていこうという試みである。

　この視点にこだわるのは，本学会が「学校メンタルヘルス」の学会であり「教育メンタルヘルス」の学会ではないという，しばしば巻き起こり議論されることにも起因している。この議論は，学会設立間もないころから繰り返されてきた。逆にこの議論が起こることで，「学校」というゆるぎない視点を学会自らが再確認してきたともいえよう。あくまでも，学校という具体的日常的な場で，地に足をつけた視点からメンタルヘルスの問題を見ている，それがこの学会であるということなのである。

　したがって，本書は，第一に学校で日々を暮らしている教職員が，座右の書としていつでも手に取って参照していただくことが本望である。「ハンドブック」と称する所以である。

３．「学会」あるいは「学」というもの

　わが国には現在，無数と言っていいほどの様々な学会がある。もちろん，学会以外にも協会，協議会，研究会，研修会，サークルなど，様々な集まりがある。例えば筆者自身の関わっている「いのちの教育」の領域でも，実に様々な集まりがある。上智大学のデーケン名誉教授のグループをはじめ，それぞれが様々な立場から多様なことがらを収集し議論し発信している。しかしながら，それぞれのグループで持っている，あるいは開発した技術や，情報，概念，理論，研究方法などを共有する機会がなく，せっかくの膨大な数の智恵がなかなか蓄積していかないのが現状である，と筆者は見ている。

　米国での「いのちの教育」に関する領域を見てみると，ADEC（Association for Death Education and Counseling）が大きな流れを作っており，いわゆる死の教育のほかにグリーフ・カウンセリングなどに関係する教師などの教育関係者だけでなく，カウンセラー，精神科医，医師，宗教者，葬儀社まで，多様な人々が集まって知見を蓄積している。米国の例にならって，筆者らは日本いのちの教育学会を組織し，わが国における「いのちの教育」を取り巻く状況を打開しようとしている。「いのちの教育」も学校メンタルヘルスも，「学」として確立しなければならないという状況は，似ているのではないかと考えている。

　そもそも「学」というのは，ある領域における知識の組織体系であって，独自の研究対象，研究内容，研究方法を持つものであろう。そして，「学会」は立場や考え方を超えて，多様な人々が集うことができる，研究者と実践者の交流の場であり，研究と実践を公開して共有し，議論を重ねることができる場となるべきであろうと考えている。

　学校メンタルヘルス学会は，もちろんこうした考え方に立って年次大会を開催し，学会誌を発刊してきている。ただ，果たして上記のような意味で「学」としての独自性を主張できるまでに成熟しているかと問われると，筆者としてはいささか心許

ない思いがする。そこで，前述のように第12回大会以降，「学」の確立を目指して
シンポジウムやラウンドテーブルを重ねてきたのであった。

4.「学」を目指して

　学校メンタルヘルスを議論する時に，かかわりを持ちそうな学問領域を思いつく
ままに挙げてみれば，教育学，心理学，社会学，社会心理学，精神保健学，精神医
学，被服学，栄養学，建築学，地政学，文化人類学，歴史学，経済学，政治学等々
多様多岐に渡るものが考えられる。それは，学校が社会の中に存在していて，私た
ちの生活に深く根差した存在であるからであって，当然と言えば当然のことであろ
う。

　例えば，本書では触れることができなかったが，建築学的な視点から物理的環境
としての学校の建物を考えたり，地理的に見て校地や学校を取り巻く街並みや野山
や河川などの自然環境や社会環境を考えることも，筆者としては学校メンタルヘル
ス学にとって重要なことではないかと考えている。

　古い城跡に作られた中学校や高等学校などを，地方の都市などでしばしば見かけ
ることがあるし，東京の銀座に位置する小学校のように大都会の真ん中にある学校，
山奥の渓谷のわずかな川岸の台地に位置する学校など，学校をとりまく環境が，そ
こで暮らす児童生徒や教職員のメンタルヘルスに大きな影響を与えていることは，
十分あり得ることだと考えられる。

　このように，学校という視点から社会全体を，もっと言えば世界そのものを見回
し，そこで暮らす人々のこころの健康のありようを見つめ直すこと，それが学校メ
ンタルヘルス学の存在意義であろう。そして，そこで得られた知見を体系化してい
くこと，それが学校メンタルヘルス学の構築へと導く道筋なのであろう。

　このように考えてくると，学校メンタルヘルス学の構築など，一朝一夕にできる
ことではなく，ほとんど無謀な試みのようにも思えてくる。果たして，この試みが
いつかは実を結ぶ時が来るのであろうか。しかし少なくとも本書をまとめることで，
こうした道筋の入り口に，ようやく私たちは立つことができたのではないだろうか
とも思うのである。

　日本学校メンタルヘルス学会は，誕生からわずか20年の，まだまだ年若い学会で
ある。ようやく独り立ちして，これからその存在を社会に知らしめていくような，
今後が大いに期待できる存在だともいえよう。

　冒頭でも述べたように，本書は学校メンタルヘルスの「ハンドブック」であって，
体系化された「学」を論じたものとはなっていない。それでも，「学」を構築する
ための遠く困難な道のりのその過程で，このハンドブックが一つの道標になるので
はないかと，筆者は考えている。本書が，「学校」に軸足を置いて世界を見回す「虫
の視点」を取っているからである。繰り返すことになるが，このことこそが「学校
メンタルヘルスとは何か」を明確に示す解答なのであり，この学会が存在する意義
でもあると考えている。

［近藤卓］

I-1-2　学校メンタルヘルスの近接領域

1．学校メンタルヘルスと近接領域との関係

　学校メンタルヘルス（school mental health）とは何か，という問いは本書の全体を貫く課題だが，暫定的に「学校という場で生活する構成員のメンタルヘルスを追求する活動，およびこれに関する学問領域」と考えることにしよう。すると少なくとも，「メンタルヘルスとは何か」という問いと，「メンタルヘルスを学校という場で考えるとはどういうことか」という二つの問いは，学校メンタルヘルスの基本課題だと考えられる。さらに詳しく考えると，メンタルヘルスという用語には「こころの健康」と「精神保健活動」という二つの意味がある。したがって「メンタルヘルスとは何か」という問いは，「事例にとってのこころの健康とは何か」という問いと，「人々（集団）のこころの健康を支える活動とはどのようなものか」という問いの，二重の意味をもつ。ここで興味深いことに，日本精神衛生学会（Japan Association of Mental Health）の学会誌「こころの健康」は，投稿規定において「心の健康または健康的な生き方」に関する議論の場だとされている。もしこれにならうならば，こころの健康を考える際には，「健康的な生き方」まで射程に入れて考える必要があることになる。

　この学校メンタルヘルスという活動や学問は明らかに，複数の専門領域に支えられた学際的で応用的な営みである。したがって上記の問いに対しても，それらの隣接領域から多角的に考えることが可能である。ただし，学校メンタルヘルスと隣接諸領域との関係は，一通りではない。

　まず，「こころの健康とは何か」という問いについては，学校メンタルヘルスを支えるさまざまな基礎学にそれぞれの捉え方がある。たとえば，生徒らのこころや健康問題を理解するために，発達心理学・ストレス科学・社会心理学・児童思春期精神医学などは重要な基礎を提供してくれる。

　一方，公衆衛生（public health），地域精神保健（community mental health），学校保健（school health）などの分野は，文字通り読めば学校メンタルヘルスを包含するように見えるが，実際のところ完全な包含関係にあるわけではない。公衆衛生は部分的に学校や子どもの健康を扱っているが，学校というシステムの内部にまで立ち入って考察することは少ない。学校保健活動は保健管理・保健指導・保健教育などから成り立つが，「健康的な生き方」まで視野に入れることは少ない。なお，学校保健活動にとって隣接領域と映るスクールカウンセリングやスクールソーシャルワークは，むしろ学校メンタルヘルス活動の一部と考えることもできる。また子どもの背景によっては，児童福祉や障がい者福祉の観点からの援助も重要である。さらに学校は教師にとって職場でもあるので，教師のメンタルヘルスを考えるには，産業保健（occupational health）の一分野である産業メンタルヘルス（occupational mental health) の視点も必要である。

　他方，学校メンタルヘルスで扱う「こころの健康問題」は，その原因にかかわらず，学校という生活の場における"生きづらさ"として立ち現れる（ただしこれが"多くの人が経験する当たり前の苦労"の範囲であれば，ことさら学校メンタルヘルスの課題とは言わない）。そこで学校メンタルヘルスでは，学校とは何か，どのような特質をもつ場で，どのような目的でしつらえた装置か，という理解が確かに重要である。言い換えれば，学校メンタルヘルスの課題は，他の教育論・学校論の観点から論じることもできる。しかし例えば，生徒の喫煙や薬物使用，反復的な自傷行為や性的逸脱行動などを，非行として捉えたり生徒指導や道徳教育の課題として捉えたりするだけで，学校メンタルヘルスの観点からアディクション（嗜癖）として捉えて援助（治療）したり，家庭全体に対するケースワークを考えたりすることをしなければ，的確な支援につながらない可能性がある[1]。つまり，学校メンタルヘルスという視角を忘れ，隣接領域である教育論・学校論——学級経営論，生徒指導論や非行対策，障害児教育，道徳・保健体育・家庭科・倫理社会などの授業論，学校によっては宗教教育——の文脈だけから課題を捉えることは，時として非常に危険である。専門家はつい我田引水で議論しがちだが，学校メンタルヘルスにおいては，多次元的に現象を捉える必要性を常に意識しておく必要がある。

２．こころの健康というパースペクティヴ

　こころの健康を単一の定義で表すことは困難で，たとえば健康日本21でも，①自分の感情に気づいて表現できること（情緒的健康），②状況に応じて適切に考え，現実的な問題解決ができること（知的健康），③他人や社会と建設的でよい関係を築けること（社会的健康）に加え，④人生の目的や意義を見出し，主体的に人生を選択すること（人間的健康：むしろ実存的健康と言うべきだろう）といった構成要素を組み合わせている。そこで，こころの健康を理解するための基礎学（観点）もさまざま考えられ，特に以下のような隣接領域は重要である[2]。

(1) 精神分析論

　精神分析論の重要なポイントは，動物的なリビドー(欲動)と，親や社会から規範を取り入れて形成される超自我の狭間で，自我が経験する葛藤と不安に注目したこと，特にこの不安の処理に重要な役割を果たす無意識という領域に光を当てたことだ。自我が相応に発達し現実検討能力を獲得していることは，こころの健康のために重要である。また，不安に直面したこころが用いる様々な防衛機制を理解していなければ，子どもらや家族のこころを理解することは不可能である。さらに精神分析では，子どもが過去に経験した人物への陰性感情（陽性感情）を支援者に投影する陰性転移（陽性転移）や，反対に支援者が同様の感情を被支援者に投影してしまう逆転移にも注目する。疾病利得という概念，つまり（たとえば子どもが）病気になることで得られる心理的・現実的満足という考え方も，精神分析論に由来している。

(2) 発達心理学と対人関係論

　こころの健康とは決して静的な状態像のことでなく，その様相は年齢とともに変化（発達）する。したがって，発達科学，特にこころの発達の様相を解き明かす発達心理学は，学校メンタルヘルスときわめて関係深い基礎学である。とりわけマズロウやエリクソンのような発達論や，家族発達論は，重要な隣接領域である。

　マズロウは人間の基本的ニーズ（欲求）について，①生理的ニーズ，②安全のニーズ，③愛と所属のニーズ，④自尊心のニーズ，⑤自己実現のニーズ，という階層を考え，下位のニーズが充足しなければ上位のニーズは充足しにくいと考えた。研究者によっては，これに活動・労働のニーズや遊びのニーズも付け加える。こころの健康を理解する際に，どのレベルのニーズが充足されていないのかという視点は重要である。ただし，学校関係者の中には自己実現の意味を誤解して，一定の目標を達成することのように考える傾向があるので注意したい。そうではなく「自分が求める自分らしい生き方に近づこうとし続ける」状態が自己実現であり，「健康な人々は成長欲求に動機づけられた自己実現をめざす」けれども，完全に達成できる人は少ないと，マズロウは述べている。

　一方，生涯に渡るこころの発達を定式化したエリクソンの理論を大胆に要約すると，人のこころは，あるライフステージで得たものの上に，次のステージで得たものを積み重ねるようにして，漸進的に発達する。ステージごとに，周りの人々との双方向的な対人関係の中で味わうべき重要な生活経験（発達課題）がある。ポジティブな経験とネガティブな経験のバランス（経験値／経験知）が適度だと，人生の強さ（徳）というアイテムをゲットでき，これは次のステージで武器になる——ドラゴンクエストのようなロールプレイングゲームが人気を集めるのは，上のような人生の真実と似ているからだろう。そこで，もし子どものこころの発達の阻害要因があれば，それから引き離すことが援助になるかもしれず，経験を積めなかった時間を再体験する（育ち直す）こともある程度可能である。必要な人間関係が不足していれば，これを補うような支援が子どもを成長させることもある。こころの発達過程に応じた役割（人間関係）を子どもの周りの環境に用意することは，保育や教育の基本である。

　これらに加え，家族心理学や家族システム論からは，家族の発達段階という考え方もある。家族を一つの生き物のように考えると，家族のあり方は時間とともに変化してゆく。ただし，カップルの年齢や長子・末子の年齢の組み合わせが家族ごとに異なり，家族のあり方に関する考え方も多様なので，家族の発達史を定式化することは難しい。とはいえ，子どもらの心の健康問題の背後には，時として保護者の未熟さや親役割のアンバランスが見え隠れするので，子どもだけでなく家族全体に注目する必要がある。

(3) 性格論とパーソナリティ論

　性格とは環境（状況）に応じた情緒的反応・意志・行動などのスタイルであり，これに知的な特徴や外面的な「その人らしさ」を加えたものをパーソナリティと呼ぶ。これには様々な理論があり，様々な評価（測定）方法が提案されている。

パーソナリティという個性が極端であるために，本人が著しい苦痛を感じたり，社会的機能に差し支えが生じたり（時には周りが困ったり）することがある。成人では，このような"社会文化的に著しく偏った認知の仕方・感情性・対人関係機能または衝動制御のあり方"が，他の精神疾患・身体疾患や薬物等の影響では説明できない場合に，パーソナリティ障害と呼ぶ。具体的には，著しく不安定な対人関係しかもてない事例，社会のルールを守れない事例，演技的な行動に満ちた事例，依存的で自分一人では物事を決められない事例など，多彩なタイプが存在する。これらは病気ではなく，パーソナリティの発達上の偏りであって，生育環境の影響は大きい。本人が"生きづらさ"の理由を自覚して育ち直すことで，"生きづらさ"を小さくするしかない。パーソナリティが発達途上にある18歳未満では，可塑性の大きさを考慮して，パーソナリティ障害というラベルは貼らない約束である。とはいえ，その予備群のような少年は存在するわけで，その環境調整を考えることは学校メンタルヘルスの課題となる可能性がある（p. 143参照）。

(4) 対人関係論とコミュニケーション論

他者との関係は，こころの健康に様々な影響を及ぼす。サリヴァンらの対人関係論によれば，そもそも「自己」は対人関係の中で生まれてくるものであり，多くの行動は対人関係の中で満足感・安心感を求めるために発生する，と考える。適切な環境の中で健康なパーソナリティが成長すれば，他者に対して現実的な見方ができ，他者と自分の間の「いまの関係」を認知することができ，継続的・安定的な人間関係を獲得できる。こう考えると，保育者や教育者は，まさに自分自身を道具として（子どもから見れば）用いることにより，健康的なセルフイメージや自尊感情と，他者への共感能力（他者の感情を察知する能力）を育てていることになる。多くの研究によれば，自尊感情の低さは，自傷行動や拒食行動の反復，喫煙・飲酒・薬物行動や不健康な生活習慣と相関している[1]。対人関係論は，生徒らと教師やカウンセラーとの関係を理解するための基礎である。

相手に言いたいことがある時，相手に気を遣いすぎて黙ってしまうと自分が苦しくなるが，自分のことしか考えず攻撃的に言えば相手が傷つくおそれもある。どちらでもない爽やかな自己主張をするのがアサーションであり，教師も生徒らも身につけおきたい方法である[3]。このようにコミュニケーション論，特にアサーション論は，学校メンタルヘルスの基礎学の一角を構成する。

(5) ストレス論と関連領域

ストレス論は小中高校の保健体育（保健）の教科書でも扱われており，学校メンタルヘルス論の隣接領域として重要である。ただし，生物学的ストレス論と心理社会的ストレス論の混同や，用語の混乱も多いので，整理が必要である[4]。

生物学的ストレス論では，外界の環境が変化しても動物の体内環境の恒常性（ホメオスタシス）が維持される仕組み――自律神経系，内分泌系，免疫系など――に注目する。外界の環境要因をストレッサーと呼び，ホメオスタシス維持のためこれらの仕組みが作動している状態をストレスと呼ぶ。このような生理的なストレス状態が，心理的ストレッサーによっても引き起こされることがわかり，いわゆる心身

相関の仕組み（強い心労で十二指腸潰瘍になる，等の現象）が解明されてきた。

　しかし人間には，環境に働きかけてストレス要因を変えるという能動性がある。そこで，ラザルスらの心理社会的ストレス論では，ストレス状況での人間の対処（コーピング）に注目する。ライフイベント（大きな生活上の出来事）などに出遭った時，この状況は自分にとって重大で有害だと評価すると，評価に応じて怒り・悲しみ・不安などの情動反応，身体変化，不眠など行動面の反応が生じる（合わせてストレス反応と呼ぶ）。もしストレス反応が強く持続すれば，生活習慣病を含む身体疾患に発展したり，ある種の精神疾患を発症したり，自殺したりするリスクが高くなる。ここで人間は状況に応じて，ストレス反応の処理方法（コーピング）を意識的または無意識に選ぶ（防衛機制は無意識に選ぶコーピングの一種）。その方法は，問題中心型，情動中心型，逃避型に大別できる。個人が選びやすいコーピングの傾向（コーピング特性）は，若い時代に大きく発達する。まさに「生きる力」が育つということである。不登校，ひきこもり，自傷行為，問題飲酒などは，"好ましくないとされるコーピング"の一種として理解できる。

　さらに，社会心理学や産業メンタルヘルスの研究では，①適切な支援（ソーシャルサポート）が得られる場合，②問題処理能力（スキル）が高くて自分で判断できる余地が大きい場合，③ストレスに対する報酬が見込める場合などには，同じストレッサーを経験してもストレス反応が軽く済むことがわかっている。ソーシャルサポートは，道具的支援（具体的に助けたり情報を与えたりしてくれる），情緒的支援（慰めや励ましを与えてくれる），互恵的支援（私のことを必要としてくれる）に分けて考えることができる。また近年，適切なコーピングを状況に合わせて選ぶ底力として，首尾一貫感覚（sense of coherence）も注目されている。"苦しい経験にもきっと意味がある，苦しくてもきっと対処できる，いまの状況や近いうちに起こりそうな状況を自分は把握できる"，という感覚（人生との向き合い方）のことであり，様々な健康現象との関連が報告されつつある[5]。首尾一貫感覚の発達については解明不十分だが，18歳頃までの育ちが重要であることは疑いない。

　自分の生き方や存在の仕方を大きく変えねばならないようなストレス状況を，危機（crisis）という。発達課題に直面することも一つの危機であり，他に挫折や喪失による危機，大災害や犯罪被害による偶発的危機もある。カプランが提唱した危機介入理論では，重大な危機により精神的破綻や生活破壊の危険が迫っている場合の，迅速な介入支援システムをコミュニティに備える方法を考察する。人生において重要なものを失う体験は，しばしば危機をもたらす。こうした喪失に続く典型的な心理行動反応が悲嘆反応で，悲嘆反応を経て回復に至るまでの過程は喪の作業またはグリーフワークと呼ばれる。グリーフワークを援助するには，破局的な状況にならないよう支持しつつ，悲しみの表出を助ける（聴き役になり受け止める）ことが重要である（p. 282参照）。

(6) 行動理論

　行動心理学では，行動（情動，行為，認知，社会的知覚などの反応すべて）には理由があると考える。人間の行動は，環境からの刺激により受動的に引き起こされ

るレスポンデント行動と，自発的なオペラント行動に分けられるが，あるオペラント行動の結果が当事者にとって報酬または苦痛をもたらす時，その行動は増加（減少）する。親が幼い子どもをしつける時には，経験的にこの考え方に立つことが多い。行動から報酬までの時間が短いほど行動への影響は大きい。大人から"問題行動"と見られる行動が減らない場合，その行動を強化するような報酬が起こっているのではないか，と考えることが重要である。

（7）児童・思春期精神医学

子どものこころの健康を医学的に捉える考え方を，医学モデルとか生物学的モデルと言う（医者はこの見方しかしないという意味ではなく，医学に特有の考え方という意味である）。医学モデルでは，精神障害（mental disorder の訳）の原因が脳にあるかどうかを見立て，脳の器質的異常や機能的異常があればその治療を考え，脳に異常がなければ症状（不眠や不安）を鎮める対症療法を適宜行いつつ，他の方法による回復を目指す。

学校メンタルヘルスの課題を医学モデルのみで捉えると現場から遊離した対応になるが，かといって反医学的な立場をとる必要もない。医学的な診断をつける表向きの目的は「問題を理解し治療の見通しを立てること」だが，学校を欠席できる（さぼりではない），医療福祉のサービスや制度を利用できる，保険金や年金を受けられる，等の"裏の効用"も見逃せない。ただし"裏の弊害"として社会の偏見にさらされる危険があり，当事者本人や家族にもともと偏見があった場合にはその影響も見逃せない。

（8）障害者福祉とリハビリテーション論

たとえある子どもが精神障害をもつとしても，医学モデルによる治療が成功することと，その子どもの"生きづらさ"や本人・周りの"困り"が小さくなったり，生活の質（QOL）が向上したりすることとは，必ずしも一致しない。ここで"障害とはどういうことか？""リハビリテーションとは何か？"を考えるために，WHO の国際生活機能分類（ICF）や，その前身である国際障害分類モデル（ICIDH）の考え方は参考になる[6]。

ICF では健康状態を，心身の機能，活動，社会参加という3つのレベルで捉える。ICIDH では，それぞれが損なわれた状態が機能・形態障がい（impairment），能力障がい（disability），社会的不利（handicap）と区別する。それぞれを小さくするために，3つのレベルのリハビリテーションを考えることができる。一般にこころの不調は目で見えにくく，能力障害（生活障害とも言う）が大きくなった時初めて事例として認識されることが多い。広い意味の精神障害（mental disorder）の中には，治療が困難なもの，早い段階から療育を考えるべきものもあるが，その場合の目標は能力障害と社会的不利を最小にすることである。もしこころの機能障害，生活障害，社会的不利の3つを，「障害」という一つの訳語で考えてしまうと混乱を招くことがある。

３．学校保健活動と公衆衛生のパースペクティヴ

　前述の通り一般的に，保健・医療の視点から考えるべき精神障害を，単に教育・福祉・司法あるいは宗教のテーマとしてのみ捉えた結果，支援が手遅れになる失敗は古くから見られる。学校においても，メンタルヘルスの問題を生徒指導や非行対策や家庭のしつけといった次元だけから捉えることには危険があり，これを学校保健の枠組みで（健康問題として）考えることは基本的に重要である。学校保健で重要な役割を果たす専門職，養護教諭・保健体育科教諭・学校医・学校歯科医・学校薬剤師などの責任は大きい。

　狭義の学校保健にスクールカウンセリングは含まれないが，学校メンタルヘルスでは重要な役割である。カウンセラーが相談室で待っているだけでは来談者が少ないことや，家庭全体を一つの事例として支援すべきケースが少なくないことから，アウトリーチ（家庭訪問など）を含むスクールソーシャルワークも，今後いっそう重要になってくる可能性がある。そうなると，カウンセリングの基礎学である臨床心理学だけでなく，ソーシャルワーク論，児童福祉論や障害者福祉論などの領域との連携も，今後の学校メンタルヘルスにとって必要度が高いだろう。

　実は学校保健活動は，学校が所在する地域の地域保健・地域医療システムという網の上に成り立っている。しかしかねてより，学校保健と地域保健・医療との連携不足が指摘されている。市町村保健センター等，管轄保健所，都道府県・政令指定都市の精神保健福祉センターなどの地域保健システムや，精神科・小児科を中心とした地域医療システムとの協働が重要である。

　さらに，教師にとって学校は職場なので，産業メンタルヘルスの視点は重要である。教師という職業の特殊性を強調しすぎることなく，労働衛生における作業環境管理・作業管理・健康管理や，産業メンタルヘルスの４つのケアなど，一般的な労働者の精神保健に関する知見を活用することも重要である。

[影山隆之]

●引用文献

1) 松本俊彦編『中高生のためのメンタル系サバイバルガイド』日本評論社，2012.
2) 鈴木清編『人間理解の科学―心理学への招待』ナカニシヤ出版，1995.
3) 平木典子『改訂版アサーション・トレーニング―さわやかな＜自己表現＞のために』金子書房，2009.
4) 影山隆之・小林敏生『心の健康を支える「ストレス」との向き合い方―BSCPによるコーピング特性評価から見えること』金剛出版，2017.
5) 山崎喜比古・戸ヶ里泰典・坂野純子編『ストレス対処能力SOC』有信堂高文社，2008.
6) 上田敏『ICF（国際生活機能分類）の理解と活用―人が「生きること」「生きることの困難（障害）」をどうとらえるか』きょうされん，2005.

I-1-3 学校の機能と役割の変化

学校は大きくは文部科学省のもと，公立学校ではさらにその設置者である教育委員会の管理のもと，直接的には学校長が学校組織運営の裁量を持って社会的公的使命として教育が営まれている。私学では，設置者の教育理念や意図に基づく教育目標を持って運営されている。

学校は社会の中にあって，社会的情勢や置かれた地域，対象とする児童生徒や地域の実情に対応して，学校の裁量可能性を最大限に発揮してそれぞれの運営をしている。学校の機能や役割を理解するには，学校の姿からは直接的には目に見えにくいが，その運営の基盤となっている教育行政の流れを基本的に認識していることが必要である。本項では，教育行政の変遷を，学校メンタルヘルスの立場から歴史的な流れを追いながら学校の役割を捉える。

１．教育の課題の変遷—戦後の復興から現代へ

（1）1945年～1970年代半ば：復興から学歴主義

第二次世界大戦の敗戦（1945年）後は，国は復興を目指し，経済成長という目的に向かって国民も同じ方向を向いて走っていた時代であった。学校教育に関しては，学校教育法（1947年）が制定され，6・3・3制の学校制度，義務教育の単線化，普及向上と義務教育9年間への延長，学習指導要領の作成（1947年），教員養成大学の整備と教員免許制度の創設（1949年），教育委員会制度の創設（1948年）と改正（1953・1954年），文部省設置法の制定（1949年），小・中学生対象全国学力調査（1956年）の開始など，短い期間に教育体制が急速に確立していった[1]。

この時期の学校は，子どもに新たな知識を授けられる唯一の場であり，社会の中で学校や教師は国民から尊敬され，期待される存在であった。修学旅行など，当時の家庭の力だけでは実現させにくい経験を得られるのも学校という存在ゆえであり，学校は子どもにとっても家族にとっても期待される貴重な存在であった[2]。

高校進学率は急速な伸びを見せ，終戦10年後の1955年には50％に達する一方，経済的に高揚する社会の影で，父親の「会社人間」「父親不在」，母親の「教育ママ」，「鍵っ子」などの言葉に象徴されるような，子どもには手が行き届かない状況が推測される[2]。第1期少年非行は「貧困と復興の下での非行」（1951）と評され，第2期は「経済成長のゆがみがもたらした非行」（1964）とされた[3]。特徴として貧困ゆえの窃盗や，怒りを攻撃的に表す暴行・恐喝・性犯罪等などが見られたが，教師からみて子どもたちの動機が理解できた時代であった。

また，この頃から意味の分かりにくい欠席が続く「神経症的登校拒否」（佐藤，1959），「学校恐怖症」（鷲見ら，1960）が現れ始めており，文部省（当時）は理由を見つけづらい長期欠席児童生徒（年間50日以上）として，学校基本調査の中に「学

校ぎらい」（1967）の項目を立て統計数字を取り始めている[4]。

(2) 1970年代後半～1980年代後半：経済低成長と問題行動の増加

　国民経済の急成長と急速な学校制度の発展があいまって，高校進学率は70％（1965），96％（1995）と急上昇し，大学進学率も45％（1995）に達した。

　1973年（昭和48）オイル・ショックが訪れ，日本は経済低成長時代に入る。1970年代後半からは国民総生産（GNP）も年を追って減少していくが，並行して子どもたちの問題行動が顕著に増加していった。「落ちこぼれ」や子どもたちの「まじめの崩壊」（千石，1991）[5]が聞かれた[2]。少年刑法犯検挙人員は1970年代後半から急激に増加し，第3期ピークを形成し[3]，以後10年間以上高止まりを見せた。暴走族が最盛期を迎えた時期でもある。

　「本人の努力次第で，上級の学校を卒業さえすれば将来の人生に展望が開ける」という学歴主義は国民にとって平等な夢ではあったが，短期間にあまりに急テンポな発展をした日本の学校教育は，「効率」中心で余裕を失うことになったと反省され，教育に「ゆとり」の必要性が叫ばれるようになっていった。戦後からの「平等」「効率」という概念そのものを大きく方向転換し，それぞれの個性に応じた自立を学校が支援していく，実質的な平等，量から質への転換が提案されるようになった。

　臨時教育審議会（以下，臨教審）が総理府に設置され（1984），内閣総理大臣の諮問機関として3年間の審議の後，教育改革への提言が3つの視点でなされた（1987）。第1は「個性重視の原則」，第2は「生涯学習体系への移行」「学校中心の考え方を改め，生涯学習体系への移行を主軸とする教育体系の総合的再編を図っていかねばならない」「学校教育の自己完結的な考え方から脱却し」「学校教育の基盤の上に各人の責任において自由に選択し，生涯を通じて学習が行われるべき」とされた。第3の視点は，「変化への対応」として，「国際化」及び「情報化への対応」を指摘した。

(3) 1990年代～2005年：教育改革の方向探る

　不登校，いじめ，暴力など，子どもたちの問題行動は行政的な施策が多数打たれているにも関わらず増加に歯止めがかからなかった[6]。1992年文部科学省は，不登校は「誰にでも起こりうる」が「画一的な働きかけでは立ち直りにつながらない」という見解を出しているが，その後，スクールカウンセラー配置事業が「活用調査研究委託」として開始された（1995）。「こころの専門家」として臨床心理士等を配置し，学校の場で教育と心理の複数の専門性で子どもたちを育てていくという方針への大きな転機になった。カウンセラーの配置は教師以外の指導者が学校現場に初めて足を踏み入れることへの受け入れ難さも手伝い，「黒船到来」などと揶揄された。

　中央教育審議会（以下，中教審）では，広い視野から長期的展望に立って，教育の方向性を示す答申が続いた。学校の役割に直接関連の深いテーマとしては，生涯学習（1990），教育の諸制度改革（1991），時代を拓く心（1998），地方教育行政の在り方（1998），初等中等教育と高等教育の接続（1999），少子化と教育（2000），教員免許制度（2002），体験活動（2002），教育基本法と教育振興基本計画（2003），当面の教育課程（2003），学校の組織運営（2004），幼児教育（2005），義務教育の

創造（2005），特別支援教育（2005），教員養成・免許制度（2006）など矢継ぎ早に
テーマが上げられている。
　また，中教審とは別に内閣総理大臣の下で教育改革国民会議（2000）が招集され，
教育振興基本計画の策定と教育基本法の改正を促す提案がなされた。
　なお，この時期（1990～2005年頃），教師の教室での苦悩が随所で取り上げら
れ，[2] 精神疾患による病気休職者数の増加傾向が顕著になりつつあった。

2．教育基本法改正

(1) 教育基本法改正（2006年）

　60年ぶりの教育基本法改正（2006）が行われ，これからの教育のあるべき姿，目
指すべき理念が明らかにされた。鍵になる文言や文章を条文から拾う。

前文	「個人の尊厳」「公共の精神」「豊かな人間性と創造性を備えた」「伝統の継承」「未来を切り拓く」
教育の目的	（第一条）「人格の完成」
教育の目標	（第二条）「幅広い知識と教養」「能力を伸ばし，創造性を培う」「自律の精神」「職業」「男女の平等」「公共の精神，主体的に社会の形成に参画，発展に寄与する態度」「生命を尊ぶ」「自然を大切」「環境の保全」「伝統と文化を尊重」「国と郷土」
生涯学習の理念	（第三条）「国民一人一人が自己の人格を磨き」「生涯にわたってあらゆる場所において学習することができ，その成果を適切に生かすことができる社会の実現」
教育の機会均等	（第四条二）障害のあるものに対しては，「国及び地方公共団体」は「その障害の状態に応じ，十分な教育を受けられるよう，教育上必要な支援を講じる」
義務教育	（第五条二）「各個人の有する能力を伸ばしつつ」「自立的に生きる基礎を培い」「国家及び社会の形成者として必要とされる基本的な資質を養う」
学校教育	（第六条二）「教育を受ける者の心身の発達に応じて」「自ら進んで学習に取り組む意欲を高めることを重視して行わなければならない」
教員	（第九条）「学校の教員は，自己の崇高な使命を深く自覚し，絶えず研究と修養に励み，その職責の遂行に努めなければならない」「養成と研修の充実」
家庭教育	（第十条）「父母その他の保護者は，子の教育について第一義的責任を有するもの」
学校，家庭及び地域住民等の相互の連携協力	（第十三条）「教育におけるそれぞれの役割と責任を自覚」「相互の連携及び協力に努める」
教育行政	（第十六条）「教育は」「この法律及び他の法律の定めるところにより行われるべき」「教育行政は，国と地方公共団体との適切な役割分担及び相互の協力の下，公正かつ適正に行われなければならない」「国は，全国的な教育の機会均等と教育水準の維持向上を図るため，教育に関する施策を総合的に策定し，実施しなければならない」
教育振興基本計画	（第十七条）「政府は，教育の振興に関する施策の総合的かつ計画的な推進を図るため，教育の振興に関する施策についての基本的な方針及び講ずべき施策その他必要な事項について，基本的な計画を定め，これを国会に報告するとともに，公表しなければならない」 <第十七条二>「地方公共団体は，前項の計画を参酌し，その地域の実情に応じ，当該地方公共団体における教育の振興のための施策に関する基本的な計画を定めるよう努めなければならない」

(2) 教育振興基本計画（2008年〜）

　教育基本法第17条が実施に移された。第1期計画（2008, 閣議決定）は, 今後10年間を通じて目指すべき教育の姿を表した。第2期計画（2013, 閣議決定）では, 「今後5年間に実現すべき教育上の方策」を「自立, 協働, 創造」をキーワードとして表した。この時期, 貧困や虐待等により学業をあきらめる現象が課題になっており, 「学びのセーフティネット（財源）の構築」などが取り上げられている。第3期教育振興基本計画は「教育政策について」であり, 2016年に諮問されている。

(3) 教育三法の改正（成立・公布2007年, 施行日2008年, 2009年）

　教育基本法の改正後, 教育再生会議第一次報告「社会総がかりで教育再生を─公教育再生への第一歩─」（2007.1）において, 緊急対応として「教育職員免許法の改正」「地方教育行政の組織及び運営に関する法律の改正」「学校教育法の改正」が提言された。中教審からは, 「教育基本法の改正を受けて緊急に必要とされる教育制度の改正について」（答申）（2007.3）がまとめられ, 規定改正が急がれた。

　それらを受けて, 「学校教育法等の一部を改正する法律案」「地方教育行政の組織及び運営に関する法律の一部を改正する法律案」「教育職員免許法及び教育公務員特例法の一部を改正する法律案」の構成による, いわゆる「教育三法」が国会に提出され, 可決, 成立, 公布（2007.3.27）された。

　学校教育法等の改正（施行2007.12, 2008.4）では, 幼稚園から大学までの各校種の目的・目標が見直され, 改正教育基本法の前文や第一条〜三条にある理念が法として表されている。合わせて, 「学校における組織運営体制や指導体制の確立を図るため, 組織に新たな職（副校長, 主幹教諭, 指導教諭）を置くことができる」とし, 組織としての学校の力を強化することが図られている。地方教育行政の組織及び運営に関する法律の改正では, 教育委員会の責任体制が明記され, 保護者が安心して子どもを学校に預けうる体制を構築した。

　教育職員免許法及び教育公務員特例法の改正では, 免許法で「教員免許更新制」が導入され, 教員免許状に「10年間の有効期間」「申請により更新」「更新講習の修了」が規定された。特例法では「指導が不適切な教員の人事管理の厳格化」を規定し, 「分限免職処分を受けたものの免許状は効力を失う」とした。改正により, 教員に対する信頼を確立する仕組みを構築したとされている。

3．児童生徒の問題の多様化・複雑化─「チームとしての学校」提言

　昨今教員の人事管理が厳格化されてきた背景には, 病気休職者の急増があったと考えられる。学校在籍者に占める精神疾患による病気休職者の割合は, 0.10％（1989）, 0.20％（1999）, 0.60％（2009）と, 20年間の間に6倍に拡大した。教師の受けるストレスの要因は年代・校種を問わず, 生徒指導上のストレスの割合が最も高い[7]。

　不登校, 暴力行為, いじめなど生徒指導上の問題は, どこの学校でも一定割合存在している[6]。加えて, 特別支援教育, 性同一性障害に係る児童生徒, 犯罪被害者,

子供の貧困など，時代を追って課題は多様かつ複雑になっている。問題は重複して存在し，背景には対人関係のもつれや家族関係，経済的困窮などがあり根深い。国の文化や経済，司法など多様な領域での課題が，子どもたちの教育の場で形を変えて噴出していると言っても過言ではない。国民の学校教育に対する期待に応えるためには，教員に対する揺るぎない信頼を確立し，国際的にも教員の資質能力がより一層高いものとなるようにすることが極めて重要であるとされている[8]。

　内閣による「教育再生実行会議」(2015.5)が，社会の有用な人材を学校に位置づけ「チーム学校」を構築することにより，教師が子どもと向き合う時間を大幅に増加させる提言を行った。中教審はそれを具体化し，「チームとしての学校のあり方と今後の改善方策について」(2015.12)を答申した。「教員が担うべき業務や役割を見直し」「学習や生徒指導等に取り組むことができるよう」「心理や福祉等専門スタッフを学校の教育活動の中に位置づけ，教員との間での連携・分担の在り方を整備するなど」「多職種による協働の文化を学校に取り入れていくことが大切である」「少数職種が孤立しないよう，学校全体で意識改革を行い，専門性や立場の異なる人材をチームの一員として受け入れること」「校長は，専門性や文化が異なる職員を束ねて成果を出していくために」「学校の長として，『チームとしての学校』の在り方について，学校の教育ビジョン等の中で明確に示し，教職員と意識や取組の方向性の共有を図ることが必要」「学校がチームとして機能するよう，管理職の処遇の改善など管理職に優れた人材を確保するための取組を国，教育委員会が一体となって推進する」とした。

　1年後，「義務教育の段階における普通教育に相当する教育の機会の確保等に関する法律」(2016.12公布)が成立した。すべての児童生徒が豊かな学校生活を送り，安心して教育を受けられるよう，環境の確保が図られるようすることを基本理念としている。個々の不登校児童生徒の「休養の必要性」にも言及し，その実態に配慮して「特別に編成された教育課程に基づく教育」を得るために必要な措置を講じることや，「心理，福祉等に関する専門的知識を有する者とその他の関係者で（情報を）共有することを促進するのに必要な措置」を講ずるものとしている。

　3ヵ月後，「学校教育法施行規則の一部を改正する省令」(2017.3.31公布)が施行された(2017.4.1)。本改正は，学校における児童の心理に関する支援に従事するスクールカウンセラー，児童の福祉に関する支援に従事するスクールソーシャルワーカーについて，その名称及び職務内容を明らかにして法的な位置づけの明確化を行うものである。法令に名称及び職務が書き込まれた意義は大きく，学校における心理支援及び福祉支援の必要性が明らかになり，制度的に大きな前進があったと考えられる。文部科学省は省令の施行について全国の教育委員会あて具体的職務内容を呈示して周知を図り，適切な事務処理が図られる配慮を求める通知をした。

　将来的には学校教育法等において，スクールカウンセラー及びスクールソーシャルワーカーが学校の正規の職員として規定されることが期待され，教職員定数として算定し国庫負担の対象とすることが答申（中教審，2015）されている。

　学校と地域は，パートナーとして相互に連携・協働していくことが重要とされ，

23

コミュニティ・スクールや地域学校協働本部等の仕組み[9]によって，安全・安心な居場所つくり等を通じて社会総掛かりでの教育を実現していくことが必要とされている。

４．教育の変遷の概括

　教育基本法が改正されてから教育行政は急ピッチで実施に移し，その都度，法や提言，答申，通知文等が多数出された。その流れからは，何十年も前から基本的な理念が打ち立てられているが，世界や日本の状況の変容を見定めながら，法改正が重ねられ，施策が立てられているのが分かる。

　日々の忙しさにあっては，ともすれば目の前の行政からの要請に応えるだけのスタンスになりがちだが，そうするとむしろ行政施策の矛盾に目が行きがちで行政施策に振り回されている感をもつかもしれない。その時，個々の施策の意味を捉えられているだろうか。教育改革の基本的理念に対する理解を教師自身の人間観や指導観への問いかけに置き換えて再考してみると，理念が目指す意味に改めて気づくこともあるだろう。教師たちのこころの奥に一人ひとりが人間として生きることへの理解が確かめられていると，それこそが子どもたちへの関わりにおける揺るぎない力になっていくだろう。

　いつの時代にあっても，教師や専門家自身が自身の職務に関する理念に対する理解を持ち，他の動きを一歩待ちながら，自身の積極的な関わりへの姿勢をもつことが求められるだろう。自分の姿勢を見つめながら，子どもとふれあい，チームとしての協働の中に自分を位置づけ，その役割を洞察する。縦にも横にも全体を見ながら個を見ている姿勢が，"子どもが主体的に生きられる"よう支援していく上で重視されると考える。

[岡本淳子]

●引用文献

1) 国立教育政策研究所「わが国の学校教育制度の歴史について」『学制百年史』2012.
2) 東京都立多摩教育研究所編『教師の児童・生徒への対応をめぐる諸問題に関する研究の動向と展望　平成12年度　多摩研−3』2001.
3) 警察庁編『警察白書：警察活動の現況　昭和57年版』大蔵省印刷局，1982.
4) 保坂亨「展望　不登校をめぐる歴史・現状・課題」『The Annual Report of Educational Psychology in Japan』Vol.41，157-169，2002.
5) 千石保『「まじめ」の崩壊─平成日本の若者たち』サイマル出版会，1991.
6) 文部科学省初等中等教育局児童生徒課「平成27年度「児童生徒の問題行動等生徒指導上の諸問題に関する調査」結果（速報値）について」2016年10月
7) 文部科学省初等中等教育局「教員のメンタルヘルスの現状」2012年1月22日，『教職員のメンタルヘルス対策検討会議（最終まとめ）』2013年3月29日
8) 中央教育審議会「今後の教員養成・免許制度の在り方について（答申）」2006年7月11日
9) 中央教育審議会「新しい時代の教育や地方創生の実現に向けた学校と地域の連携・協働の在り方と今後の推進方策について（答申）（中教審186号）」2015年12月21日

I-1-4 　思春期・青年期のメンタルヘルス

１．精神障害の基礎的理解

（1）疾病成立の３要因

　疾病（障害）は，個人の脆弱性，環境の劣悪化とトリガー（ストレッサー）の３要因によって成立する。

　高等生物としての人間は開放系であり，食べものや空気などを摂取して代謝を行い，エネルギーを作り活動し，同時に知識，エピソード，状況などの情報を取り込んで加工し，精緻なイメージを作り出し，価値意識を付与している。

　開放系である人間のような高等生物の場合では，内部の環境が外部の環境に影響されない仕組みがあり，これをホメオスタシス（恒常性）と呼んでいる。ホメオスタシスを維持している安定装置を中枢調節機構と言い，自律神経系，ホルモン系，神経伝達物質系，免疫系などのシステムの複雑な相互作用によってニューラルネットワークを形成している（飯田，1994）[1]。

　ホメオスタシスがなんらかの事情で変化させられる状態をストレスという。高等生物は，変化の良し悪しに関わらず，まずはできるだけ，ホメオスタシスを維持し，心身のリズムとバランスを変化しないような行動をとる。

（2）精神障害の成立

　メンタルヘルスの障害に疾病成立の３要因を当てはめると，まず種の保存を可能にするための素因としての感覚・知覚の過敏傾向，大脳新皮質の発達のバラツキなどの多様な個体の脆弱性が出現する（臨床的にはたとえば体重の変動が激しい，車酔いする，大の字に眠れない，アレルギー体質など）。この個人の脆弱性は，とりわけ幼児から学童期にかけての家庭内の環境と学校教育などによって，より劣悪化したりより良好化したりして，しだいに自我のプロトタイプを形成する。好ましくない家庭環境（DV，幼児虐待など）や偏った学校環境（いじめ，根性主義など）の中で育てられ，こだわりがある，固執する，強迫的，無防備・無警戒といった歪んだ易感的な自我のプロトタイプを形成した個人は，とりわけ人間環境に協調できず，ささいなトリガー（ストレッサー）により，不安，抑うつ，敏感性などの様々の精神症状を惹起する（飯田，1998）[2]。

　しかしながら，たとえ，個人が脆弱的な遺伝基盤を有してこの世に生を受けたハンディキャップがあったとしても，好ましい家庭環境や学校環境で育つ場合には，多くの場合，自我のプロトタイプが歪んだり，偏ったりすることはない。そこでは，個人は人間と人間との協調的な社会性を獲得していく中で，自尊感情を形成し，他者愛を醸成しつつ，命の大切さを実感していく（近藤卓，2009）[3]。

（3）WHO の国際障害分類（ICIDH，1980）と国際生活機能分類（ICF，2001）

　あらゆる障害や障害者に共通する問題点を単純な原理やエビデンスでとらえよう

とする医学モデル（ICIDH：International Classification of Impairments, Disabilities and Handicaps）では，ほとんどの"障害"は，機能障害，能力低下と社会的ハンディキャップの医学的な検討にとどまり，日常の学校での指導にはあまり有効ではない。

むしろ，日々，障害者が生活する中で，本人，家族や親しい周囲の人々が障害者のQOLを保持，増進することに困難を感じている事例の場合，障害者の心身の機能の活性化・日常生活活動の増大・社会活動への支援という社会福祉モデル（ICF：International Classification of Functioning, Disability and Health）のコンセプトに基づいた助言，援助などの対応をとることが望ましい（飯田，2006)[4]。

2．思春期・青年期に見られる精神障害

(1) ICD-10 (1993)[5]

わが国が採用している公式の疾病分類であるICD-10（International Classification of Diseases）に従えば，思春期・青年期に見られる精神障害の多くは，F2統合失調症，F3気分障害，F4神経症性障害，F5生理的障害，F6成人の人格および行動の障害，F7知的障害，F8心理的発達の障害，F9小児＜児童期＞及び青年期に通常発症する行為及び情緒の障害の項目などほとんどの項目が対象となる。

(2) わが国における思春期・青年期に見られるメンタルヘルスの問題

わが国が抱える思春期・青年期の若者のメンタルヘルスの問題は山積されていて，統合失調症，気分障害，不安障害などの機能性精神障害はいうにおよばず，いじめ，非行，性の逸脱行為，覚せい剤乱用，家庭内暴力，暴走族，校内暴力，不登校，ひきこもり，身体愁訴，摂食障害，睡眠障害，自傷行為，自死など環境の劣悪による問題が多岐に渡って頻発している。およそ，小学校高学年からは成人と同様の精神症状がすべて出現するリスクがある。

(3) 思春期・青年期に見られる逃避構造モデル

筆者は，思春期・青年期の若者の心性を考えるために，逃避構造モデル（図1）を提起している（飯田1998[2]，2002[6]）。

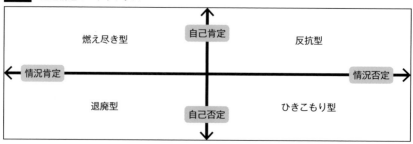

図1　逃避構造のマトリックス

さらに，このマトリックス図に表れない，**自己アイデンティティの形成が十分でない追従型マニエリスム**（注1）が本来的にはわが国の若者の最もマジョリティを占めているのではないかと懸念している（飯田，2011）[7]。こうした自我アイデンティティ形成不全の若者が，筆者の臨床的経験によれば，最も容易にいじめの加害者にも被害者にもなり，カルト集団や薬物依存，詐欺などの被害に遭いやすい。

（4）思春期・青年期に見られる精神障害の社会的背景

　わが国のしつけや教育の歴史的な流れを見ると，法制度上は，2000（平成12）年児童虐待防止法，2001（平成13）年，DV防止法，いじめ防止法，自殺防止大綱などが相次いで制定され，個人と家族，個人と学校との相克を乗り越えようとする努力がなされているが，若者のいじめ，自殺や家庭や学校でのしつけや指導と称しての暴力行為などは一向に減る気配はない。

　第2次世界大戦後，日本の社会は14世紀以来の大転換の時期にさしかかっている（網野，2005）[8]。その結果，パラダイムの欠如した現代の日本の教育界および医療健康福祉環境は混沌とした状況にあり，悪貨は良貨を駆逐するといったたぐいの劣悪化が随所に見られ，一方では，個人の自由を尊重しようとする近代自我主体を教育する風潮が強まりはしたものの，他方ではまだまだ旧弊たるシステムが維持されたままであり，社会を構成する最小単位である家族のあり方にしても60年代の『サザエさん一家』（中井，2011）[9]どころか，前近代の江戸時代における価値観をモデルとして滅私奉公的な行動を要求する，まるで逆の方向性に回帰しようとする保守的な風潮もあり，歯止めがかからないという危惧がある。

3．対象者への生活指導と学校関係者の対応

（1）児童生徒，学生への生活指導

1）QOLの追求

　メンタルヘルス不全に陥った児童生徒，学生への指導の究極の目的は，QOL（Quality of Life）の復権と醸成にある。QOLの原義は，自己決定（自律性）という人権の尊重と個人の幸福（善）の追求という思想に由来する（飯田他，2000）[10]。

　すなわち，思春期・青年期のメンタルヘルスでまず若者に対して指導しなければならないことは，若者が自分と他者との相違点と類似点，長所と短所，自分の置かれた立場での役割，自分のこれからの人生の方向性を自ら模索し，決断していくことであり（**自律性の確立**），そこでは指導する我々のもっている愛，幸福，正義と善などについての価値観，人生観，すなわち，我々の自律性が大きく問われるわけであり，指導者としてしっかりと児童生徒，学生に共感し，支援し，助言するためには，指導者側の日常的な研鑽と自省が不可欠となる。

注1：具体的な目標もなく，なんとなく不満であり，言われたことを器用に処理しているがそれ以上でも以下でもない，創造性も批判精神もないサイレント・マジョリティとして存在する若者のこと。またそうした状態。筆者らが命名した。

2）日常的な指導

　日常的な指導には，児童生徒，学生の日常生活のリズムとバランスが重要となる。日常の生活リズムで最も重要なリズムは，いうまでもなく睡眠リズムである。睡眠リズムでは，睡眠時間以外に入眠障害，中途覚醒，早朝不機嫌，悪夢などが問題となる。昼間の生活リズムでは，注意や集中力のリズムが大切であり，筆者は注意や集中の持続時間が0分から90分まで，15分ごとに7段階でチェックしている。

　ついで，日常生活のバランスとしては，血圧，脈拍，体温，尿量，食欲といった基本的な身体的指標と気分，意欲，関心などの精神指標のバランスについて家庭や学校で，睡眠・行動日記などを作成してチェックしていただきたい。

　こうした日々のリズム，バランスは発達期にある思春期・青年期の若者では随分と揺らぐことが多いので，個人ごとの健康時のリズムとバランスをスタンダードとし，記録することが望ましい。

（2）学校関係者の対応

　メンタルヘルスの問題を抱える児童生徒・学生に対して，学内では，担任など教員による相談，保健室などでの養護教諭の関わり，心理相談としてのスクールカウンセラーとの面談，大学での保健管理センターなどでの医師，保健師，心理カウンセラーなどによる相談など多職種による相談窓口がある。

　学外では，心療内科などの医療機関，児童相談所（児童福祉法），親の会，民生委員，主任児童委員，弁護士，オンブズパーソン，警察などが関わり合いをもつことが多いが，いずれにせよ，多職種による相談が多いために，各職種の考えの違いや個人情報の保護という観点もあり，なかなか多職種が円滑に協働作業することが難しい。

　ここでは，多職種の協働作業の困難性を解決する一案として，閉鎖型のSNSなどのツールを有効に使う可能性について言及しておく。

　我々の調査（飯田他，2008)[11]によると，こころの健康支援ネットワークにIT（Information Technology）を活用した場合，即時性，双方向性，経済性，至便性，緊急性の観点から有用であることが示唆されたが，個人情報保護の問題を考えると，実際の対面式の面談と合わせてITを利用するハイブリッド方式が勧められる。

4．まとめ

　堀尾（1989)[12]によれば，学校の任務とは「学習の組織的指導であり，それは科学的真実の伝達や芸術的価値への開眼，さらには身体的訓練を通して文化としての身体に目を開かせ，これらを通して世界観の基礎をつちかい，人生への主体的態度を身に着けさす」ことにある。

　しかしながら，わが国の従来の学校教育システムは，初等教育から高等教育まで単に知識・技術・情報を植え込んでいるにすぎないといっても過言ではない。

　多様な才能を持つ個人個人の知的客観的探究心・好奇心，情緒的安定，社会的な仲間との連帯・共生，課題解決などという最も大事な課題を解決するために，かつ

てゆとり教育が提唱されたように思うが，残念ながら高等教育がより進んだ知識・技術・情報の提供ができない従来のシステムの中で行われたので，結局は予備校が，ゆとり教育で欠落したヨミ・カキ・ソロバンの基礎的スキルを引き受け，とりわけ初等・中等教育機関の無用論を拡大したにすぎなかった。

さらに，前述のように混沌としていて，社会的に合意されたパラダイムがない今の日本では，しつけや教育は一人ひとりの大人の見識に委ねられてしまうが，日本のかなり多数の大人たちの見識は，前近代的な根性論的価値観のままで止まっているようにみえる。

筆者によれば，健康とは，各個人が，身体的・精神的・知的障害の有無にかかわらず，社会や環境と調和しながら，人生において，自らの目標に向かって能動的に活動できる状態（自由度）であると定義できるが（飯田，2006）[4]，一旦傷ついた思春期・青年期の若者を健康に戻すための一助として，筆者が『逃避の病理(1998)』[2]に掲げた提言を最後にここでもう一度確認しておきたい。

1．年齢，性別，経歴や信念が違っていても対等の関係性を確認しあう
2．日常生活の心身のリズムとバランスの再調整を図る
3．与えられた期待役割と投企された状況の検討と再構築を目指す
4．QOL の改善，すなわち興味あることに触れ，自らが感じ，考え，行動する自律性の醸成と幸福を追求する

[飯田紀彦]

●引用文献
1) 飯田紀彦「環境とこころの健康」『生命の星：地球環境』玄文社，1994.
2) 飯田紀彦『逃避の病理：現代青年の苦悩』関西大学出版部，1998.
3) 近藤卓『死んだ金魚をトイレに流すな―「いのちの体験」の共有』集英社新書，2009.
4) 飯田紀彦編『プラクティカル医療心理学』金芳堂，2006.
5) 『ICD-10精神および行動の障害―臨床記述と診断ガイドライン』医学書院，1993.
6) 飯田紀彦『ゆれ動く若者と家族―現代芸術からのメッセージ―』関西大学出版部，2002.
7) 飯田紀彦他「キャンパスにおける薬物汚染と大学生の心性」『専門医のための精神科臨床リュミエール26 依存症・衝動制御障害の治療』中山書店，2011.
8) 網野善彦『日本の歴史をよみなおす』ちくま学芸文庫，2005.
9) 中井久夫「フクちゃんとサザエさん」『「つながり」の精神病理』ちくま学芸文庫，2011.
10) 飯田紀彦他「リハビリテーション医療における QOL」『リハビリテーション患者の心理とケア』医学書院，2000.
11) 飯田紀彦他「キャンパスにおける学生のこころの健康支援ネットワークへの IT（Information Technology）の活用」『平成19年度文部科学省学術フロンティア研究成果報告書　文部科学省学術フロンティア推進拠点』関西大学臨床心理相談室，2008.
12) 堀尾輝久『教育入門』岩波新書，1989.

I-2-1 学校管理職の立場から

　教職員のメンタルヘルス対策検討会議の最終報告[1]（文科省，2013）にもあるように，児童生徒のみならず教職員のメンタルヘルスを脅かす様々な要因が学校現場に押し寄せて，大きな社会的問題となっていることは周知の通りであり，学校におけるメンタルヘルス対策は喫緊の課題でもある。

　厚労省は2015年（平27）12月に労働安全衛生法（第66条）の一部を改正して，事業所（50名以上）におけるストレスチェック（心理的な負担の程度を測るための検査等の実施）を義務化した。これにより，高ストレス反応者への医師面談及び診断（本人希望による）や管理職への統計的な資料の提示，環境改善への指導助言などが毎年行われることになった。

　このような状況を踏まえ，学校管理職の立場から学校メンタルヘルスの維持向上をどのように進めていったらよいのか論じていくことにする。ここでいう学校管理職は，学校教育法（第37条）に基づき，校長，副校長，教頭職とする。学校管理職の立場から考えるメンタルヘルスの対象は，学校管理職自身のメンタルヘルスはもちろんのこと，児童生徒のメンタルヘルス，教職員のメンタルヘルスをも含めた学校組織全体のメンタルヘルスを対象としたものとなることは言うまでもない。そして，今後もそれぞれのメンタルヘルスの維持向上を図るための環境づくり，言い換えればそのための組織体制をどのように整えていくべきかが管理職に課された課題とも言えよう。

　以下，この考えに基づいた学校メンタルヘルスのありかたについて論述したい。なお児童生徒のメンタルヘルス，教職員のメンタルヘルスについての詳細な記述については，他の項に委ね，ここでは，その概論にとどめたい。

1．児童生徒のメンタルヘルス向上を期したシステムづくり

　児童生徒のメンタルヘルスの向上を考える時，まずは学校教育活動が円滑に推進されていることがその大前提となる。つまり学校は，在籍する児童生徒や地域の実態に応じて学習指導要領を基準としたカリキュラム・マネジメントを適正にすすめていくこと，その中で，一人ひとりの児童生徒の成長・発達を担保することが大きな鍵となる。近年，様々な教育課題が混在する学校においては，このカリキュラム・マネジメントをどのように実施していくかが大きな課題である。特に，児童生徒のメンタルヘルスに視点をおいて考える時，学校心理学で定義づけられている「心理教育的援助サービス」の充実向上が不可欠であると筆者は考えている。

　「心理教育的援助サービスは，一人ひとりの児童生徒の学習面，心理社会面，進路面，健康面など学校生活における問題状況の解決及び危機状況への対応を援助し，児童生徒の成長を促進していく教育活動」[2]である。この児童生徒の成長を促進す

図1 三段階の心理教育的援助サービス[3]
- **●第一次的援助サービス**
  入学時の適応，学習スキル，対人関係づくり，教科学習など
- **●第二次的援助サービス**
  登校渋り，学習意欲の低下など
- **●第三次的援助サービス**
  不登校，いじめ，非行，LDなど

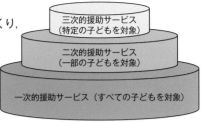

る「学校生活の質」の向上を図るためにも，「心理教育的援助サービス」の充実は不可欠であり，児童生徒，教職員，授業づくりや学校づくりを援助する実践が求められている。これらを援助するためには，図1で示した三段階の心理教育的援助サービス[2]が適切に提供されなければならない。

第一の段階は，すべての児童生徒が学習課題や発達課題を習得するために必要な援助サービスで，授業などの場面での開発促進的援助サービスである。具体的には，授業スキルや対人関係スキルなど日々の学校生活の場面で求められる，児童生徒に共通した援助ニーズを高める援助サービスを整備する必要がある。

第二の段階は，学校生活の中ですでに苦戦し始めている児童生徒や，今後苦戦することが予測される一部の児童生徒への援助サービスである。学習意欲の低下やつまずき，友達ができにくい児童生徒などへの援助サービスで，予防的なサービスである。これら一部の児童生徒固有の援助ニーズを早期に把握して次の援助につないでいくシステムが，現在の学校において特に強化される必要がある。筆者の学校職員としての経験からしても，学校現場では，いじめ問題や発達上の問題などが早期発見・早期対応が求められる援助ニーズであり，この段階の有効な援助システムの構築が求められる。

第三の段階として，個別的に特別の援助が必要な児童生徒，つまり特定の児童生徒への援助サービスである。具体的には，不登校やいじめ，非行，外国人児童生徒，障害などの支援に関する問題で，個々の援助ニーズに応じた多くの援助資源を柔軟かつ有効に活用できる援助サービスのシステムが求められる。

A中学校では，三段階の心理教育的な援助サービス理論に基づいた教育活動を展開することを経営方針の柱として実践してきている。表1（p.32）は，その取り組みの具体例を示したものである。それぞれの段階の教育活動は，それに即した様々な校内委員会や連携・協働のシステムが相補的になされることによって三段階の援助システムが円滑に機能することになる。

これらの取り組みが，児童生徒のメンタルヘルスの向上につながっているかについての学校評価も重要である。学校評価としては，内部評価や関係者評価，また第三者評価などがあるが，例えば，学校が成果として実感していることをエビデンスとして認められるような評価方法の工夫を，大学等との共同研究等によって策定していくことも今後の課題である。

表1 A中学校における三段階の心理教育的援助サービスの実践例

	教育活動等	校内委員会	連携
一次的援助サービス（全ての生徒が対象）開発・促進的援助	アクティブ・ラーンニングなどの授業改善，授業のユニバーサルデザイン化，道徳科授業の充実，心理教育，ピアサポート活動，生徒会活動，ボランティア活動など	企画会議，職員会議，校内研究推進鍵各種推進部会議などのマネジメント委員会	大学，市教委，保護者，幼・小・中学校区連絡協議会，地域など
二次的援助サービス（一部の生徒が対象）予防的な援助	SOS悩み調査の実施，＊Q-UやY-Pアセスメント実施，児童生徒の行動観察，学校教育相談の充実など	生徒指導連絡会，日本語指導担当者連絡会，教育相談連絡会などのコーディネーション委員会	子ども相談課，病院，保護者，幼・小，警察，市教委，大学など
三次的援助サービス（特定の生徒が対象）個別的援助	個別支援教室・特別支援学級・日本語支援教室での支援，個別支援計画作成など個々の事例への具体的対応など	生徒指導連絡会，支援会議，支援学級連絡会などの個別支援の委員会，緊急対策委員会（危機対応）など	市子ども相談課，児童相談所，病院，警察，保護者，幼・小，市教委，大学など

2．教職員のメンタルヘルス向上を期したシステムづくり

　児童生徒の学校における学習活動が円滑に行われるには，その学習活動を援助する教職員自身の心身の健康が確保されなければならないことは言うまでもない。文部科学省は，前掲の最終報告の中で，ヘルスチェックやセルフケアに加えて，ラインケア，業務の縮減・効率化，相談体制の充実，職場環境・雰囲気の醸成，そして復職に向けた支援などの重要性についても述べている。また，梅垣[4]は，「一次予防対策（実態把握や職場環境づくりなど），二次予防対策（早期発見・早期対応など），三次予防対策（職場復帰・受け入れ環境の整備，再発予防策など）の相互関連の重要性」について述べている。ここでは学校管理職として，教職員のメンタルヘルスを担保するための配慮すべきことについていくつか例を挙げて記述したい。

（1）管理職と教職員との関係づくり

　教育活動の実態把握や職場環境づくりの一環として，管理職は，教職員の授業の様子や健康観察などを日常的に行い，目標管理による人事評価等に関する個別面談等も生かしながら多くの教職員と語り合う機会をつくり，仕事への満足度や同僚との関係，心身の状態などを把握するように努めること，また時には仕事から離れてのインフォーマルな関係づくりも大切である。特に理想と現実の差に悩む採用間もない教職員や転勤間もない教職員など，在勤年数の比較的浅い教職員の発言に耳を傾け，仕事への意欲を失うことがないように勇気づけしていくことが大事である。

32

例えば，教職員からの新しい企画提案には，生徒の成長や安全確保，学校経営方針，日程調整，教職員の相互理解等を確認した上でできるだけ承認していくことも大切である。管理職はいわゆるスクールリーダーとしての役割だけにとどまらず，メンターとしての役割をもちながら，教職員一人ひとりの性格特性を理解し，悩みや愚痴を聞き取るなど，情緒面へのかかわりも行うべきである。このことは，一次・二次両面の予防対策につながる。

(2) 教職員の協力体制づくり

図2[5]は文部科学省が「学校組織マネジメント研修テキスト」の中で示したものである。教職員全員が職場の同僚として，教育ビジョンや教育活動へのミッションを共有し，OJTを生かして一体となって取り組むことができれば，学校を活性化し教職員相互の士気を高めることにも繋がっていくと考えられる。また一方で，いじめや生徒指導，自然災害等の緊急課題にも，グループリーダー（主幹教諭など）を中心にチームとして迅速に対応できる「緊急対策チーム」などの組織体制づくりも必要である。この組織は，全教職員が日ごろから危機感を共有して生徒の安全を確保すると同時に，教職員がその責任を共有することによって過重な負担を軽減できる柔軟性のある組織でなければならない。

そのためにも，管理職は，校内外の資源を有効に生かした組織マネジメントを確立しなければならない。例えば，前述の三段階の心理教育的援助サービスのそれぞれの機能に即したマネジメント委員会やコーディネーション委員会，個別の援助チームなどの設置が考えられる。そしてこれらの校内委員会が，その実現状況を検証しながら相互に連携・協働することによって教育活動を円滑に進めることができる。必要によっては，保護者・地域,関係組織と連携・協働したり，外部支援（アウトソーシング）を仰いだりして実施していくことも大切である。

まずは，労働安全衛生管理体制を整え，教職員が生き生きと教育活動に専念できるような民主的かつ協働性の高い学校運営を心がけなければならない。

(3) 療養休暇中・休職中・復職時の教職員に配慮すること

病気療養中や休職中の教職員に対する対応と復帰に向けて，休職中にリハビリプ

図2 学校組織マネジメントの展開図[5]

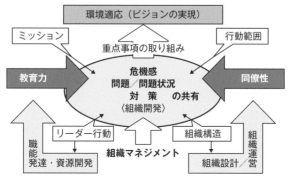

ログラムの作成をする取り組みが始まっている。このプログラムは職場での必要な能力について感覚を取り戻すための時間として有効である。管理職は，本人や家族と継続的にかかわりながら，専門医（主治医）と連携を取り，また受け入れ態勢を整えるために他の教職員に対しても理解が得られるように説明することも必要となる。また，最近ではリハビリプログラムの中で児童生徒との接触も認められるようになっており，復帰が決定した場合だけでなく，児童生徒・保護者にも理解が得られるように文書等を活用して説明することが大事である。

　教職員の状況によっては，本人に適した学校環境への人事異動や転職の問題などについて教委と十分に連携を図りながら進めていく必要もある。今後は，労働安全衛生委員会などを通して，さらなるフォローアップが図れるような全県全市的な体制づくりも必要である。

３．管理職自身のメンタルヘルス

　校長は，学校経営や保護者への対応などについて高いストレスを感じやすい。また教頭職（副校長含む）はそれに加えて，業務量や報告書などの書類作成量の膨大さ，そして教職員のリーダーとしての立場から校長と教職員の間での板ばさみ的な状況にあり，筆者の経験からしても日々ストレスフルな状態にある。学校管理職は，職場内では，一人または二人と少数であるため，場合によっては孤独感に苛まれやすい傾向にもある。そのような中で，管理職としてどのようにメンタルヘルスの維持向上を図っていったらよいのだろうか。ここでは筆者の経験も交えて論じていきたい。

（1）学校経営ビジョンの立案にあたって

　管理職の役割として，校務の掌握・整理，職員の監督，校長の補佐などが学校教育法第37条によって定められている。それに基づいて，児童生徒や学校・地域状況によって学校経営方針を立て，学校組織を整えていく作業はやりがいのある作業でもある。この作業過程の中で，教職員の意見にも耳を傾け，児童生徒・保護者，そして地域の意見をも集約して経営方針を立てていくことが大切である。その経営方針が理解され承認されて，教育活動が風通しよく展開できることはうれしい限りである。

　この時の心構えとして，管理職としては，今までの経験に加え，将来を十分に見据えた具体的案を示せるように，日ごろから様々な角度から情報を集約し，計画立案する能力が求められる。そして，その教育活動が円滑に進められているかどうか学校現場の実態に適したエビデンスの高い評価をして，改善策を立てていくことも管理職に求められる重要な能力でもある。

（2）スーパーバイザーの存在

　前節でも述べたように，管理職が孤独感に苛まれ孤立しやすい傾向にある中で，些細なことでも個人的に気楽に相談できる存在，場合によってはスーパーバイザー的な各分野における専門家がいるとよい。学校経営ビジョン策定の時の相談相手に

もなってくれるほか，いじめ問題やモンスターといわれる保護者などの対応に対して，心理学や法律の専門家などとのかかわりを日ごろからもちたい。例えば，校長会や教頭会，顧問弁護士はタイムリーで相談できるので活用をお勧めしたい。前節で述べたいじめや自然災害，事故等に対応する「緊急対策委員会」のようなクライシスマネジメント力も大事であるが，リスクマネジメント力を強化する上でも重要な存在である。

4．おわりに

　管理職の立場から学校メンタルヘルスについていくつか述べてきたが，紙面の関係で十分と言えない点についてはご容赦願いたい。しかしながら，やはり児童生徒の成長・発達を保障してこそ学校メンタルヘルスは確立されるものである。そのためには，研鑽を重ね，より質の高い学校教育の体制づくりや学校運営を今後も求めていかなければならない。それが管理職に課された使命である。

　個または集団に応じた適切な援助サービスを展開するために，質の高いアセスメントを組織的に立てることができるように学校運営組織等を改善していくこと。そして多忙化を防ぐために，学校組織を常に見直して無駄な組織や会議等を精選していくこと。さらには，教師が生き生きと教育活動に専念できるような民主的かつ協働性の高い学校運営を心がけることに絞られるのではないかと感じている。

　学校内の努力だけでは限界があることも事実である。冒頭でも述べたとおり，文科省などからの学校現場に対する教育実態調査等の精選はもちろんだが，教育施策の精選や教育課程の編成を，学校現場が動きやすいようにもう少し弾力的に運用できるような無理のない組織にしていくことも大切である。部活動などは，中体連や高体連との調整も必要であるが，今後は，まったくの勤務外活動にして，生涯学習支援ボランティアの形態で参加できるような体制にすることなども考えられる。

　さらには，管理職等の同一職場での在職年数の延長など，働きやすい環境づくりを教育行政上でも進めていくとともに，労働条件の改善や教員研修にかかわる教特法の改正，学校教育施行規則，標準法による教員定数の改善，給与水準の改善などを組織的に働きかけていく必要もある。

　また，市民や一部の保護者からの厳しい声を聞かされることも良くある。一部の教職員の相次ぐ不祥事問題など公教育に対して厳しい時代であるが，現場の現状を正しく市民にも理解されるような働きかけも必要である。　　　　　　［古屋茂］

●引用文献
1）文部科学省「教職員のメンタルヘルス対策について（最終まとめ）」2013.
2）石隈利紀・家近早苗・飯田順子『学校教育と心理教育的援助サービスの創造』学文社，2014.
3）福沢周亮・石隈利紀・小野瀬雅人『学校心理学ハンドブック』教育出版，2004.
4）梅垣和彦『メンタルヘルス三次予防対策研究会報告書』地方公務員災害補償基金，2009.
5）文部科学省「学校組織マネジメント研修テキスト—これからの校長・教頭のために—（モデル・カリキュラム）」2004年3月

I-2-2　学級担任の立場から

1．学級担任の仕事

　4月の入学式では，どの学校でも教職員の紹介が行われる。体育館のステージに上がり，校長より名前と教科や部活動の担当とともに，学級担任や副担任，学年主任が紹介される。筆者が初めて学年主任をした時，生徒と保護者が一番目を輝かせて見ていたのは「担任の先生」であることに気がついた。そのくらい学級担任に対しての期待と不安をもって入学してきたピカピカの一年生がいとおしく見え，担任が羨ましかった。

　さて，学級（子ども）を守り育てるのが学級担任である。担任は，一日の多くの時間を子どもたちと過ごし，大人の一人として子どもたちを見守っていく仕事である。その時間の中で子どもたちは，失敗し，悩み，間違いをしていく。そんな時，それらをどう解決し，方向を見つけさせ，間違いを正していく支援をしていくのかが，周りにいる大人の大事な役割である。

　筆者はかつて恩師から，義務教育最後である中学校の教員の仕事とは，「最低限の教養」「文化の継承」「協調性・社会性」「進路選択能力」という4つの力を生徒に身につけさせて卒業させることに力を注ぐことである，と教えられた。学級担任はまず生徒に学力をつけることと同時に，生徒と毎日顔を合わせ，保護者とも連携し，学級の生活時間の中で一人ずつに向けて状況把握とアドバイスをしていき，最終的に進路選択の力を持たせていく仕事であることと確信している。

2．生徒との信頼関係

　教育実習を終えた現役の教育学部大学生に記述式のアンケートで答えてもらった。「どんな学級担任になりたいですか？」という問いには「子ども・保護者・同僚との信頼関係が持てる学級担任」という答えが多かった。ではどうすれば信頼関係が構築されるのだろう。

　子どもたちは大人のモデルを保護者から他の大人へと範囲を広げている。少なくとも学級担任を含めて教師は大人のモデルとして見られていることを意識して行動することが必要である。まずはそうした子どもたちを知るために，その心理や精神の発達，身体の発育に関する知識と，それらを踏まえた対応ができる力を持つことは大事なことである。

　また，「忙しくてなかなか子どもと話せない」ということをよく聞くが，日頃から子どもと接する機会を多くしておくことも重要である。学校では年間計画の中に個人面接の時間を2～3回設定している。たとえば立ち話・毎日の日記等他の方法で，直接あるいは間接的に話をすることはできるが，個人面接の時間をうまく活用

すれば，信頼関係を育てていくことができる。そのため面接のテクニックも身につけておきたい。授業はそのトレーニングの場でもある。チャンスを大事にしたい。

学習に関すること，部活動に関すること，学級内での様子，他教科の様子，掃除の様子，昼食（給食）の様子，家の様子など，たくさんの情報があれば，その中で良いことを見つけて褒め，やってみたいことを後押しし，つまずいている時は相談にのり，間違えた言動をとった時は叱る。これが子どもとの関係を作っていく過程である。もちろん子どもの言動を見て感じ取る感性も磨いておかなければそれもできない。

一つの方法として，担任をしている学級の授業を参観にいく方法がある。筆者も時間があればよく教室に入った。「誰がいつどんなことを発言してまわりはどんな反応をしたのか」をメモし，帰りの会で生徒に返した。「A君の発言はどんなに学習をプラスに引っ張っていったか」「B君はCさんの発表をうなずいて聞いていたね」「Dさんの話し方はゆっくりで聞き取りやすかったね」という学習に関するものから，「Eさんの手の挙げ方がきれいだった」「F君のシャーペンの持ち方がきれい」「G君の机の中はきれいに整頓できている」と，学習内容以外のことでも気がついたことはどんどん伝えていった。改善してほしいことは「H君の発言は～というように言い換えるともっと伝わるよ」と伝えた。これを続けていると，生徒はよく見られている，見てくれていると思うようになる。子どもが保護者にそのことを話したり，教員が保護者に子どもの様子を具体的に伝えたりすることができる。これは筆者の経験だが，後々生徒を見る力をつけるトレーニングになった。

学校の雰囲気は地域や環境によって変わる。転勤すれば，今までやってきたことが通じないこともある。しかし，学級の子どもが学級担任を見てくれているのは変わらない。

3．傷つく学級担任

教師は授業では専門の教科担当として生徒の前に立つ。しかし，学級担任は自分の教科担当以外でも生徒の前に立つ。教師は教科の免許はあるが，学級担任の免許は持っていない。テレビや映画，書籍などで学級担任の仕事は情報（イメージ）として入ってくるが，いざ自分がやってみると様々なことにぶつかってしまう。

もちろん，周りの同僚や管理職，そして保護者との信頼関係のもと，連携をとりながら学級経営できれば一番良い。それがうまくできない時，相談できない時，学級担任は心身ともに傷ついていくのである。

図1（p. 38）は学校メンタルヘルスを語る時よく取り上げられる教職員の病休者の推移である。図2（p. 38）は初任者教員の離職者の推移である。筆者は，教師歴最後の7年間は初任者指導教員として初任者の研修を担当した。1年間で4名の新任教諭の担当をするので合計28名の初任者指導をしたことになる。そのうち26名が学級担任をしていた。初任者は年間30日の校外初任者研修を筆頭に，校内研修・行事・教科経営・学級経営・学級事務・部活動指導等に忙しい時間を過ごして

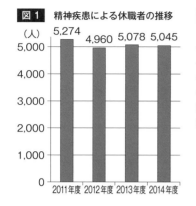
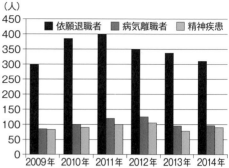

いた。その初任者が一番リラックスした表情を見せたのは夏休みである。毎日が生徒を前にしたライブであり，反応はすぐ返ってくる。それを見ながら聞きながら対応していくことは初任者にとって精神的にも肉体的にも疲れるものだ。当然，それはベテラン教師にも言えている。筆者も学級担任として「いじめ」「不登校」「問題行動」，初任者指導教員として「学級崩壊」も経験している。いくつか具体的に述べたい。

(1) いじめと学級崩壊
1) いじめ

転勤1年目で1年生の学級担任をした時である。学年学級数11の学校で3年間クラス替えのない学校だった。最初は一人の生徒に対して一人の生徒が悪口を言う，暴力を振るう，物を投げつける，「○○菌」と言ってわざとよける，といった言動を掃除時間や休憩時間にとっていた。そのうちそれに同調していく生徒が増えてきた。さらに授業時間中の教師の目の前でもするようになった。もちろん，その場をみれば指導に入り，保護者や学年の同僚と連携をとりながら対応をしていた。解決の光が見えたのは2年生になってからである。一人の男子生徒の「何もしていないのに何でそんなことをするのか。それはおかしいと思います」という一言だった。同様のことは幾度となく教師も保護者も言っていたが，この言葉が学級の変化へのきっかけになったと思っている。各生徒が次第にみんなの前で言いたいことが言えるようになり，周囲もそれを聞く耳を持てるようになってきた。学級集団の中で個が変化してきたのである。その後いじめも解消していき，生徒たちは無事卒業していった。

「いじめ」が解消した要因の一つは，「いじめをされた生徒，いじめをした生徒，その取り巻き，傍観者，いじめに対抗した生徒」という構造の中で，すべての保護者がなんとかしていこうと手をつないでくれたことだ。いじめは被害者加害者どちらの子どもも，そしてまわりの子どもも保護者も教師もみんな傷ついているという共通認識を持てたことである。さらに同僚からのフォローや行動を共にしてくれる

体制も助かった。

　筆者が行った対策例をあげてみると，月に一度保護者会を開き，「思春期の子どもの心理」「親の心と子どもの心」などとテーマを設け，資料を配り，学級の様子も話しながら『子育て学習会』をしてきた。「うちの子もそうだよ」「私も同じ」等，保護者同士が子育てに悩み困っていることに安心し，仲間意識を育てることができた。子どもの心理を考えながら大人がどのような行動をとればよいか知ることで，何か起こった時に冷静に対応できる基礎となると思えたからである。

2）学級崩壊

　初任者指導教員として学級がだんだんと崩れていく過程を見たことがある。最初は生徒も授業に緊張感をもって参加しているが，途中から色々な不満が出てくる。「周りがうるさい」「授業の進度が遅い」「教え方が下手」「塾の方が良くわかる」等である。周りの状況はさておき教師への攻撃が増加し，最後には「先生替えて」まで言うようになる。そうなると授業に参加しない生徒に追随する生徒が出てくる。ここでポイントになるのが中間層の生徒である。立場的にも学力的にも中間にいる生徒が，どちら方向に振れるかで学級の形は大きく変化していく。プラスの方向に振れると学級は落ち着いてくるが，マイナスに振れると崩壊していく。それも短期間で進行する。中学校の場合，教科担任制なのでこれがどこから起こるか色々なパターンがある。

（2）教師経験と外部とのつながり

　以上2つの経験を簡単に述べたが，共通しているのは「学校全体が荒れている」ことである。学校が荒れてくると教師も生徒も学校も傷ついてくる。そして心も体も疲れてくる。図3は筆者の心の変化をグラフにしてみたものであり「筆者のメンタルヘルス曲線」と呼んでいる。よく持ちこたえたものと自画自賛してみるものの，今でもこころの傷として思い出すこともある。逆に生徒に救われたことも思い出す。

　曲線の中に〇印がある。これは「日本学校メンタルヘルス学会」の第1回大会が

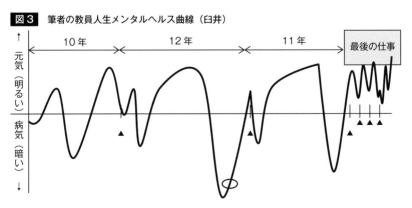

図3　筆者の教員人生メンタルヘルス曲線（臼井）

開催された時である。筆者の経験だけでは対応できない事例が出てきて，専門家との連携の必要性を思っていた。何かないかと探っていた時に偶然見つけた学会で，迷いもあったが東京まで出かけていき，会場の熱気に参加して良かったと思ったことを思い出す。また，当時は学校にスクールカウンセラーが配置され始めた時期でもある。学会で知ったことを現場で少しずつ照らし合わせながら，またスクールカウンセラーに相談しながら実践を繰り返すことで，少し気持ちに余裕が持てるようになった。筆者の体験から，教師は校内だけでなく，学校外とのつながりや専門家との関わりなど広い世界へ出て行くことが必要ではないかと考える。幅広い知識と見識を持つことで，多様性・対応力・耐力のある教師として成長していけると思う。

　大学を出て即教職に就けばまだ20代である。筆者自身大学出たてで何もわからず，先輩教師の助言を得ながら仕事をしてきた。経験不足からくる失敗も多くした。30代では，ある程度仕事も覚え地域との連携の方法もわかってきたので「とにかく実践」で前に進んだ。40代では学年のまとめや研修会での発表など，学校全体のことに関わることが増えてきた。50代では，若い教師に自分の持っているものを少しでも伝えようと初任者指導教員の仕事を退職までつとめた。それぞれの年代ですべきことをおこなったことで満足はしている。

　もちろん「いじめ・不登校・学級崩壊・問題行動・保護者対応等」については，直接的間接的に経験した。そんな時は，自分のメンタルヘルスだけでなく，同僚や学校全体のメンタルヘルスも傷ついていることがほとんどである。いい方向に乗り越えられる（解決）とそれは自信となって自分や同僚・学校の中に残る。おそらく子どもや保護者にも残るだろう。学級担任一人でできることではないが，学級担任に焦点をあてれば，一番生徒と間近に接してお互いに影響を与えていることを強みとして行動してほしい。学級崩壊の例でも，生徒は教科担任や他の教師よりも学級担任の言動には一目おいていたと感じている。

4．学級担任とメンタルヘルス

　学校が元気で，生徒が元気で，先生が元気であることが一番いい。しかし，学校で行う教育は，目標を達成しようと頑張ってみても1年後，3年後，6年後に結果がハッキリと現れるものではない。なぜならば，教師の仕事は子どもの心身の発達途中のサポートをするものだからだ。数字で表す成績のみが仕事の結果ではない。それだけであれば，どんなに気が楽か。

　子どもたちが学校で最も多く過ごす時間は授業である。その授業についてかつての勤務校（生徒数約800名）でアンケートをとってまとめたデータが図4である。中学校1〜3年生の生徒全員に向けた「楽しい授業とはどんな授業ですか？」という問いに対し，「理解できる授業」という答えがトップである。

　当時から時間を経ているとはいえ，回答は今も変わらないと思う。生徒の回答は授業の内容や質を求めるものと，生徒同士・教師と生徒というよりよい人間関係の二つに分けられる。言い換えれば「教師の授業力と学級の集団の力を育てることが

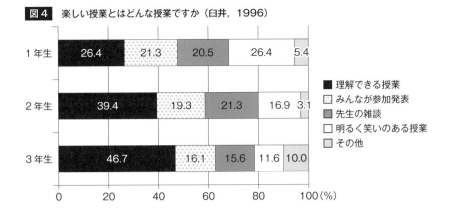

必要である」とその時は分析した。学級の集団を育てる直接の仕事をするのが学級担任である。育てるということを考えると、学級担任自身のメンタルヘルスも健康な状態であるのが望ましい。

教師は大学で心理学を勉強するが、実際の現場では学んだこと以上の事例に遭遇する。それらに対応して子どもたちを育てる先頭にいる学級担任の役目を考えると、自身のメンタルヘルスがよりよい状況にないと学級の運営は進まず、さらに混乱を招き、その影響は学級の子どもや同僚、保護者に影響を及ぼすこととなる。自分を大切にできる人でなければ、他人を大切にはできない。教師自身が自分のセルフケアをしていくことは、子どもたちにも健康教育の良いモデルとなるであろう。

教師のメンタルヘルスをフォローする行政の動きも（メンタルヘルス研修会・ストレスチェック・初任者教員へのスクールカウンセラー面接等）出てくるようになった。しかし現場ではまだまだ無理をしている教師が多い。教科内容の研修も大切であるが、メンタルヘルスへのアプローチもおこなっていく必要性を強く感じる。

20数年前に学級担任として送り出した卒業生たちから、同窓会の誘いを受けた。大々的な同窓会ではなかったので、10数名の会だった。それぞれ会社経営や海外に行ったり、営業で頑張ったり、とたくましくなっていた。その中の一人から次のようなメールを後日受け取った。「私も最後の先生が先生で良かったと思っています。子育てまだまだ頑張ります」。

中学時代はいろいろと仕事を作ってくれた生徒である。今はたくましく子育てをしていた。学級担任をしていて良かったと思う一瞬である。学級担任の仕事が好きである。結果はすぐに出ない。子ども一人ずつが異なる環境で育ち、異なる感情や習慣を持っている。それらを整え、独り立ちできるよう近い見通しと遠い見通しの両方を持ち、大きく抱え込めるような落ち着いた学校になれば良いと思う。

［臼井吉治］

Ⅰ-2-3　養護教諭の立場から

1．はじめに

　学童期は幼稚園，保育園を終えたばかりの1年生から前思春期の高学年までの子どもたちを指すが，その間の発育・発達は著しく，身体的な面だけでなく，心理的な面も大きく成長する。担任は1，2年間を担当するのがほとんどであるが，養護教諭は6歳から12〜13歳まで経年的にかかわっていけるので，一人ひとりの成長を目のあたりにできる喜びがある。

　しかし近年，子どもたちの成長を取り巻く社会的，環境的な問題から生じる生きづらさが，子どもたちのメンタルヘルスに大きく影響しているのを，30数年公立小学校の養護教諭としてかかわってきた中で痛感している。まだ幼い小学生が，命の存続にかかわる危機的なできごとに直面したり，ストレスによる心身の不調などのメンタルヘルスに関する課題を抱えたりして保健室へ来室する。筆者は，彼らの子ども時代を安心・安全な体験に変えていく支援をしていくために，養護教諭の専門性を活かしながら，チームの一員として教職員との連携を大前提に活動してきた。児童は勿論，子育てに悩む保護者，指導に悩む教職員へのメンタルヘルス対応の重要性も痛感した。学校メンタルヘルスについて養護教諭の立場から述べてみたい。

2．養護教諭の専門性

　筆者がかかわってきた事例としては，母子分離不安，登校しぶり，いじめ問題，格差社会に絡んだ貧困の問題，保護者の精神疾患による問題，保護者の自殺による児童の情緒不安，非行問題，虐待，進路に関する問題，性の問題，災害発生時の緊急対応，精神疾患・慢性疾患や難病を抱えながら通学している子へのメンタルケア，病態受理の葛藤，発達障害にかかわる不安や生きづらさ等である。子どもが抱えるメンタルヘルスの問題は多様化，深刻化している。どの対応にも時間が必要であるが，毎日子どもたちを看ているからこそ対応できた事例でもある。

　保健室に来室する児童の心身の不調の背景には，上記のようなことがかかわっている。これらのサインにいち早く気づくことができる立場にあるのが養護教諭であり，養護教諭によるメンタルヘルス対応は重要な役割を持っている。子どもたちを守るためには，早期の気づきと対応が大切である。

　養護教諭の執務の中心である保健室は，児童にとって学校の中でほっとできる空間として，教室とは違う役割が求められる。こころの拠り所・回復場所として，教職員や保護者にもその役割は機能している。実際，校種を問わず，身体に関する問題よりもこころに関する問題で保健室を利用する比重が大きくなっている現状が，日本学校保健会の調査で明らかになっている[1]。

学校では担任をはじめ，週に１日か２日配置されているスクールカウンセラー（以下 SC）や様々な職種が子どもの相談を行っているが，保健室の養護教諭のもとに持ち込まれる相談は圧倒的に多い。それは経年的に児童の成長発達にかかわっているため，保健室という場所・空間と養護教諭が子どもたちに安心・安全・安定をもたらしているのではないかと推察できる。また，養護教諭が特別支援教育コーディネーターや教育相談担当としての校務分掌を担っている学校が多いことからも，相談の需要は必然的に多くなっている。毎日子どもたちの心身の健康観察をしながら，様々な訴えを受け入れ，心理的な要因や背景を鑑み，こころとからだの両面への対応ができることこそ，養護教諭の専門性である。

３．保健室の機能

（1）不調を訴えて来室する子どもたちが抱えるもの

保健室が子どもたちの駆け込み寺になっているのは特別なことではない。対応してくれる養護教諭の存在がある。子どもの状況を柔軟に把握し，受け止めてくれる経験から，安堵を求めて無意識に駆け込んでくると容易に想像がつく。

保健室はけがや発熱，頭痛，腹痛などの身体症状がはっきりしている子や，気持ちが悪い，なんとなくだるいなどの不定愁訴の子どもたちなどでごった返し，にぎやかになる。そんな中，緊急性の高い子から熱や脈を測ったり，血圧などバイタルチェックをしながらけがの手当てや，委員会活動の指導等対応していくが，じっくり話を聴く必要がありそうな児童には，放課後やゆっくり話せる時間帯に再来室することを勧めたり，あるいは授業中でも相談の時間をとる必要がある場合などは，担任に連絡して対応する場合もある。

子どもの抱えているものが重いほどなかなか話せず，まとまりが乏しく，時間も要するが，温かいお茶を一緒に飲んだりするなどして，「落ち着いてからゆっくりでいいよ」とまずは信頼関係を結んでいく。子ども一人ひとりの言葉にならない訴えに対し，感性を鋭敏にしておかねばならない。まずは子どもの訴えを真摯に受け止め，心身の状態，性格，生活，学級での人間関係など，包括的な把握に努めることが必要である。

（2）チームとしての対応

教室からの SOS や配慮を要する子どもたちへの対応を巡っては，担任との相談，保護者の相談，主治医との情報交換などを行う。これは養護教諭として教育活動の根底を支える重要な役割である。

健康教育と個々のメンタルヘルスにかかわる相談は，子どもの未来にとって重要な意味があり，慎重かつ丁寧な対応が欠かせない。チームでの対応が必用な場合は，本人の了解を得て，守秘義務を守りながら，管理職，担任や SC との連携で対応する。さらに学校長のリーダーシップのもと，校内委員会，地域専門機関との拡大サポート委員会へと発展させ，学校全体で組織的なかかわりができる体制，いわゆる情報の共有化を行う。子どもたちが行動の裏に抱えている問題を理解するために，

職員会議や研修会を企画し，解決に向けての支援体制などを話し合い，その子の成長につながるようなサポートになるよう教職員全員で見守り，それぞれの立場で役割を果たせるような取り組みに広げることが大切になってくる。

4．子どもへの支援

(1) SOS を発している児童への早期の気づきと対応

　児童の登校時，健康観察の時間帯や授業中など，時間の許す限り全クラスを巡回することが早期の気づきにつながる。学校生活で困難を抱えている子どもや，学習面での支援を必要としている子どもなど，保健室でのかかわりだけではわからなかったことに気づかされることがある。その都度，ポジティブな声掛けを重ねていきながら，子どもからも SOS が伝えやすくなる関係性を日頃から心がけるとよい。さらに給食時間には，アレルギー関係の配慮が必要な児童の観察などで教室を巡回し，担任と情報交換を速やかにすることで，早期の危機対応にも繋がっていく。たとえば除去食のある子どもは，給食の時間の緊張感が高いため，安心して食することができるよう配食の段階での声がけを行い，食べた後の様子も観察する。給食で初めて口にしたという食品でアナフィラキシーショックになり，救急搬送して一命をとりとめた児童に遭遇した経験もあり，必ずしも事前にアレルギーがわかっていない場合もあるので注意が必要である。さらに集団の中で給食を食べられない状況の子の場合は，まずは保健室で一緒に食事をとり，安心した状況での食事を経験させて，徐々に教室でも食べられる日を増やしていくという方策が考えられる。

(2) 保健室の環境づくり

　筆者は児童，教師，保護者の相談はいつでも対応できるように相談コーナーを設け，穏やかな BGM を流したり花を飾るなど，落ち着ける環境空間づくりをしてきた。個別の相談だけでなく，異年齢の児童を巻き込んだリラクゼーションや体幹バランス運動を展開するなど，子ども同士のピアカウンセリングも意図的に実践した。

　また，保健室登校をしている児童も自然な形で他の子どもたちとかかわれるように配慮し，教室復帰までの必要な時間として，教職員の共通理解を得て心理的な状況を見極めながら認知行動療法を実施。支援計画を立てて担任や学年担任，SC などと連携して，教室復帰につなげた事例も少なくない。保健室登校の子どもたちが教室に戻って学習に向かえる自信と笑顔を取り戻すまで，児童の心理状況を適切に把握・分析して長期間かかわることは，養護教諭の専門性が問われるが，まさに養護教諭の役割が活かされている証左である。

5．教師のメンタルヘルスへの取り組み

(1) 養護教諭と保健室の有効利用

　不安がいっぱいで逸脱行動をして授業を妨害してしまう子どもやキレやすい子どもへの対応，保健室登校の子どもの見守り方，不登校の子どもへのかかわり方，学

級環境への配慮の仕方，子ども同士の関係性の有効な活かし方，座席替えの相談など，放課後や空き時間，退勤時間がかなり過ぎた時間になってからも，保健室には様々な相談が持ち込まれる。児童の発達課題のみならず，生活面，心理面，または保護者対応などについての相談が，経験の浅い教師からだけでなくベテランと呼ばれる年齢層の教師からも毎日のようにある。やりがいはあるが疲労困憊でやめたいと教師が相談に来ることもたびたびあった。

次々に課題対応に困惑することが出てくるため，できるだけタイムリーに一緒に話し合い，対応策を考えることが必要である。

さらに保護者との面談時，担任や保護者の希望で，また緊急性のある場合は校内体制の一環として，養護教諭も同席して対応をする。一緒にかかわる体制があることで，経験の浅い教師も回を重ねる毎に自信を持って保護者への対応ができるようになり，児童理解と保護者との信頼関係が深まり，子どものこころの安定だけでなく保護者の安心にも繋がって，学級経営が円滑になっていった例も多い。

若手教師に限らず，夢をもって教師の職に就いた同僚が自信を失ってバーンアウトしないためにも，職場の協働体制は必要だ。問題を一人で抱え込まず，子どもたちをみんなで見ていく体制と，困った時はそれぞれ得意なところで手助けしあえる職場の雰囲気を作るために，保健室の活用が有効である。空き時間だけでなく，夕方の一息タイムに相談やコンサルテーションの場としても機能させ，共に悩み，共に課題解決のために話し合うことを日常的に実施する。SCにはスーパーバイザーの役割を担ってもらうために，不在日の相談や検討課題について報告をしておき，来校時に校内委員会を開いて再検討できる校内体制を作り対処するとよい。

さらに，外部機関や専門家の支援につなげて対応する場合には，養護教諭がキーパーソンとなる。教師のメンタルヘルスを保ち，教師自身が自己有能感を感じてこそ，良い教育活動に繋がっていくのである。

6．保護者のメンタルヘルスへの取り組み

（1）保護者と役割を共有する保健室

保護者もまた支援を必要としている。相談できる人がなかなか身近にいないなど，保護者自身色々な問題を抱え不安定になる傾向が，子どもの情緒に大きく影響している場合が多々ある。そんな保護者の子育てへの不安を一緒に考える場としても，保健室は機能している。SCや教育センターなどのように予約していくほどではないが，毎日子どもたちの様子を心身両面から見ている養護教諭がいる保健室で相談したいと，来室する保護者が少なくない。

保健室といういつでも誰でも利用できる場所で相談することができるということについては，養護教諭は日頃から，保護者会や保健だよりで発信しておきたい。「子どもの心身の健康について，不安や聴きたいことは相談できる」「一緒に考えていきましょう」という姿勢を発信し続けることが大切である。

地域の中の学校の役割として，養護教諭（保健室）が子育て相談の機能も必然的

に担っていった方が，子どもたちの健やかな成長につながるのではないだろうか。子どもの成長を見守り育てる役割を保護者と共有しながら，ささいなことでも安心して相談できる保健室であれば，悩みの背景にある問題にいち早く気づくことができる。保護者自身も不安が軽減し，問題解決への糸口を見出していくことが可能である。

(2) SC や関係機関との連携

　相談内容によっては担任や SC，関係機関に繋げる。

DV 事例：低学年の A が 2 日間欠席。風邪との届けはあったものの，最近の A の表情が気になっていたところ，保護者から急いで相談したいことがあると電話が入った。来校してもらったところ，保護者自身がパートナーからの DV を頻繁にうけており，いのちの危険をも感じ，夜も眠れないとの相談であった。管理職，担任，SC と相談，緊急対応として，専門機関と連携して児童共々シェルターに避難。全教職員にも守秘義務を前提に報告。父親からの問い合わせには風邪で休んでいると答えることを申し合わせて対処。母子を守る上では専門機関にゆだねることができた。

情緒不安事例：子育てと家業のはざまで嫁姑の関係に悩み相談に来た低学年 B の母親。「うちの子，学校でちゃんとやっていますでしょうか？ほかの子に迷惑かけていませんか？うちでは言うこと聞かず，保育園児の妹をいじめるので心配で…」というのが最初の言葉だったが，かなり逼迫した様子であった。母親が一人で子育てを担い，夫の家業も手伝わざるを得ない中でよくがんばっていることを受け止め，慰労の言葉をかけると，「私ダメな母親なんです。実は子どもをたたいてしまって自分が情けない。ただ担任にはそんな家庭の状況は知られたくない」と告白した。

　子どもはクラスの中ではお手伝いも率先してやれる子で授業中もがんばっている様子を伝えると，保護者は担任以外の教職員にも目かけてもらっていることに安心した。担任に情報を聴いたところ，B は確かに急に友人に意地悪をしたり，泣いたり感情の起伏が激しいとのこと。母親に提案し担任を交えての相談の機会を作り，保護者と担任の情報交換がうまくいくよう対応した。

　B がイライラしたり，不安定になったら保健室への用を頼み，クールダウンの時間を上手にとるように配慮，母親の様子も安定しほぼ落ち着いてきたころに，地域の児童民生委員を紹介した。

７．終わりに

　保健室はけがや病気だけでなく，様々な事情や不安，葛藤を抱えて来室する子どもたちにとって，なくてはならない場所であり，息継ぎやリセットできる場所である。だからこそ，そこにいる養護教諭が子どもたちを受け入れ，重要な他者となりうる。実はとても小学生では担えないことを抱えている場合がある。そんな重荷を少しでも軽くして，子ども時代をのびのびと過ごさせてやりたい。もちろん必要な悩みや葛藤で成長することも大事にしながら見守り，時には待つこともしながら子どもたちにかかわることが，養護教諭の立場でのかかわり方である。そのためにも

成熟した大人であるかどうかが大切である。

　子どもたちにはこれから先の未来があり，それぞれの夢の実現に向かって，失敗も経験しながら克服し，伸びていく力を秘めている。

　もちろん教師にも，保護者にも，生きている限り成長する力がある。子育てのやり直しも自分の育てなおしも気づいた時からやり直せる。もう遅いということはない。そして，困った時に相談する力も大切な力だと説きたい。養護教諭という職を通して痛感したのは，"すべての処方箋は愛である！！"。

［玉置美惠子］

●引用文献
1）日本学校保健会『保健室利用状況に関する調査報告（平成23年度調査結果)』2013.
●参考文献
＊『教育と医学』5 月号，慶應義塾大学出版会，2011.
＊『児童心理』10月号，金子書房，2013.

I-2-4　スクールカウンセラーの立場から

1．スクールカウンセラーとは

(1) スクールカウンセラーの変遷

　いじめの深刻化や不登校の増加といった様々な学校現場のこころの問題に対応するため，1995年度（平7）に文部省（当時）が公立学校へスクールカウンセラーの派遣を開始した（以下，スクールカウンセラーをSCと略記する）。当時，学校という教育学の聖域に心理学の専門性を投入したことで「教育界の黒船」と表現され，現場では職域を荒らされるのではといった懸念も聞かれた。

　わずか154校の配置で「スクールカウンセラー活用調査研究委託事業」としてスタートし，国からの全額委託で2000年度（平12）まで進められたSCは，その後「スクールカウンセラー活用事業」として現在も継続されている。2001年度（平13）から2007年度（平19）までは都道府県・政令都市に対する補助金の補助率を1／2とし，2008年度（平20）以降になるとさらに減額され1／3の補助率となり，国からの予算規模は縮小されているものの，配置校は増え続け2万校を超えるまでになった。SCは現在，学校の支援チームの一員として欠かせない存在になりつつある。

(2) スクールカウンセラーの雇用と派遣形態

　文部科学省「スクールカウンセラー活用事業」は，都道府県・政令都市による派遣である。SCの雇用条件として，①臨床心理士，②精神科医，③児童生徒の臨床心理を専門とする大学の常勤教員のいずれかに該当する者，と定められている。実際SCの8割以上が，臨床心理士の資格を有している。

　SCの派遣形態は，大きく3つに分類される。①単独校方式：配置された一校のみを担当する。②拠点校方式：主となる拠点校の他に複数の学校を担当する。③小・中連携校方式：中学校と校区内の小学校を同一のSCが担当する。SCの雇用条件を満たす人材が不足している地域では，拠点校方式を取らざるを得ない場合や未配置の学校もいまだに存在し，地域格差が生じている。上記以外の派遣形式として，都道府県からの要請に応じ，災害や事故などに対する学校への緊急派遣がある。

　国のスクールカウンセラー事業以外では，市区町村単独の事業として特別支援教育に特化した相談員などを派遣しているところもある。私立学校やフリースクール，予備校では，カウンセラーを独自に配置しこころの支援体制を充実させているところが増えている。大学や専門学校では，すでに「学生相談」として根づいており，様々な障害を抱える学生支援や登校しない学生へのアウトリーチ活動など，学校の特色やニーズに沿った活動を展開しているため，国の事業で行われるSCと形態などが異なることを補足しておきたい。

(3) スクールカウンセラーと教員の立場の違い

　「カウンセラーは子どもを甘やかしているのでは」といった一部の教員からの疑

念は，SC と教員の立場の違いが鮮明だからこそ生じるのではないだろうか。まず，心理学と教育学という基盤となる学問上の違いの他に，SC のスタンスが支援，特に支えるという姿勢を重視するのに対し，教員は指導，特に教え諭すという態度がとられる。ユング（C.G.Jung）の母性と父性でいえば，SC は母性原理が優位に働き，教員は父性原理が優位になる立場である。

子どものいわゆる「問題」が生じた時の捉え方も異なりやすい。学校では不登校という事象自体を「問題」とみなし，子どもを学校へ登校させようと躍起になる傾向がある。しかし，心理学の行動理論の考え方を用いれば，学校がこころの健康を脅かす場であるから登校しないのであって，登校しない本人はストレッサーからしっかり身を守っている（コーピングしている）と考えることもできるのである。そうなると子どものこころの健康を脅かす学校の場が「問題」となるのである。

（4）スクールカウンセラーの存在

SC が学校組織の一員でいながら週 1 回もしくは隔週 1 回といった勤務形態であることは特殊である。とりわけ，学校組織の人間関係に強くコミットしておらず，適度に距離感がとりやすいことから教職員からの相談を受けやすい立場にある。学校組織内に教員以外の外部性を兼ね添えた人材は，いい意味で学校という場に「異質性」を注入することになる（菅野，2016）[1]。

あるベテラン教員にインタビュー調査を行った時に，「あまり SC と接点がなかったけど，廊下ですれ違う SC とほんの数秒挨拶を交わすだけでもほっとした気持ちになる」と語ってくれたことがあった。おそらく挨拶する時に醸し出される母性的で包み込むような雰囲気と，学校組織に縛られず外部性を持ち合わせているということが，わずかな安心感をもたらすのではないかと察する。SC からすると週 1 回もしくは隔週 1 回しか勤務できないことで，はたして役に立っているのかと不安や焦りを抱きやすいものだが，この語りから SC という立場で学校に身を置くだけでも影響力があるということを再認識したのである。

2．スクールカウンセラーの主な活動

ここでは，黒沢・森・元永（2013）[2]が提唱するスクールカウンセリングの 5 本柱に沿って，SC の主な活動内容を解説する。

（1）個別相談（counseling）

個別相談は，一対一での面接だけを指しているのではなく，数人の児童生徒のグループ面接や保護者，教員同席の面接も含まれる。つまり，「個別ケースに対する相談」ととらえたい。学校という特殊な環境のため，必ず相談室のみで相談が行われるとは限らず，廊下での SC との立ち話がきっかけで事例化することもある。

（2）コンサルテーション（consultation）

コンサルテーションは，専門家（コンサルタント）が非専門家（コンサルティ）に対する「助言・指導」を行うこととされる。SC の業務内容に「教員に対するコンサルテーション」と記されている場合，臨床経験の少ない SC は，教員に対して

助言・指導を行わなければと気負ってしまいやすい。しかし，教員も教育の専門家であるため，お互いに学びあう姿勢を持つ「相互コンサルテーション」（石隈，1999）[3]の視点を重視する必要がある。

(3) 心理教育プログラム（psycho-educational program）

心理教育プログラムは，「より集団的なかかわりを通して，子どもたちのこころの発達及び健康を支援していく」ためのアプローチである。具体的には，学級内でいじめが発生した時に学級全体に介入するような「問題解決型」，ストレスマネジメントなど対処法を学習するような「予防型」，簡易的なチェックリストを用いて自己理解を深めるような「開発型」の３タイプに分かれる。児童生徒に限らず，保護者対象，教職員対象の研修会として設定されることもある。

(4) 危機介入（crisis intervention）

危機介入は，児童生徒の自傷他害や家庭での被虐待など，危機状態を事前にアセスメントし，危機を意識して準備する「予防的介入」（prevention），危機が起こった時に迅速に対応する「介入」（intervention），危機が起こったあとの「事後介入」（postvention）の３つの vention を軸とする。一人で対応を抱え込むことが危機発生への初動を鈍らすため，役割分担をとりながらチーム支援の体制を築くことが重視される。

(5) システム構築（system organization）

システム構築は，スクールカウンセリングのシステムを運営・管理するための組織構造の構築のことである。学校現場は SC を含め教職員の異動があるため，カウンセリング業務にかかわってきた教職員が異動したとしてもシステムが維持されなければならない。たとえば，カウンセリングの利用案内を児童生徒へ伝える方法，相談の受け付け方，SC と教職員との連携の方法など，学校スタッフ間で共有すべきことは多岐にわたる。

(6) その他

その他の業務としては，授業などでの行動観察，学校や教育委員会の要請による会議への出席，関係機関との連携などである。スクールソーシャルワーカーがいない地域では，不登校児童生徒の自宅へ出向いて訪問相談を行う場合もある。

３．スクールカウンセリングの実際

(1) スクールカウンセラーのある一日（※プライバシー保護のため内容を大きく改編）

出勤直後は，朝に教員との個別ケースの打ち合わせのタイミングを逃さないように神経を注ぐ。学級担任へ「きょう（不登校の）○○さんが相談室に来ます。プリントを渡しに来てもらえると助かります」など端的に用件を伝える。登校時間ぎりぎりに昇降口へ行き，駆け込んでくる子，足取りの重い子などを行動観察し，子どもの表情に着目しながら声をかける。職員室での朝の打ち合わせでは，職員室全体の雰囲気を感じとりながら，教職員の一日の動きを確認する。その後校長室へ出向き，前回来校してから一週間の学校全体の動向を教えてもらう。

保健室に立ち寄り養護教諭と保健室登校の子どもに挨拶してから，相談室を開錠して掃除を行う。1件目は学校に毎日登校したがらない子どもの保護者のケースである。働いている母親が職場と相談し，出勤時間を遅らせて来談することになったことからも母親の来談意欲の高さがわかる。母親の労をねぎらい，具体的な対応を練りながら子どもの言葉になりにくいメッセージの意味を一緒に考える。面接終了時間を学級担任に伝えていたため，配布プリントを届けてくれる。母親は，いそがしい学級担任と会うことができてほっとした表情を浮かべている。

面接を終えて職員室に戻り，保護者向けのおたよりを職員室のパソコンで作成する。管理職に添削してもらい微修正した後に印刷室へ向かう。そうしていると事務室の職員に声をかけられ，昼前にカウンセリングを予約している保護者から電話が入り「子どもも連れていけるかもしれない」という伝言を受ける。

相談室に戻ると，時間よりも早めに母子が待っていた。不登校状態から徐々に学校へ足が向くようになり，相談室であれば来談できるようになったケースである。子どもは多弁な母親の前ではおとなしくしているが，母親の「この後どうする？」に「ここでなら給食を食べられるかも」と言い，母親は帰宅して子どもは相談室でSCと一緒に給食を食べることになった。子どもの趣味の話題をふると，好きなアニメのことを教えてくれた。「来週も一緒に給食を食べながらアニメのことを教えてくれる？」と提案すると，小さくうなずいた。母親に迎えに来てもらい，子どもと来週会う約束をしていると，昼休みになる。

昼休みは，相談室をフリースペースとして開放しているため，あらゆる子どもが訪れる。外で遊んだほうが楽しいんじゃないかと思うくらい暴れまわる子，箱庭のパーツをじっと眺めている子，SCに人懐っこく話しかけてくる子もいる。なかには衣服が汚れていて同級生からいつもからかわれている女子が相談室の片隅で本を読んでいる。チャイムが鳴ると多くの子どもは慌てて教室に戻っていくが，衣服が汚れている女子は相談室を出ようとしないので，教室の近くまで一緒についていくことになる。ネグレクトの疑いがあり，あとで学級担任と情報共有するつもりだ。

午後は，発達障害の疑いがあり保護者と話し合って知能検査を教育相談室に依頼したケースのことで，市内にある教育相談室のカウンセラーと電話連携を行う。その後も保護者との面接が2件，放課後は子どもの来談に対応する。その日訪れたのは，時々昼休みに相談室に顔を見せる子であった。明るく元気な子なので学級担任は「なんで相談室によく行くんだろう」と疑問に感じていたようだが，この日はたわいもない話から家族の話になり，両親の不仲で「離婚するかも」と混沌とした感情を語った。昼休みだと多くの子どもがいて話せなかったが，ずっと話したかったとのことであった。「話してみてどうだった？」と問うと，「少しすっきりした」ということだったので，「来週の放課後に予約取っておくからもう少し詳しく教えてくれる？」と伝えると，同意した。

相談室を施錠し，職員室に戻ると対応した各ケースの学級担任に報告し，今後の方針を確認した。勤務時間の終了時刻になってしまい業務日誌に急いで記録し管理職に手渡して退勤しようとすると，以前対応したケースの学級担任と廊下ですれ違

い，その後の経過の報告を受ける。ようやく学校を出ると，職員室では多くの教員が慌ただしく残業している様子が見える…。

(2) 学校種別によるスクールカウンセラーの動き方の違い

小学校，中学校，高等学校でSCを経験すると，学校種別によって対応に違いが出てくる。ここでは不登校事例を取り上げながら，対応の違いに着目したい。

小学校の不登校事例では，保護者がSCに対して具体的で明確な助言を求めてくる傾向がある。ちょっとしたきっかけで不登校になることもあれば，クラス替えや学校行事のタイミングで突然登校を再開することもある。中学校になると不登校の長期化ケースが増えていき，不登校の要因はより複雑化し，「基礎学力低下」「運動不足」「昼夜逆転」などの二次的，三次的な課題が表出しやすい。高校受験を意識しはじめると，学級担任の家庭訪問や学校相談室でのカウンセリング，適応指導教室への通室を受け入れ，生徒だけでなく保護者も前向きな姿勢になりやすい。このようなタイミングに備えて，生徒との接触がもてなくても定期的に保護者面接を継続していると，生徒との面接につながりやすい。

高等学校になると義務教育ではなくなるため，欠席がかさむことで単位不足によって自動的に除籍になることから時間との闘いになりやすい。高校中退者を受け入れる転学先の情報を提供し，いざという時に動けるように学級担任と協力することも増えてくる。

(3) スクールカウンセラー業務の可視化について

SCとして勤務していると，個別面接の件数が多ければ多いほど結果的に相談室に長時間居るようになり，「ひきこもりSC」になりやすい。学校からの要請で対応しているわけなのだが，SCと接点の少ない教職員からすると「相談室に一日中こもって何やっているんだろう」と不信感をもたれやすい。逆に相談室の個別面接件数が少ない学校の教員からSCの評判を聞くと，「いつも校内をふらふらしていて何やっているんでしょうか？」と酷評されていた。現場のニーズと大きく相違している場合，「まったく役に立たないことに精を出している趣味人」（鵜養・鵜養，1997）[4]とみなされてしまう。このような現場との解離を避けるためにも，SCの業務内容について可視化し意思疎通を図らなければならない。

4．スクールカウンセリングの課題と展望

(1) 連携と守秘

しばしばSCの間で話題になるのが，教員との連携の取り方と守秘の扱い方である。原則，クライエントからの相談内容は守秘義務を重視するが，子どもや保護者の同意を得て教員や関係機関と連携を取りながら対応できるように方向づけていく。つまり，学校に常勤していないというだけでもSCの対応には限界があり，関係者の協力を得てチームで支援していくことが求められる。自傷他害や虐待，事件・事故に発展するケースもあるため，守秘を柔軟に捉え「チーム内守秘」「組織内守秘」の観点から連携していかなければならない。

52

（2）支援の行き詰まりへのアプローチ

　教員に沸き起こるネガティブな感情（陰性転移）が，支援の行き詰まりにつながることもありうる。学校組織の疲弊が支援の行き詰まりを導きやすくさせる（菅野・藤井，2013）[5]という示唆もあることから，SCは教員に生じる様々な感情をアセスメントし，間接的に教員を支える役割が求められる。

（3）SCを支えるコーディネーターの専門性

　SCを校内で活用するために欠かせないのが，SCの世話役となるコーディネーターの存在である。校務分掌としては「教育相談係」や「特別支援教育コーディネーター」が担いやすい。優れたコーディネーターは，SCの面接の合間に学級担任と引き合わせるなど様々な橋渡しをしてくれる。スクールカウンセリングの特性を理解した上で限られた時間でいかにSCを活用していくかというマネジメント力が求められることから，SCコーディネーターの専門性を高めるような取り組みが必要である。

（4）学校全体のメンタルヘルスチェック機能の促進

　2015年（平27）に労働安全衛生法が改定され，ストレスチェック制度が施行された。労働者だけでなく，児童生徒のメンタルヘルスをチェックする機能を充実すべきである。東京都の公立学校では全国に先駆けて「全員面接」と称し，チェックリストを用いながら特定の学年の全員にSCが面接を行うという試みを行っている。全員面接がきっかけでいじめや不登校予備軍，被虐待などの早期発見につながることから有益な取り組みであると思われる。

（5）おわりに

　公立学校のスクールカウンセラーの配置から20年以上経過し，SCは個別のカウンセリングだけでなく，学校メンタルヘルスにどの程度貢献できているか効果を検証していかなければならない。また，SC自身のメンタルヘルスを維持するためにも，SCの正規雇用は必須である。国家資格となった公認心理師に絡み，SCのますます質の向上とスクールカウンセリングのシステムの整備が期待される。

［菅野恵］

●引用文献
1) 菅野恵「学校と児童福祉との連携」『精神科治療学』第31巻4号，星和書店，2016.
2) 黒沢幸子・森俊夫・元永拓郎『明解！スクールカウンセリング　読んですっきり理解編』金子書房，2013.
3) 石隈利紀『学校心理学　教師・スクールカウンセラー・保護者のチームによる心理教育的援助サービス』誠信書房，1999.
4) 鵜養美昭・鵜養啓子『学校と臨床心理学―心育ての教育をささえる―』ミネルヴァ書房，1997.
5) 菅野恵・藤井靖「公立小・中・高等学校における支援の行き詰まりが生じた複数事例の検討―スクールカウンセラーの役割に着目して―」『学校メンタルヘルス』日本学校メンタルヘルス学会，第16巻2号，2013.

Ⅰ-2-5　スクールソーシャルワーカーの立場から

1．はじめに

　筆者は学校や大学での相談と若者相談機関で子ども若者と関わる立場にある。ここでは学校でのソーシャルワーカーの実際と，文科省が2008年から導入を開始したスクールソーシャルワーカー（以下SSW）について述べる。

　SSWとは，学校を基盤に働くソーシャルワーカー（福祉的な専門知識と技能を持って，学校関係者を支援する専門職）のことである。社会福祉士や精神保健福祉士などがSSWとして採用されている。対象は，高校までとなっている。大学の中には，キャンパスソーシャルワーカーと言われる，学生と教師や家族との調整を行う専門家がいる大学も出てきている。

2．スクールソーシャルワークの沿革

　海外での沿革は，20世紀初頭の訪問教師が制度化されたSSWが始まりとされている。日本での歴史は1950年代から高知県が福祉教員の配置を始めたことが始まりとされている（表1）。SSWの名称を最初に用いたのは，山下英三郎が所沢市教育委員会でSSWとして配置されてからである。山下の実践は，不登校児童・生徒の自宅訪問，非行少年などの家庭裁判所への付き添い，地域での資源開拓としての居場所支援，SSWの啓蒙活動など，広範囲にわたっていた。

　その後，自治体や学校でSSWが採用されるようになり，文科省のスクールソーシャルワーク活用事業が，2008年（平成20年度）に始まり現在に至る。研究実践交流活動として，日本スクールソーシャルワーク協会や日本学校ソーシャルワーク学会が設立されており，研究活動等を行っている。

表1　スクールソーシャルワーク年表

実施年度	学校ソーシャルワークに関連する国・自治体の事業	
1950年～ 1970年代半ば	高知県	福祉教員の設置
1962～	京都市	生徒福祉課
1986～1997	所沢市	スクールソーシャルワークモデルプロジェクト
2000～現在	赤穂市	スクールソーシャルワーク推進事業
2001～	香川県	健康相談活動支援体制整備事業 SSW配置
2002～	千葉大学附属小学校	スクールソーシャルワーカー単独採用
2002～	茨城県結城市	スクールソーシャルワーカー採用
2008～現在	文科省	スクールソーシャルワーカー活用事業（全国141ヶ所）

３．スクールカウンセラーとスクールソーシャルワーカーの主な違い

（1）環境調整

　スクールカウンセラー（以下SC）は，心理援助（個別カウンセリング）を主とする援助活動である。相談室や学校内での子どもの理解と相談や，親や教師へのコンサルテーションが中心となる。必要に応じ，外部支援機関への紹介などの地域援助も行うため，地域の相談機関の情報は持っている。しかし，不登校の子どもの自宅へのアウトリーチ（訪問活動）はSSWの業務に入ってきており，行われないことが多い。

　それに対し，SSWは，子どもの問題の要因は，子どもと置かれている環境との相互関係にあるという考え方をもとに援助を行う。いじめを行う子どもへの支援でも，いじめる子どもを指導しても，なかなかいじめが収まらないことがある。たとえば両親による虐待や不和が背景にあり，ストレスがたまり，学校で発散させるということが起こっているようなケースがある。この場合は，家族への支援が必要で，児童相談所などと連携して，環境調整などの対応をすることが必要となる。

　子どものこころの成長のためには，子どものこころの問題に対応するのみでなく，家庭や地域の中に入って環境調整を行うことが必要となってくる。SCも家族療法の視点で家族に関わることもあるが，学校内の相談室での家族療法的な支援は限界があると思われる。SSW的な視点では，家族療法が適用できると判断した場合は，家族療法を実施している大学の地域心理臨床センターや家族療法専門家につなげることになる。

　環境調整の必要な問題として，子どもの貧困，虐待，障害児や特別支援の必要な子ども，両親の不和や離婚などの家庭問題，外国籍や性的マイノリティの子ども，悪化した居住環境，教師の過酷な勤務状況とメンタルヘルスなどが挙げられよう。

（2）福祉制度，地域相談機関などのコンサルテーション

　子どもと環境との問題では，例えば，両親が離婚し単身親家庭になり，経済的に大変な上に，祖父母の介護も重なるというような状況が起こり得る。子どもや親が障害者，病気治療中の場合もある。親の事情で子育てが困難な場合も考えられる。親が自ら情報を探し動ける場合はよいが，親が孤立しており，誰に相談したらいいか分からない状況の時もある。そのような生活上の困難を抱えている子どもや親に対して，福祉のサポートが得られるように情報提供したり，連携することがSSWの仕事である。

　地域相談機関の例として，子ども家庭支援センター，児童相談所，メンタルフレンド（注1），児童養護施設，障害年金，自立支援，高等学校等就学支援金，奨学金，

注1：1991年から厚生労働省が始めた事業で，児童相談所などがひきこもり・不登校などの子どもに対し，彼らの兄・姉に相当する世代で児童福祉に理解と知識のある人物（18〜30歳）を子どものこころの友＝メンタルフレンドとして家庭に派遣する事業。

東京都育英資金（収入所得制限あり），生活保護，生活福祉資金（低所得世帯に高校等に入学する際の入学金や授業料などの費用を無利子で貸付），東京都母子・父子福祉資金（高校大学に修学する資金や入学に必要な資金を無利子で貸付），母子生活寮，訪問看護や訪問介護，高齢者施設などがある。

このような福祉制度に関するコンサルテーションを行うことで，具体的な生活支援のサポートを行うことも SSW の重要な役割である。

(3) アウトリーチ活動（訪問）

SSW は，不登校や虐待などでのアウトリーチ活動として自宅訪問も行う。アウトリーチには，①子どもや家庭へのアウトリーチ，②地域相談機関へのアウトリーチ，③本人と同行し地域相談機関へつなげるアウトリーチ，などがある。①の例として，不登校などの子どもに対する学校外や自宅への訪問がある。②は適応指導教室や教育センター，民間のフリースクールや居場所などへの訪問を行い，よりよい連携の可能性を探ることがある。虐待ケースでの児童相談所への訪問，非行ケースでの警察や家庭裁判所などへの訪問もある。NPO 民間相談機関，保健所や医療機関など，必要に応じてあらゆる機関と連携をしていく必要があろう。③は，子どもや親を同行してふさわしい相談機関へつなげる訪問が行われる。

訪問にあたっての留意点として，訪問前のアセスメントとプランが必要である。子どもが訪問を明白に拒否しており，暴力的な言動も起こる可能性がある時に無理やり訪問することは危険である。不安感を減らすため，子どもを脅かさない第3者として，家族以外の人が接することがメリットになるように工夫する必要がある。

4．ソーシャルワークの基本的な考え方

第一に，子どもと環境の相互の関わりが重要であるという生態的（エコロジカル）な視点で，環境調整を重視する。

第二に，子どものみならず，その環境である家族，教師，学校や地域を力付けるエンパワーメントの視点で，誰かを敵として対抗することではなく，様々な領域の人と支え合い協働することが大切という考えである。

第三に，子ども自身が自分自身で問題解決の力や強さ（ストレングス）を潜在的に持っていると信頼する。そして，周りの家族，学校や地域等の環境や組織が持つ強さを信じ活用し伸ばす考え方である。

第四に，環境や制度を障害を持つ人も含めて，だれもが過ごしやすくなるように変革していく視点で，ソーシャルインクルージョン，バリアフリー，障害を持つ人などに対する合理的な配慮が重要とされる。

5．スクールソーシャルワークの支援方法

　子どもや家庭などの環境調整に必要なことが中心となる。

(1) 初期段階

1) 信頼関係を築く

　まず子ども本人，家族，教師，関係者などと信頼関係を築くことが前提である。

2) アセスメント

　問題のある子どもや家庭に対してはマイナスの情報が多く入りがちであるが，子どもや家庭の持つ強さ（ストレングス）の面も含めて，心理面，生活や経済面，学校，地域の状況などをアセスメントする。人的資源のアセスメントとして，学校内だけではない，子どもや家庭の支援に関われる可能性のある人や地域相談機関を挙げることも必要である。関わりが持てそうな民生委員，児童委員，ボランティア，支援団体，自助グループ，第3者などである。学校アセスメント・地域アセスメントは，環境面でのアセスメントも重要である。いじめや非行に使われやすいホットスポット（犯罪多発地点）はどこか，時間帯はいつが多いかなども検討する必要がある。学校であれば体育館の裏，人通りの少ない部室，死角になりやすいトイレ，人がいない時間帯の食堂，教師の目が届かない休み時間，昼休み，放課後などが考えられる。地域であれば，登下校の人通りの少ない道，他校との通学路が交わる場所・公園，ゲームセンターやコンビニの近く，繁華街，危険ドラッグが手に入る可能性のある店がどこか，などである。最近では，いじめや非行などで学校警察連携を行うこともあるため，そのような情報を共有することも必要であろう。また，ネットいじめが起こりうるサイトなどを確認する。すでにネットいじめに対応する民間企業もあるように，気を配る環境は様々に広がっている。

　時に，アウトリーチ（訪問）でのアセスメントを行うことも有意義である。実際に家庭訪問をして，子ども部屋に入らせてもらえると，子どもがどんな本やマンガを読み，ゲームやスポーツなど何に関心があるかよく分かる。家の様子では，荷物やゴミが多いか，家庭の状況や経済状態も推測しやすい。学校ではなかなか会うことができない祖父母や兄弟姉妹などの様子を知る場合もある。地域の雰囲気，通学途中の地域の様子も，荒れている地域か，閑静な住宅街か，図書館や体育館などの公共施設が近いかなども分かる。学校で話を聞くよりも，子どもや家族との関係が深まる場合もある。

　地域アセスメントは，様々な尺度が開発されているが，地域の特性，経済的状況，文化，宗教などに配慮する必要がある。例えば，生活保護世帯の地域差があげられる。交通の便が悪く，外出が困難な地域もある。

　アセスメントツールとしての心理検査は，基本は SC や教育センター，医療機関で行うように役割分担が必要である。家庭や学校などに必要な地域資源や福祉サービスなどを探すのが SSW の仕事である。

3) 子どもや家庭に必要なサービスを探す

　生活保護，障害年金や自立支援医療，奨学金制度，地域の相談機関などの情報，

各自治体による制度の違いなどの情報を知る。

以上の情報を整理する必要がある。例えば，エコマップがある。家族系図であるジェノグラムのみでなく，協力してもらえるクラスや同じ学年などの周りの子ども，部活の先輩，地域の塾や習いごとの先生や知り合い，近所の知り合い，フリースクール・居場所，親の会，相談機関，社会資源なども含めて図示したエコマップを用いる。理解してもらえる人が増えると子どもや家族の気持ちも安定してくる。

(2) 進展段階

まず，子どもや家庭自身に対する支援がある。

①できるようにする技能：動機付けを高め，自己の問題を明確化できるようにする（enabling）。具体的に会話を促し，感情の言語化，関心の再確認など。②探求の技能：問題の焦点化や今後の方向性を明確にする（exploring）。フィードバックや自己反省。③強さを動員する技能：子どもの強さ（ストレングス）を支える（mobilizing）。現実的な再保証，希望の提示。④導く技能：問題解決のためのコーピングをステップで学習する（guiding）。モデリング，ロールプレイ，ディスカッション，意見交換などの機会の提供。⑤取り組み続けることを促す技能：問題に取り組み続けられるように促す（facilitating）。問題回避について意見を述べる。相互で合意したことの思い違いを知るなど。

次に，環境上の問題に取り組むための支援があげられる。

①調整技能：子どもや家庭と必要な地域機関・団体とを結びつける調整を行う（コーディネート：coordinating）。②仲介技能：ネットワーク間の関係改善のための仲介を行う（メディエーティング：mediating）。③代弁技能：仲介が難しい場合に子ども等の抱える状況の代弁を行う（アドボカシー：advocacy，当事者の権利の代弁）。④刷新技能：学校変革，地域資源の開発を行う（イノベイティング：innovating）。例えば，児童養護施設では18歳までが対象であるが，施設を出た18歳以降の人を対象に社会的養護を行う民間団体がある。虐待された子どものシェルター機能は児童相談所が対応するが，高校生以降では十分でないため，民間のシェルターができている。⑤影響を及ぼす技能：行政機関や国に政策提言（インフルエンシング：influencing）。

3つ目に，対人機能が不十分な場合の支援がある。①内的仲介技能：対人機能の不全のパターンを見分け，意見を述べたり，集団で対応することを行う（internal mediating）。②内的代弁技能：葛藤を受け入れ，保護的な基盤を築いて支援する（internal advocating）。

以上の支援の中で，必要に応じて学校のクラス，学年などのグループ，社会教育施設や地域相談機関のグループのプラス面を活用するグループワークに導入することも行う。こちらは心理職との協働でも行える分野である。

(3) 終結の段階

子どもが自己の怒りや悲しみを表出できるようになり，積極的な気持ちが出てくると終結に向かう。課題の解決ができる場合もあり，次の課題に取り組むようになることもある。

以上を簡単に不登校の場合に適応すると，子どもへのカウンセリングにより対処行動を高め，環境プレッシャーの改善のために，家族や環境への働きかけを行う。場合により，学校以外の人間関係の成長の場を保障する居場所，学習環境を保障する大学生のボランティアによる無料学習塾，家庭教師などの開拓や政策提言などが求められるということになる。

6．スクールソーシャルワークの今後の課題

　一つ目は，新サービスや支援団体の開発，設立である。すでにソーシャルワーカーのみだけでなく，臨床心理士，保健師，看護師，医師が協働した形態で行われているが，学校や教育関係でのニーズや課題をどう明確化するか，それをどのように新しいサービスにつなげるかについての議論は不十分であろう。今までも，個別の実践の中から，フリースクール，居場所，宿泊施設，新しい形態の中学高校，サポート校，不登校の子どもの自宅に家庭教師派遣，大学でのキャンパスソーシャルワーカー，さまざまな NPO 団体などが作られてきている。最近では，都立高校のユースソーシャルワーカー，ACT の訪問支援の支援機関，健康増進のためのプログラム付きホテルも医療職が参加して設立されてきている。

　二つ目は，小中高以外の学校での支援に関するものがある。子ども園，保育園，幼稚園，高専，短大，予備校，大学，私立学校などでのニーズもあると思われる。大学では最近，発達障害者支援法の中で，発達障害を持つ学生への特別支援が求められるようになってきている。ノートテーカー（筆記通訳）のボランティアを導入する大学，ひきこもりの学生への訪問を支援者と一緒に行う学生ボランティアもある。また，キャンパスソーシャルワーカーを導入する大学もある。これは，教師と学生の間をつなぎ，学習支援や家族との間をつなぐ役割を担う。多くの大学の学生相談室では，アウトリーチ（訪問）は行わず，個別相談や人間関係のスキルを身に付けるセミナーや居場所支援を行っている。

　三つ目は，政策提言に関するものである。政策提言は，個々のワーカーが行うことは荷が重いため，日本社会福祉士会，日本精神保健福祉士会や福祉系の大学などが団体として，また，日本学校メンタルヘルス学会のような多職種が参加する学会の中で，現状の課題のとりまとめや提言をすることが求められている。　［倉島徹］

●参考文献
＊全米ソーシャルワーカー協会編『スクールソーシャルワークとは何か—その理論と実践』現代書館，1998．
＊日本スクールソーシャルワーク協会編『スクールソーシャルワーク』学苑社，2003．
＊『スクールソーシャルワーカー実践活動事例集』文部科学省，2008．
＊『平成26年度スクールソーシャルワーカー実践活動事例集』文部科学省，2014．
＊社団法人日本社会福祉士養成校協会監修，門田光司・富島喜揮・山下英三郎・山野則子『スクール（学校）ソーシャルワーク論』中央法規出版，2012．
＊私学メンタルヘルス研究会「全国の私立中学高等学校におけるこころの健康教育・支援活動の実態に関する報告」2012．

I-3-1　小学校

1．小学生の発達段階の特徴

（1）低学年（1・2年生の頃）　～幼児から学童へ～

　小学生は物理的にも心理社会的にも，家庭外への一歩を踏み出し始める時期である。朝夕の行き帰りを親の付き添いなしでできるよう移行が図られることに，幼児期との自立度の差が端的に表れている。しかしながら低学年はまだ幼児の特徴を残す面もある。抽象的な指示や難しい言葉は理解できず，注意力や集中力が持続する時間も短いため，長めの指示は聞いているうちに前半を忘れて混乱したりする。

　低学年期にまずもって重要な対人関係は，学級担任との関係である。低学年の子どもの多くは担任を慕い，ふれあいや注目を得ることを望む。担任の膝に乗ったり手をつないだり「先生あのね」と話したり，担任をうっかり「ママ」と呼ぶ子さえいる。これらは，幼児期に親との間に築いた情緒的な絆（愛着）を代理の養育者である担任教師にも汎化し，親以外の大人との間にも信頼関係に基づく安心感を形成していく過程と言えよう。これに成功すれば，どんな所へ行っても誰かを頼って助けを求める行動を取る自信がついて，子ども自身が世界を拡大していく糧となる。

　反対に，担任との絆の形成につまずいた場合，子どもは安心して学校という外界で過ごす基盤を持てずに，親との分離不安や身体症状を呈することがある。つまずきが生じる理由としては，幼児期の環境とのギャップの大きさ，幼児期までの発達課題の達成度，担任との相性など，様々なものがある。

　ここで言う「相性」とは人柄などの問題ではなく，指導スタイルとのミスマッチを指す。低学年の学級には指示への注目が難しい子が多いため，教師は声を大にして注意喚起を促しがちである。しかし他方には，想像以上に注意深く指示を聞き過剰に構えている子もいる。感受性の強い子は他児への叱責も我がことと受け止め緊張することを繰り返し，疲弊してしまう。つまり一般的な一斉指導を行う場合，どんな教師が担当しても，ある一定の子どもは「合わない」ととらえる可能性がある。

　このように低学年を担当する教師には，集団への指示の出し方を工夫し，個々の特性をとらえて配慮しながら対応を行うことが求められる。

（2）中学年（3・4年生の頃）　～「9歳の壁」という転換期～

　中学年は，認知の質的転換を経験する重要な時期である。幼児的で主観的なものの見方から，他者の視点を含めた客観的なものの見方ができるように変化する節目に当たる。この時期に，期待される学力を形成できていない子どもの数が増加する現象は，教育現場で「9歳の壁」と呼ばれてきた。中学年期には学習内容もステップアップする。生活科は世の中の法則を科学的体系的にとらえる理科や社会科に変わる。算数は分数など抽象的な概念理解を要する内容に入る。中学年は，本当の意味で幼児期を脱却し，学童らしい学童になる時期と言えるだろう。

だからこそ「9歳の壁」を簡単に超えられない子にとっては，周囲との差が明確になる時期でもある。学習や対人関係など特定の分野でのつまずきが目立ち始めて学習障害や発達障害などの背景因子が見えてきたり，特定の子への教師の配慮に対して周辺児童が不満を抱き始めたり，様々な課題が浮き彫りになってくる。

対人関係についても，子ども自身の意志や選択が強く表れる反面，解決能力はまだ不十分なため，トラブルが生じやすい。中学年期は，対等な友人関係の面白さや家族とは違う世界の広がりと出会う時期であり，大人の軌道修正の手を借りながら，友人といかに折り合い付き合っていくかという対人関係の基礎を学び始めるのである。

つまり中学年期は発達の変わり目であり，子どもや保護者が初めての困難に出会いやすい。学校においては不安や不満を丁寧に聴く姿勢で対応し，「困った時は相談に乗ってもらおう」という信頼感や安心感を育むことが重要である。学校側が問題の指摘に重点を置くと，子どもと保護者は「ダメな（親）子と思われている」と挫折感を味わい，自己肯定感を持てなくなるおそれがある。この時期の傷つき体験が元になり，問題が本格化する思春期にも「どうせお説教されるだけだ…」と子どもや保護者が学校とつながることをためらって対応が遅れてしまうという具合に，後々のメンタルヘルスに影響を及ぼす可能性もあるだろう。

このように中学年を担当する教師には，学校側の対応によっては不信不満の芽が生じやすいことを念頭に置きながら，丁寧かつ真摯な対応をすることが求められる。

(3) 高学年（5・6年生の頃）　～大人を対等に評価する思春期心性の芽生え～

高学年は，第二次性徴が始まり思春期の訪れを迎える黎明期である。より抽象的な思考が可能になり大人のような判断力がついてくる半面，実社会での経験はほとんどなく，心理的にも身体的にもアンバランスである。それまで気にならなかった容姿や周囲からの言葉が気になったり，友人にも大人にも素直に振る舞えなかったり，個人の内面も対人関係も揺らぐ。さらに発達スパートの開始時期には男女差と個人差が大きいため，高学年の学級集団には，様々な段階の子どもが混在することになる。

友人関係の重要度が高くなり，それまで絶対的な存在だった親や大人を相対的な一人の人間としてとらえるようになる。大人と距離を取りたがるが方法もまだ洗練されておらず，「大人はずるい」「ひいき」等，子どもなりの理屈を展開し大人への批判や攻撃を行うこともある。かといって「思春期だから」と一括りにとらえようとすると「決めつけられた」といっそう不満を募らせる。これらは自立へ向かう正常な発達過程なのだが，自立期には依存や甘えも表れ，離れたいと同時に承認や励ましを求める等，相反する気持ちを両方とも抱えている場合が多い。

高学年の学級で子どもの問題行動が頻発する状況が見られる場合にも，その行動の背景に，大人からの自立の願望や，共通の敵を排し仲間との親密性を高めようとする思春期心性があると考えると了解可能な面もある。「小さい頃とは違う対等な扱いをしてほしい」「でも放任ではなくよく見て守ってほしい」という，教師に対する子どもからの両価的で複雑なメッセージの表れであると，受け取ることもできよう。

このように高学年を担当する教師には，下位学年の担任のように保護⇔被保護という関係ではなく，かといって中学校ほど自己責任に任せるでもなく，保護する立場と対等な立場の両方を兼ね備えるような役割が求められるのである。

（4）「問題行動」を発達的視点でとらえる

一見「問題」に見えて指導や改善が必要と思われるような行動についても，その子の現在の発達段階によって問題性は異なるため，検討を要する。

例えば自己中心的な言動は，その子がまだ相手の立場に立って考えることができない低学年の段階であれば，当然のことである。また，高学年の子どもが生意気を言って反抗的に見えるのは，思春期心性の一端であればある程度自然である。

このように小学生は，各学年が様々な発達段階におり，男女差や個人差も大きいため，一人ひとりの発達状況をとらえながら適切な対応をとることが求められる。

（5）大脳前頭葉の発達という視点から

ここで，人間の脳神経系の発達の観点から見た小学校期の特徴に触れておく。人間の大脳新皮質には前頭葉という部位があり，意思，思考，判断，目的など，人間らしい心の働きを司っている。

正木[1]によると前頭葉の通常の発達は，幼児期には興奮も抑制も強くない「そわそわ型」が多く，小学校低学年の頃に興奮が強く抑制がきかない「興奮型」が増加する。アクセルの力が強くなるが，まだブレーキが弱く利きにくい状態に例えられる。「ギャングエイジ」の言葉に象徴されるように子どもらしい元気な子が増え，遊びが高じて本気のけんかになったり，衝動的に行動したりもする。

そして高学年になるにつれて抑制が強くなり，興奮と抑制のバランスが取れて切り替えもよい「活発型（＝大人型）」が多くなる。ブレーキが十分に発達し，けがをする前に遊びをやめられたり，感情的になっても抑えられたりするようになる。

ところが1979年以降，小学生になっても前頭葉の興奮の強さがなかなか発達しない幼児型の子どもが増え続けているという。テレビ等の普及により子どもの遊びが受動的になったために興奮が育たないことや，超早期教育や厳しいしつけによって興奮の前に抑制が育ってしまうと発達の歪みが生じることなどが指摘されている。

このように脳の発達過程から考えると，幼児期から低学年にかけては興奮が発達する時期である。五感を駆使して思い切り遊び込む経験をすることで脳の切り替えがスムーズになり，集中力も高くなることが報告されている。特に体の触れ合う「じゃれつき遊び」が効果的であるという。この時期の子どもは暴れたり大声を出したりいたずらしたりとやんちゃで，大人は叱ることが多くなりがちだが，あまりブレーキを掛け過ぎずに興奮を経験させることも，脳の発達には必要なのである。

２．小学校というシステムの特徴

（1）幼稚園，保育園との違い

子どもは誕生後，まずはその家族の一員として育てられる。家族という集団は帰属主義に基づき，どの家族に所属してどのような位置にあるか（例えば長男か次男

か等）によって社会的な位置づけが決定される。幼稚園や保育園も家族集団の代替的な役割が主であり，年齢や月齢等で位置づけられる。

しかし学校は，前述の集団とは異なるミッションを持つ。子どもは見知らぬ人々から成り立つ集団の中で個人として対等な立場に位置付けられ，どのような才能を持ち，どのように努力し，どのような業績を挙げるかによって評価される。また学校集団の一員となることは，自分の要求だけに従って生活することが許されなくなることを意味する。子どもは集団の要求に従って行動し生活を組み立てていく必要があることを体験し，理解し，そうした生活の仕方を身につけるように指導される。

このように学校は基本的に，業績主義を基本とする近代社会の一員としてふさわしい人間に育てるという方向性を持つ組織である。小学校入学は社会化の一歩を踏み出す転換点であり，幼稚園や保育園とは質の異なる集団に入る節目なのである。

（2）中学校，高等学校との違い

中学校や高等学校が教科担任制を取っているのに対し，小学校は基本的に学級担任制である。そのため，愛着形成が重要な幼児期の発達の流れに違わず小学校生活が始まり，一日を通して共にいる学級担任と安定した関係を育むことができる。

しかしながら，この親子にも似た関係性は，他方で閉鎖性というリスクをも併せ持つ。一つの学級を一人で任される担任は，自分の学級で対応困難な事例が生じた際に自分の責任であると受け止めやすく，他者の援助を求めることに罪悪感を覚えたり，自信を喪失したりしがちである。家庭内で子どもに問題が生じた場合，親が自分を責めてしまう構図とよく似ている。良くも悪くも子どもとの距離が近く，支援者が巻き込まれやすい構造であるとも言えるだろう。

これに対して中学校や高等学校の教科担任制は，一つの学級に毎日複数の大人が関わるシステムであり，チーム体制で子どもを支えやすい。担任一人ではなく皆で役割分担して対応しようとする風土が比較的強いと言える。

さらに子どもの視点で考えると，中学校や高等学校では，学級に馴染めなくても部活動に居場所があるというケースもある。しかし小学校には，学級以外に所属感を持てる居場所はほとんどない。学級で担任に認めてもらえなかったり，友人関係がうまくいかなかったりした場合，バックアップがないためすぐに窮してしまう。

筆者[2]が小学生と中学生の生活いきいき感（Quality of Life：QOL）の調査を行った結果，小学生では学級要因がメンタルヘルスに影響を与えているが，中学生では学級要因の影響はなかった。つまり，小学校と中学校では学校システムの構造とそれが個人のこころに与える影響に相違があることを示している。

３．小学校におけるメンタルヘルスをとらえる視点とは

（1）小学生の発達課題における留意点

小学生の発達段階では，子ども自身が相談を持ちかけることや相談を通して課題を解決することは難しい場合が多い。言語能力のみならず，自己認識やコミュニケーション等，諸々の能力がまだ不十分で，その発達の度合いには個人差も大きい。

そのため，小学生のメンタルヘルス課題をとらえるためには，言葉以外の表現に目を配る必要がある。子どもの表情，態度，行動，服装，けが，体調などを支援者がよく観察することが重要である。学校保健安全法[3]の第九条には，養護教諭他職員による健康観察について明記されているが，この日々の健康観察こそがメンタルヘルス支援の第一歩であり，屋台骨であると考えられる。

(2) 子どものサインを見逃さないための観察ポイント

子どもの行動や症状は，その時々の子どもの状態像の表れであり，子どもたちは日本語という言語の代わりに「からだ言葉」で会話しているととらえることができる。子どもが発するからだ言葉を理解するためのヒントとして，無藤[4]は，子どもの出すサインを以下のようにまとめている（表1）。

このように，一見問題行動のように見えるものが実は子どもなりのサインであり，メッセージであり，「相談依頼」であることが多い。あるサインを受け手の大人が問題ととらえれば，心配したり叱ったり説得したりして，大人主導で改善しようとする。しかし相談依頼として受け止めた場合には，大人の側が子どものニーズに注目することで，求めているものにマッチした対応を取れる可能性が広がるのである。

(3) サインへの応答方法

子どもが出すサインにどのように応答すればよいか，よくある例をもとにして考えてみたい。ある子どもが「ここが痛い」と言ってきたとする。その子は頻繁に痛みを訴える子であり，今回もたいしたけがには見えない。こんな時，どう応じるか。「これくらい平気！」と励ますのか，それでも痛がるなら「病院に行こう」と言うのか…。実際に負傷しているケースもあるので慎重な観察が必要だが，ここでは負傷はなく，痛みの背景に何らかの心理的要因があるものと仮定する。

筆者は小学校の養護教諭としてこのような場面に繰り返し対応する中で，どうす

表1　子どもの出すサイン[4]

①活力の低下を示すサイン	③身体等の変調によるサイン
・口数が少なくなる	・トイレに行く頻度が多くなる
・笑顔が少なくなり，少しのことで泣くことが多くなる	・頭痛・腹痛・発熱・下痢等の訴えが増える
	・体育の時間に腹痛が起きることが多くなる
・机の周りが散らかる　　・表情が暗くなる	・朝食・給食がとれなくなる
・言葉をかけても受け答えすることが少ない	・過度に緊張し，視線を合わせずおどおどしている
・グループから離れていることが多い	
・休み時間に教室にいることが多い	④自己防衛のサイン
・忘れ物が増える	・些細なことでもすぐにカッとなることが多くなる
・ひとりで淋しそうにしていることが多い	
②保護を求めるサイン	・友人への乱暴な行動が増える
・用事がなくても担任のそばへ来ることが多くなる	・言葉が乱暴になる
	・同級生と遊ばずに，下級生と遊ぶことが多くなる
・保健室へ行きたがる	
・「家へ帰りたい」と頻繁にいう	・わざとらしい振る舞いをして目立とうとすることが多くなる
・些細なことにこだわり，担任に訴えるようになる	
	・投げやりな態度が多くなる

れば，痛みへの意識集中から子どもを解放できるのかと試行錯誤を重ねた。その結果，筆者なりに見出した対応の原則のようなものをご紹介したい。

①**理解しようとする**：痛いと訴える部分をよく見る，触れて痛みを確かめる，どのようにけがに至ったのか事情をよく聞く

②**気持ちに共感する**：「それは痛かったね」「大変だったね」と労をねぎらう

③**承認・賞賛する**：「よく我慢してここまで来たね」「自分で話せてえらかったね」

④**安心させる**：「よく調べた結果，幸いたいしたことはなさそうだ」と伝える

⑤**未来への見通しを保障する**：「また痛くなったらいつでもおいで」と伝える

　上述の5段階は，飛ばすことなく順を追って行うことが大切である。時間や手間を惜しんで省略すると，逆効果が生じることがある。

　例えば，①のよく見る過程を雑に流して「大丈夫だよ」と④の安心を与える過程に移った場合，子どもはかえって痛みに固執し，「でも痛いんだもん」と言い張ることがある。大人でも不調があって病院へ行った時，医師が検査した後に「大丈夫そうです」と言えば安心するが，ろくに見もしないで「大丈夫」と言われたら，「何を根拠に？」と逆に心配になり，不信感を持つだろう。

　ここでは軽いけがの痛みというサインを例に挙げたが，頭痛や腹痛等の内科的な訴えや，心配事の相談などにもこの対応を適用することが可能である。

（4）学校メンタルヘルスにおける「ホスピタリティ」の重要性

　筆者は，このような学校メンタルヘルスの現場対応におけるキーワードとして「ホスピタリティ（hospitality）」という言葉をよく思い浮かべる。ホスピタリティの元々の語源はラテン語の「hospes（旅人の安息所）」であり，聖地へ巡礼する者を教会や修道院などで宿泊をさせ，体を休めさせることを意味する。「サービス」が主従関係，上下関係における義務的な滅私奉公を表すのに対し，ホスピタリティは対等な相互共生の人間関係なのである[5]。学校メンタルヘルスの支援者は，子どもの課題やサインに対して高みから指導するのではなく，かといってへりくだってサービスするのでもなく，対等な立場で丁寧にやりとりを重ねていくこと，場を共有して解決への道を共に作り上げていくことが肝要であると，筆者は考える。このような対応が子どもにとってはかけがえのない共有体験として心に刻みこまれるのである。現場の支援者の日々の地道な支援の積み重ねが，子どもたちの自尊感情を本当に少しずつ積み上げ強化してゆく糧となっている。そんな自負と誇りを持って実践を重ねてゆきたいと考えている。

[青木亜里]

●引用文献

1) 正木健雄『脳をきたえる「じゃれつき遊び」』小学館，2004.
2) 青木亜里「思春期の成長関連要因とPTG」『PTG　心的外傷後成長—トラウマを超えて』金子書房，2012.
3) 学校保健安全法（平成27年法律第46号），2015.
4) 無藤隆『児童心理学』放送大学教育振興会，1998.
5) 青木亜里「共有体験といのちの教育が成立する保健室経営—ホスピタリティを手がかりに」『基本的自尊感情を育てるいのちの教育—共有体験を軸にした理論と実践』金子書房，2014.

I-3-2　中学校

1．はじめに

　日本の中学校は義務教育最終段階を担う教育機関である。思春期真只中の心身共に揺れ動く時節の生徒は，受動的存在から能動的存在へと大きく変貌を遂げる。

　思春期にはしばしば「疾風怒濤」という枕詞が与えられる。それは「性的発達」に由来する。自分が次世代を創り出す存在と想像することから遠い存在の新入生の時から，わずか3年後には「生み出す性」としての自分を自覚する。

　「性」は「生への指向」と共に「死の代償」という側面ももつ。したがって，明るい表情を見せる中学生の内面がその通りであるとはいえず，絶えず不安や怒り，焦りや自信のなさなどを抱えているものだ。

　このような大変化を遂げる生徒と日々対面する中学校の教職員，さらにはわが子の変化を目の当たりにする保護者にとって，生徒やその集団の表面的なエピソードに過剰に振り回されることなく，かつ一見些細と思われる兆候にも幾多の可能性を見取ってゆくことが求められる。

　それは教職員や保護者のメンタルヘルスにとって厳しい側面を与えることとなる。しかしながら「第二の誕生」の時節でもある中学生は，過去に獲得できなかった発達上の課題を達成する可能性も内に秘めている。

　それは，この年齢で急速に発達するメタ認知の力に負うところが大きい。過去の自分を振り返り，未来の自分を思い描くことが可能になってくる。しかも自らの想像を超えて学力や体力，表現力などの伸長を実現できることも多い。そのような中学生に日々接する大人が，彼らから得る示唆もまた大きいといえよう。これがまさに「中学校の強み」である。

　しかしながら，思春期はメンタルヘルスの不調期でもあり，当然のごとく精神疾患の好発年齢でもある。したがって，めざましい成果ではなく，失調に出会い挫折感や無力感にさいなまれることも多い。

　さらに，中学生は狭い「家族内社会」から広い「家族外社会」に船出をする。この時（どんな立派な保護者であっても）「うちのお父さんはだらしない」「お母さんの言うことは矛盾している」と，「いったん」親を否定的に眺める時間が必須となる。そうではないと「いごこちのよい原家族（入門の家族）」を振り切って，「新しい家族（生み出す家族）」を創り出すことができない。そういう矛盾に満ちた段階に中学生とその家族はある。

　これらを踏まえ，中学校における学校メンタルヘルスの実際について以下に述べる。

２．生徒に関わること

（1）中学生は忙しい

　新入学した中学生は急に重くなった鞄と教科担任制に戸惑い，部活動や学外活動，次々とやってくる各種テストや宿題に追われるようになる。この多忙に適応しようと日々努力している。さらに SNS に代表される，ここ数年の「絶え間ない通信状態」により，「真に一人を生きる時間」を失いがちである。

　人は「みんなと生きる力」と共に「一人で生きる力」を獲得せねばならない。多忙さ自体が問題なのではない。「真に一人を生きる時間」を保障することが求められる。大人が「答えを提示する」のではなく，適切な「待ち」を確保することだ。

（2）中学生はアンビバレント

　中学生のこころの中は「ああでもない，こうでもない」，相反する気持が渦巻いている。言葉では「大丈夫です」と言いながら実際はその真逆であることが往々にして起きる。特に肉親の喪失に遭遇したり，いじめに直面したりした時は要注意である。大丈夫と言ったから「それで終わり」ではない。また逆に不安や悲哀を，先回りした他者から指摘されるのはアンビバレンス（両義性）をさらに深刻にする。

　言葉に表れた感情をひとまず受け止め表情や仕草を観察しながら，隠れた感情を推し量り，その観察を継続しながら，相手の問題に「参加する」ことが大人には求められる。「かたわらにある」姿勢といえよう。

（3）中学生は「重要な他者」を求めている〜憧れの人を求めている

　さて，「入門の家族」から「生み出す家族」に導くものは何か。あたたかい温もりを振りきる勇気を与えるのは何か。

　それが「重要な他者」である。原語は significant others つまり「刻印となる他人」である。子どもは「重要な他者」に憧れて，勇気をもって船出しようとする。

　課外活動の監督であったり，尊敬するアーティストであったり，書籍で出会う過去の人物かも知れない。それでも，生徒の最も身近にいる学校の教職員は「重要な他者」の有力候補である。

　生徒が憧れるのは，万人が認める優れたスーパーティーチャーである必要はない。こころの琴線に触れる人，何かしら自分の哀しみを感じてくれるような人である。その意味で，１つの学校の教職員は「似通った人の集まり」ではなく，人間的な多様性に富んでいることが望ましい。つまり，同じ目標を視野に入れながらも，一人ひとりの教職員の自律性が保たれていることが大切である。すなわち，教育者として適切かつその人としての哲学をもっていることである。

　なお，悩み多き中学生はいわゆる「できる教員」ではなく「なんとなく影の薄い教員」に心惹かれることも多い。管理職としては，多様な職員のそれぞれの個性を貴重な資質として大切にしたい。

（4）中学生の中の過去と未来

　中学生は「メンタルヘルスの不調を行動化する」時期である。したがって「困った行動」は頻発する。すると「小さい時はこんなことはなかった」「このままでは

高校には行けない」などという説論が始まる。これはほとんど「悪魔の言葉」，百害あって一利無しである。

人間の行動には必ず意味がある。否定的な言動，負のエピソードにも必ず意味がある。この時期のそれは一言で言うと「このままではちゃんとした大人になれない」というメッセージであり，中学生の未だ言語化されない不安の発露である。時により意識上にはのぼらない，深い無意識に突き動かされ，ギリギリのところで行動化されたものでもある。

その時，大人はどうするか。目の前の中学生の来し方を想像してみる。どのような物語がそこに紡がれているのか，それを考えてみることだ。そして今現在の言動を，未来のこの人の何に生かすか，考えてみることだ。

直ぐに答えを提示するのではない。観察しながらその生徒の問題に参加する姿勢を貫くことである。答えは本人の中にあり，それを見つけるのは本人自身である。

なお，行動と生徒の存在それ自体とは明確に区別されねばならない。行動を叱る必要がある時はそうすればよく，しかし存在そのものまで叱ってはならない。

また背景を探ってゆくと，家庭における課題が大きいことが多い。虐待や貧困，あるいは家族の履歴における負荷や地域からの孤立などである。学校はそのような問題を直接的に介入することはできない。しかし，学校や教員自身がもつソーシャルワーク的機能を十分に活用して，使える資源を積極的に探り，役割をそれぞれが担う，少なくとも想定されるリスクの共有だけははかっておきたい。

それゆえ，教職員は「公教育を取り巻く関係機関」いわゆる co-educational な機関や職種について精通しておきたい。

(5) 中学生と禁欲～我慢する力を付ける

この時期の中学生，とりわけ男子中学生の頭の中は性に関する妄想で満ちている。これは生物学的な事実である。

性に関する抑圧が非常に大きかった時代を過ぎて現在は，自己責任の原則の下で性行動への抑止力は弱まっている。

性に関する指導は義務教育段階のほとんどの現場でなされている。ちまたにあふれる興味本位の間違った情報に生徒をさらさせたままではならず，正しい知識を教え「性行動の決定権は一人ひとりにあること」を伝える。

しかしながら「自己決定せよ」と言われ，その通り性行動が実施されることを筆者は薦めない。岩室紳也（公衆衛生学，泌尿器科医）はこう述べる。

「高校卒業まではセックス禁止」[1]

ここまで言い切っていいのか？　こう思った読者もおられよう。詳しくは参考書籍にあたって欲しい。

我慢する力。これはとても大切だ。しかしやみくもに我慢をさせればいいのではない。前提として，基本的な信頼感の獲得，適切な愛着形成，さらに外界を素朴に信じる力がその人に育っていないと，我慢は抑圧となり，その人を極めて衝動性，攻撃性の高い人格としてしまう。

その意味で，思春期の早すぎる性行動は「それまでの愛着形成の不具合」を表し

ているといえるだろう。もちろんこれは個別の事例を否定するものではない。

なお，我慢というと英語の endurance を想起するが，しなやかに耐えられる力としての resilience と合わせて，「我慢とは何か」を考えたいと思う。

学校でも家庭でも子どもは「聞き分けのよい」「言われたことを黙々とやる」我慢強さ，つまり endurance を求められがちである。しかしそれが真に resilience を育てることに繋がっているかどうかを見極めねばならない。

3．教員に関わること

（1）中学校の教員は忙しい

各種調査でも明らかである。世界で一番忙しい日本の教員。とりわけ中学校教員がそのトップである。

なぜ忙しいのか？　それは忙しい中学生を対象とする仕事の宿命ではある。しかし各人が実働時間をコントロールすること，管理職はそれを把握することが大切だ。

具体的には，「1か月の時間外勤務が80時間以上」が目安となる。これは産業メンタルヘルスで過労死ラインと言われている時間数である。

かつての勤務校で1ヶ月間，教職員に時間外勤務を記録させた筆者の経験では，80時間を超える人が10数％ほど存在した。土日の部活動対外試合（拘束時間は一日あたり10時間を超えるのが実情）を考えれば当然の結果である。

教員は過労死ラインを超えてもなお，自らの疲労に無感覚になりがちだ。教員の仕事は人間形成に深く関わり，各人の自律性が比較的担保された，効力感の得られやすい仕事だからである。それと引き替えに自らの痛みに無自覚となる。

しかし，教員も生身である。具体的勤務の現場から物理的に離れる時間を意識してとることが大事だ。

（2）中学校教員は専門教科のプロ

忙しさのために教員の本務である教科指導のために割く時間が不足する。生徒にとって憧れる存在となる「重要な他者」となりうる可能性の高いのは教員であると先に述べた。重要な他者となるポイントはそれぞれであろうが，「教科の時間に生徒を魅了すること」がもっとも望ましい。

教科指導で教える内容には「身につけさせたい知識と技術と態度」が内包されている。その時，その教科におけるコアとなる考え方，例えば数学であれば「論理的な思考や帰納的な推論」などを通じて，教員は生徒に「この世をどのように認識しどのように生きていくか」を伝えているのだ。バラバラになった知識の断片を注入するのではない。知識がネットワーク化され，生きていく上で大切なものの見方考え方を伝えてゆく。ここに力を注げるような環境整備が急務である。

（3）複眼の思想を～ものごとの背景を想像し複数の意味を

そうはいっても日々生徒をめぐる色々なできごとがある。保護者からの要望もある。ほどほどの量で順番に来るばかりではない。いくつかの「困ったこと」が同時にやってくることもある。

その時にこそ，複眼の思想である。単一の見方に陥らないこと，優先順位を見極めることである。スピード感をもって対処しつつ拙速にならないことも大切である。

人はどうしても「自分の方から問題を見て」しまう。そうすると，独りよがりになる。そうではなくて「問題の方から自分を眺める」ことが重要になる。

例えば保護者からの要望がある。「これを受けると仕事が増える」と思うと，「めんどうだ」というメッセージが相手に伝わる。そこをちょっと冷静になり，「保護者の方から自分を眺めてみる」ことだ。なぜこの要望が出たのか。どのような背景があるのか。本当に言いたいことは他にあるのではないか。このように考える。そして「考えている自分を観察できる」ようにする。

このような対応の仕方は一人の教員では不可能である。これこそ複数の教員がチームとして対応すると，教員を倒れさせないことになる。

(4) ラインケアの重要性～複数のラインケアを

教員のメンタルヘルス向上ではラインケアの重要性が指摘されている[2]。

ラインケアとは「指示命令系統に沿ったケア」である。学校における指示命令系統はもちろん「校長―教頭―教諭等」であり，管理職に最も大きな責任がある。学級担任の人となりを取り入れて，学級の子どもが育つように，管理職を取り入れて若い教員は育つからである。その意味で管理職は，職務上のみならず人間としても若い職員の「鑑」，すなわち「重要な他者」たりうる存在でありたい。

次に，実際の場面では（ある程度の規模以上の学校では）「学年主任がラインケアのキーパーソン」となる。学年に複数の学級をもつ学校の運営は，実質的に学年運営のありように大きく依存するからである。

同じ意味で，重要な分掌のキャップから連なるラインケアも全体への寄与が大きい。それは言い換えると，教員集団の同僚性に基づくいわゆるピアケアに相当する。

紙幅の関係でここでは触れることができなかったが，教員以外の職員も以上に準ずる。事務職や管理員職，栄養職員等である。

4．保護者や地域住民等に関わること

(1) 中学生の保護者もまた「揺れる時季」

中学生の保護者は30代から40代，あるいは50代はじめくらいであろうか。人生で最も忙しい職業人であろうし，人によっては要介護者を抱えていたり，自身の健康や経済問題を抱えていたり人も多くあるだろう。

揺れるわが子を見て右往左往する保護者もいる。そんな時，親の役割遂行を徒に求めすぎることなく，「一緒に考えてゆく」ことが学校の対応として大事になる。ケースによっては2の（4）に述べたソーシャルワーク的視点と対応が必要となる。

(2) 保護者自身の思春期を「やり直す」

人は「分かっていても」「かつての行動パターンや対人関係パターン」を繰り返すものである。「世代間伝達」と言われるように，保護者が中学生の時にしていたことを子どもが再現することがあるだろう。

「先生なんか信じられなかった」と中学の時に感じていた保護者が，わが子が中学生になり「学校に対する過剰な拒否や疑念」として表すかもしれない。

しかし「だからしょうがない」と嘆くのでなく，「人は何歳になっても変わりうる」と筆者は素朴に考えている。

今まさに中学生である子どもの問題に関わる中で，「かつての不信を眺め見て」「わが子が学校生活に新たな意味を見出す」ように，応援する気持ちをもってもらえるようにしたい。そう願うのである。その結果，保護者も変わってゆく。

たとえ保護者が変わらなくても，その記憶は中学生には刻まれる。教育とはそういうものだ。

(3) 中学生を「よい子」のままにしない〜地域で生かす

さて，中学生は受動的存在であるか？　それとも能動的存在であるか？

おそらく半々であろう。現代の子どもたちの知るエリアは意外にも狭い。SNS等で広がっているように思えるのは幻想である。やはり「身体で覚えたこと」「体験で学んだこと」は強い。地域で中学生が能動的存在となる機会を通じて，中学生の存在を地域の多くの大人に身近なものとしていきたいものだ。

5．おわりに〜まとめにかえて

中学生を理解するためのキーワードを筆者は以下の3つにまとめている。

1）ナマモノフィロソフィー理解
2）救われ願望理解
3）as if personality 理解

ナマモノとは江戸前寿司のようなもの。「今」を生きているのが中学生。だから「あとでね」ではなく「今，ここで」向き合うことが大切だ。

そして中学生は劣等感で満ちている。どんなに劣等感があっても「救われたい」と思っている。だから，「お前なんかダメだ」と言わないで欲しい。

そして as if とは「あたかも〜のように」という意味だ。どんなにダメな自分でも「明日の自分はあたかも金メダリスト」と夢見ている。この夢をなくすと，それは「死」になる。だからどうかその夢をそのまま受け止めて欲しい。

中学生という時節。それは短くも，相対すると自分自身の中学時代と向き合うことになる。だからとても貴重で自分を深く知ることになると筆者は考えている。

［井上惠］

●引用文献
1) 岩室紳也「男の子と性のモヤモヤ」『こころの科学』8号，日本評論社，2012.
2) 文部科学省「教職員のメンタルヘルス対策検討会議最終報告」2013.3.29.

Ⅰ-3-3　高等学校

1．現在の高校進学率と多様化する高校・中途退学

　2015（平成27）年の中学卒業後の進学先は，高等学校全日制・定時制96.6%，通信制1.9%，計98.5%が高等学校へ，この他専門学校を含めるとほとんどが進学しており，正規就職は稀な状況になった。また，高校授業料無償化の見直しがされ，収入に応じて授業料を課す改革が始まり28年度に完了した（図1）。
　高等学校は多様化が進み，単位制・総合学科・中高一貫校など，特色を打ち出したり，卒業しやすい仕組みが工夫されたりして中途退学者が減る傾向が見えてきている。特に全日制高校でも，通信や定時制と同じ卒業74単位認定を取り入れ，卒業しやすい，また履修と修得を分ける制度は，苦手教科があっても卒業しやすくなったといえよう。平成26年での統計では不登校生徒は約53,000人（63人に1人）と近年横ばいながらやや減少している。
　ここでは，学区撤廃後の約10年で，さらに学校間格差が拡大多様化している現場の事例を含め今日的な問題を取り上げたい。

2．家庭の経済力と生徒の生活様式

（1）経済力と学力

　一口に高等学校といっても，学校間の課題は全く種類が異なる。実際の生徒指導や生徒相談の会議でも，問題点が全くかみ合わないことがしばしばある。日本の高等学校は，ほぼ成績順位に区分けされており，公立高校の学力試験での区分けは，往々にして家庭の経済的な区分けに相当している。高校受験ナビで首都圏の偏差値約40とされている公立高校の例では，授業料を納入している家庭は6.7%，また非課税所得世帯（生活保護世帯を含む）が20.0%に対し，同サイトで偏差値約70の公

図1　高等学校等就学支援金

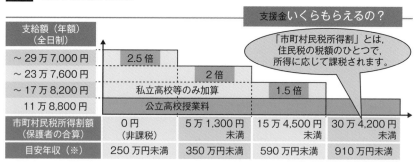

立高校では，47.9％が授業料を納入し非課税所得世帯は0.1％である。授業料の新制度導入により経済格差が明確となった。家庭の経済力は，生徒の生活様式に大きな影響を与えている。

(2) アルバイト

　多くの高校生が，アルバイトを希望し経験している。実態は，原則がアルバイト禁止でも，届出により許可をしている学校が多い。近年，経済的にも二極化が進みリストラが横行している中で，高等教育への進学率が伸びる状況下では，専門学校の入学金を貯める，スマートフォンの代金など，もっともな理由の下にアルバイトを始める高校１年生は多い。保護者も正当な理由を前に，現実の落とし穴を見逃し安易に同意するケースが目立っている。また，経営者も安く便利な労働力として高校生を酷使している。特に，高校生の心理を突いた強要的依頼「君が頼り」「君しかいない」の言葉で，試験前でもアルバイトのシフトを入れられるという生徒の嘆きを聞く。コンビニやラーメン店など，家族＋高校生アルバイトでの営業店では顕著である。**学校側の許可の際に，雇用契約書を提出させる，ユニオンの存在を知らせるなどの一案が必要であろう。**

　アルバイトには，利点もあるが高校側から見ると問題点が多い。生徒の生活は，学校外の関係重視や購買欲求が優勢になり，経済観念が一転する。特に保護者との確執がある場合には，バイトの収入により親子の関係性が破綻することが多い。経済的な自立の意か「３食家で食べていない，定期・スマホ代・修学旅行代も自払い」と自慢げに語る生徒も珍しくない。もし親が，それまでに腕力・言葉・経済的に子どもを押さえつけていたなら，その反力はバイト収入によって解放値に達する。家に寄り付かなくなると，男女問わず外泊⇒長期欠席，恋愛時には妊娠した・させた，に発展する場合が多い。一方学校は，部活動が衰退して生徒間の関係性はさらに希薄になり，生徒を取り巻く環境としての力を弱めていくと危惧される。

３．生徒同志のかかわり

　現高校生が初めて手に入れた連絡機器は，スマートフォン（以下スマホと省略）がほとんどである。この20年の携帯電話の普及と近年のスマホの普及は，短期間に若者のかかわり形態を変えたと言っても過言ではない。携帯時代の生徒はメール利用が中心で，送信しても読まれたかどうかは不明だった。そのおかげで待つ・耐えるという経験が持てた。しかしスマホ世代は，コミュニケーションアプリケーション"LINE（ライン）"の登場で，さらに膨大な情報と接することとなった。個人の発信する情報は，多くのLINEメンバーに同時に送信され，相手が読んだかどうかがすぐに分かり大変便利であるが，同時に返信の強迫的関係が生まれている。その上，話すよりも感情をLINEスタンプ（イラストや絵文字）や単語で表すことがかかわりの中心になりがちで，クラス・仲良しグループ・○○のグループで，スマホからは一日中着信サインが切れることがないという程である。**情報を共有した数量が，かかわり体験だと勘違いがされている。**FacebookやインスタグラムなどのSNS

も同様に，他者の日常の情報を知り得るという共有が友達度を示す指標とされて，つながっている＝双方の関係と錯覚しているが，困った時に駆けつけ助けてくれる人は何人？と質問したなら，その回答は如何であろうか。数年前から高校生ではコミュニケーション障害の略で「コミショウ」（コミュ障）という言葉が流行している。そうした危うさに気づく者は自虐的に，又話し上手ではない・自信がないのでコミュ障と言い訳を置く生徒が多い。しかし，日常的に直接会話から遠ざかった者は，どこでかかわりの学習をするのであろうか。学校では，**アクティブラーニング（注1）が大流行しているが，かかわりの学習の観点からも大いに期待したい。**

４．コミュニケーション力・自尊感情

　一般に全日制高校でも，コミュニケーションの問題を抱えた生徒が多いことは，周知のことである。ここでは学力面からの差異と自尊感情について考えてみたい。

（1）進学校

　有名な進学校でも，将来の就職不安を感じさせる生徒が少なからずいる。ある意味では問題なく大学に進学する生徒で，これまでその点に関しては触れないようにしてきた感じさえある。最終学校として大学院に進むとしても就職には進めず，ひきこもりになる深刻なケースが報告されている。大学に入学できても周囲のサポートという点では，高校以上に難しいと想像に難くない。そうしたことを考えると高校でのコミュニケーションに関したサポートは進学校においても重要な観点であるが，上位進学校においては，そうした視点は見過ごされがちである。また一方，生徒の自尊感情は，学業成績が偏重される仕組みの中で万能感を持ち，自分本位でもこれまで問題ナシと思っている生徒が大勢いる。何を言っても偏差値の高い大学学部が『エライ』という感が拭えない。上位進学校には各中学の１・２番が入学するが，高校に入れば１位から最下位まで順位がつくのは免れない。大概１年生の中で，自信を喪失して不登校になる生徒が出る。こうした高校では，**１年時の保護者のサポートが重要である。**保護者が，順位よりも実力をつける，高校で学ぶ意味について子どもを支えることができると，子どもの気持ちも多少は余裕が生まれて，前向きになりやすいだろう。１年時の中間テスト前にその機会を設けたいものである。

（2）課題集中校

　こう呼ばれる高校は，学力の偏りを持った生徒から，家庭に課題のある生徒や発達の課題を持った生徒など様々な生徒がいる。この学校での最も支援の難しい点は，どうせ…という諦めや自己効力感の低さ，自分を大切に思えない自尊感情の低い生徒が多いことである。成績の輪切りで入学してきた生徒は，何をやっても自分には力がないと思い込んでいる。**入学時に生徒の将来の希望や新たな人間関係の構築のために積極的に関わる意欲を高める働きかけが重要である。**ここでの生徒らは，成

注１：2019年から実施される学習指導要領改訂に向けて提起された授業改善や組織運営の改善など，学校の全体的な改善を行うための鍵となる二つの内の一つの概念として位置付けられている。

功体験が少なかったようで，教師が気にかけ声をかけることを大変喜んでくれる。こうした生徒への有効なアウトリーチとして，**NPO法人カタリバ**（注2）の援助は大いに役立った。様々な高校時代を経た先輩が，自分の過去を赤裸々に語り，挑戦する勇気の大切さや将来への展望を語る。120分という学年全体への出前授業は大いに盛り上がり，生徒の学校生活への意欲を高めた。このような外部のスポット援助を，日常の学年指導へ活用して行けるかが教師団の手腕である。

　さて，公立全日制高校へ入学する生徒の中には，コミュニケーション力が著しく低く発達障害を含め課題を抱える者も複数いる。しかし保護者は，発達の課題があることを認められないことも多い。高校教師は，例え大学に進学しても，大学卒での就職の方が高卒より給与が高い分要求も高く，却って就職が難しいという現実があることを認識しておくことが大切である。高卒者は就職しても1年以内の離職率が高いことから，その後の再就職の援助や福祉と繋がるためにも，療育手帳取得を視野に入れることも必要である。その場合，1年時からソーシャルスキルトレーニング（SSTと省略）を取り入れながら，保護者との面談を繰り返し，キャリア支援をすることが大切である。

　社会に出て挫折すると，ニートになる確率は飛躍的に増す。将来を見通してのSSTは，最終学校としての高校時に欠かせないと考える。学校だけでなく，サポートステーションや福祉の専門家との連携で，高校時期に始めることが重要である。**高校の卒業とSSTを一体とした観点が重要である**。いざ就職となると，アルバイトの経験もなくコミュニケーションが苦手では厳しい。そこで，バイターン（バイトとインターンを合わせた職場体験）を学校が連携することができたなら，就職に大変役立つだろう。始めは，職場体験として一定の期間の受け入れをお願いし，その後了承が得られればアルバイトとして賃金を受け取る経験をさせ，学校でもサポートを行う事業である（神奈川県立横浜田奈高校での実践）。中には，そのまま就職に結びついた例もあるそうだ。ぜひ各地域で，ハローワークやニート対策を行っている専門機関との連携を開拓していただきたい。

(3) 特別支援学校

　特別支援学校では，職場体験や就労のために多くの取り組みが授業として行われている。すでに，作業場や福祉との連携もあり，固定の企業との連携も強く，普通科の高校では参考になる情報も豊富であるので学校間の連携は重要である。これまで，授業やSSTのプログラムなど多くの示唆を受けて効果をあげてきた。

　ひきこもりやニートを復帰させるより，予防の観点からも在学中の支援の方が，周囲のサポートが豊富でより有効である。その点からも，文部科学省と厚生労働省の省を越えての連携が必要である。地域連携での視点からならより多くの可能性がある。また，近年就労支援として先駆的な取り組みがされている。この事例は，「低い学力」の項にて紹介したい（p. 132参照）。

....

注2：2001年創立の教育NPO．教育機会格差に挑み，これまで全国生徒約22万人にカタリ場を届け，被災地の約400人の子どもたちの日常の学びをサポートしている。

5．思春期の性の問題

　高校に限らず15〜18歳と考えた時に，性の問題は人生の重要な問題である。高校でも見られるデートDVは，男女の関係性を歪めた学習機会となる上，高校時期に暴力的な関係を経験した男女は，その後も暴力的な関係を肯定的に捉える傾向がある。校外のNPOとの連携で講座を設ける学校も多くなっているが，まだまだ取り組みとしては弱い。"自分だけをみつめて欲しい"願望は，度の過ぎた束縛を肯定したり，性的な関係成立後に急に支配的になる男子を生み出したり，繰り返しデートDV問題を起こすなど，学校現場では様々な問題が表出している。また，思春期特有の孤独感や精神的不安定さを言語化せず，身体的なコミュニケーションとしての性行為で満たそうとする生徒も多い。この点も支援の余地があるであろう。

　さらに，高校生での妊娠も大きな課題である。筆者は，中絶はいのちの視点からあってはならないと思う。しかし，厚生労働省26年度の子どもの虐待報告[1]では，加害者の79.3％が実母で，虐待死の61.4％，重症例では80％が0歳児である。また例年以上に「望まない妊娠・計画していない妊娠」が多いと報告している。そこで，25年度の調査[2]を含めて表1に示した。虐待死3歳未満の加害者（単独・共犯）では実母が73.3％に達し，20歳未満母親の年間出産比でみると10万出産当たり虐待死34.8で際立って高い（表2）。この結果からも，10代の出産に対しての支援が重要なのは顕著であるが，行政の特別な支援制度はない。これまで関わった高校生妊娠のうち出産を選択した生徒の約90％が，その母親も20歳以下で出産していた。それらの面接を通じて対応の難しさや深刻さを実感した。それは，その生徒が中絶を選択することは，自分の存在否定となる深い葛藤の存在である。

　かつての勤務校の3年生2人から，妊娠しているが卒業がしたい，また体育や学校行事などへの特別対応希望の申出があった。これまで妊娠で退学する生徒は毎年数名いたが卒業は前例がなく，良い機会と考え生徒相談部（生徒支援グループ内）

表1　虐待死の加害者別割合（3歳未満と3歳以上）[1,2]

		死亡3歳未満			死亡3歳以上		
		25年度	26年度		25年度	26年度	
実母		12	23	62.5%	2	5	38.9%
実父		6	2	14.2%	2		11.1%
母交際相手		1	1	3.6%	1		5.6%
養父						1	5.6%
継母						1	5.6%
母方祖母			1	1.8%			
実母と	実父	2		3.6%	1	2	16.7%
	養父					1	5.6%
	母方祖父母	1		1.8%			
	交際相手		1	1.8%	1		5.6%
	その他	1	1	3.6%		1	5.6%
不明		1	3	7.1%			
小　計		24	32	100%	7	11	100%

表2 子ども死亡時の加害者実母の年齢（14歳以下は，19歳以下に含め計算）[1,2]

年齢区分	年平均出産数 /24-26年	虐待死者数			%	10万出産 当り虐待死
		25年	26年	計		
～14	51					
15-19	12,864	2	7	9	15.79%	34.8
20-24	91,214	8	5	13	22.81%	7.1
25-29	281,034	9	11	20	35.09%	3.6
30-34	364,147	1	4	5	8.77%	0.7
35-39	227,036	2	2	4	7.02%	0.9
40-44	46,061	2	4	6	10.53%	6.5
小計		24	33	57	100.00%	

の教員で手分けをして授業を行った。内容は，12時間の指導と特別家庭学習課題を用意した。12時間は1回2時間×6教員で，母子保健・社会制度（健康保険・雇用保険・福祉行政）など，また育児の体験談・悩み相談などである。宿題は，家事やニュースを見てメモでまとめる，散歩などの運動，食事・健康管理などを記録する習慣を促すものであった。校内では賛成しない教員もいたが，将来を見据えて，学校を協力資源として認識させる大切さを説いた。最終的には当人達も勉強になったと満足そうだった。こうした取り組みは，養護教諭の声かけや，仲介なくできるものではない。今後，学校内でも援助プログラムや外部との連携が必要だと考える。

6．高校のチーム支援

高校生徒は中学生ほど思いを打ち明けたり関わろうとしないが，思春期の悩みや成長には，教員の直接的な援助を必要としている。現在SCやSSWが地区配置され始めているが，月1・2回の配置では関わりが限定的で，生徒の直接的援助は難しい。スーパーバイザー的な立場でのコンサルテーションには役立つが，学校事情や各教師の性格や特長など知り得ていなければ，それさえ難しいであろう。校内での生徒対応の最前戦は，まずは毎日生徒を見守れる校内組織である。各学校に配置されている教育相談コーディネーターを要としたチーム支援と，力量をあげる研修・生徒面談等の時間の確保や担当授業時数の勘案が必要である。授業をフルに担当して，担任・部活があり，面談や他の担任の相談，特別支援プログラム作成などの担当公務をこなすことは到底できない。多様化している生徒へのチーム支援を展開するためには，要の教育相談コーディネーターの任命と育成が最重要だと考える。

［大宮美智枝］

●引用文献
1) 厚生労働省『子ども虐待による死亡事例等の検証結果等について（第12次報告）』2016.
2) 厚生労働省『子ども虐待による死亡事例等の検証結果等について（第11次報告）』2015.

I-3-4　大学受験予備校

1．大学受験予備校の現状

　はじめに，大学受験予備校には現役の高校生も通っているが，ここでは「予備校生」とは浪人して大学受験予備校に通っている人のこととしたい。

(1) 予備校生の実態

　まず，予備校生は全国にどのくらいいるのであろうか。図1は，文部科学省の学校基本調査をもとに作成したもので，1968年度から2015年度までの大学入学希望者を示している。大学入学希望者のうち1浪以上の浪人生は，2014年度では83,545人となっている。浪人生の全てが大学受験予備校に在籍しているわけではないが，ここ数年では約8万人の予備校生がいると推測される。

(2) 予備校生の1年間の流れ

　大学受験予備校の1年間の流れは，まず前期の授業が4月中旬から7月上旬まである。そして，1ヵ月半ほどの夏休みの夏期講習を経て，後期の授業が9月上旬から12月上旬まである。その後は冬期講習があり，1月中旬の大学入試センター試験の後には直前講習がある（表1）。また，様々な模擬試験が土日に実施され，その数は年間に7，8回程度である。5月の連休中にも模擬試験が実施され，「ハッピーマンデー（月曜日の祝日）」にも授業が行われていることが多い。このように予備校生は受験勉強を中心とした多忙な1年間を送っている。

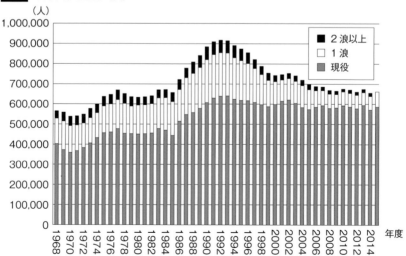

図1　大学入学志望者の推移

表1 予備校生の1年間

時期	予備校の行事など	予備校生の状態
4月中旬 ～5月上旬	前期開講 5月の連休中に模試	新しい環境への適応（寮生活） 「今年こそは！」という強い意気込み
5月中旬 ～6月中旬	各種模試	予備校の生活サイクルに慣れてくる なかだるみ
7月上旬 ～8月下旬	前期終講　夏休み 夏期講習　模試実施	夜型の生活傾向 夏休み中の勉強への過大な期待
9月上旬 ～10月上旬	後期開講 各種模試	夏休みがうまくいかなかったという後悔 生活リズムの立て直し
10月中旬 ～11月上旬	各種模試 大学入試センター試験の出願	比較的順調にがんばれる時期
11月中旬 ～12月上旬	重要な模試が多い 進路相談（三者面談） 後期終講	心身疲労　集中困難 思うように成績が上がらない焦り 理想と現実（実力）のギャップ
12月中旬 ～12月末	冬期講習 直前講習	心身疲労　孤独感 受験本番が間近になってきたという焦り
1月～	大学入試センター試験 直前講習	心身疲労　不安　緊張　孤独感 「また落ちるのではないか」
2月～	国公立大学二次試験 私大入試	入試本番での緊張（あがり）

（3）大学受験予備校のメンタルヘルスの体制

　大学受験予備校は，高校と大学の間に位置する教育機関である。高校まではスクールカウンセラーや養護教諭によって，大学では学生相談室や保健センターのカウンセラーや精神科校医などによって，教育機関内で専門家によるメンタルヘルスの支援体制がある。しかし，大学受験予備校は，まだそのような体制が整っていない。臨床心理士などの専門家が配置されていない教育現場と言える。

　多くの大学受験予備校では，授業を行う講師や，学習・進路アドバイザーのようなスタッフや，高校での学級担任に相当するクラス担当者などが予備校生のメンタルヘルスの支援も行っているようである。外部の医療機関と提携しているところもある。筆者が関わっている大手予備校では，全国の主な都市に校舎があり，各校舎に臨床心理士などの有資格のカウンセラーが週1日か隔週1日程度の勤務形態で配置されている。

2．予備校生の状態と彼らへのメンタルサポート

（1）予備校生の状態

　予備校生は，現役で不合格となり，その挫折を抱えて翌年の受験を目指すという

立場である。彼らは，同級生から初めて1年遅れてしまうという悔しさや情けなさ，現役で合格していたら払う必要のない予備校の学費を親に負担してもらっているという負い目や申し訳なさなどの気持ちが混在している状態となる。

予備校生は青年期に相当し，アイデンティティ（identity）の確立という課題に取り組む時期である。「自分とは？　自分らしさとは？」という問いに対する答えを模索するのであるが，予備校生は志望大学に合格しないと「自分」や自分らしさが獲得できないと考える側面があり，それゆえの苦しさを抱えていることがある。また，将来一人前の大人になるという「自立」の前段階として，経済的なこと以外の自分のこと（大学受験に関すること）は自己責任で行うという意味での「自律」がテーマとなる。大学受験は，自分の将来についてある程度見通しをもち，志望大学や学部学科などを選択する必要がある。つまり自分はどうなりたいのか，どのように生きていきたいのかについて自己分析して，まずは目前の志望大学合格という自己実現を目標として受験生活を送るのである。

このように予備校生は，高校生時代よりも自分と向き合うことが多くなるため，様々な悩みやストレスを抱えることになる。また，年代的に統合失調症のような精神障害の発生率も高く，医療機関との連携も必要となることがある。したがって，予備校生の保護者をはじめとして，予備校の講師やスタッフ，場合によってはカウンセラーの適切な支援が必要となることも多いのである。

予備校生は，表1のような様々な悩みを抱える。アイデンティティ確立の課題や，自律に関する課題などが浮上してくる。また，予備校生本人のことだけではなく，進路をめぐってそれまで燻っていた親子関係の問題が過熱して保護者への対応が必要になることも珍しくない。

筆者が経験した予備校生の相談事例によると，表2に示すような訴えが多くみられる。勉強に関する訴えが多いが，その背景には，親子関係，家族関係，友人関係，異性関係などの問題があることも多い。実際に「受験生だから，恋愛関係の相談をしたいと申込書には書けませんでした」とためらいながら言った男子予備校生がいた。予備校生が相談をする時には，最初は勉強や受験に関する内容を訴えとして前面に出してくる傾向にある。

表2　予備校生が訴える悩み
・勉強がはかどらない
・集中力がない，続かない
・よく眠れない，朝起きるのがつらい
・最も効率的な勉強方法は？　理想的な受験生活とは？
・ケアレスミスをなんとかしたい
・実力と志望大学のレベルとのギャップ
・試験で緊張して（あがって）実力が発揮できない
・なぜこんな受験勉強をしなければならないのか？
・受験勉強は役に立つのか？

図2 受験生症候群のメカニズム

```
┌─────────┐                    ┌──────────────┐
│ 成績低下 │ ◄──────────────── │ 能率・集中力低下 │
└─────────┘                    └──────────────┘
     │      ┌────────┐    ┌────────┐      ▲
     │      │ まずい！ │    │  ?!   │      │
     │      └────────┘    └────────┘      │
     ▼                                    │
┌──────────┐                    ┌──────────┐
│ 不安・焦り │                    │ 疲労の蓄積 │
└──────────┘                    └──────────┘
     │      ┌────────┐    ┌────────┐      ▲
     │      │ 気合だ！ │    │  ?!   │      │
     │      └────────┘    └────────┘      │
     ▼                                    │
┌──────────────┐  ──────►  ┌──────────────────┐
│ 勉強時間を増やす │           │ 睡眠・休憩時間を削る │
└──────────────┘           └──────────────────┘
```

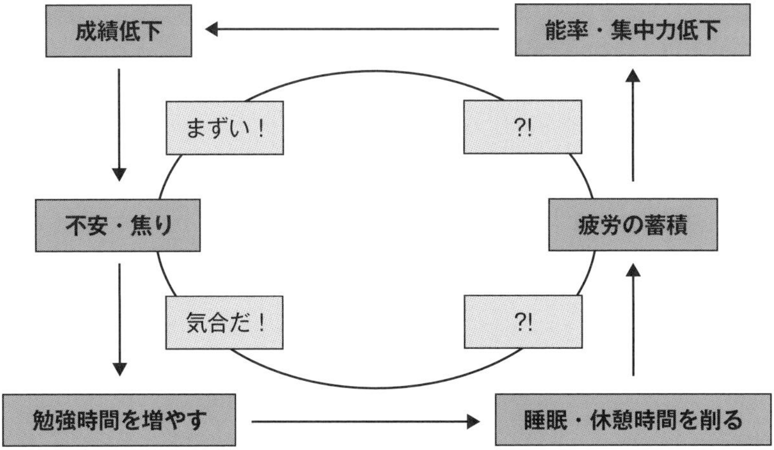

　受験生特有の心身疲労状態として「受験生症候群」というものがある。これは，禁欲的な努力家に変身し，疲れを自覚したがらない受験生に多く見られるものである。予備校生の訴えは，「集中困難」「勉強がはかどらない」というものを中心に，「体がだるい」「よく眠れない」「腹部の調子が悪い」，「あまり食欲がない」などの身体的問題や，神経が過敏となり，「人と会うと緊張する」「不安感が強い」「何をするのも億劫だ」「些細なことが気になる」「イライラする」などの対人緊張，無気力，抑うつ気分をともなっている。

　受験生症候群のメカニズムは図2の通りである。まず，成績低下や思うような成績が取れなかったりすると，不安や焦りが生じて多くの場合勉強時間を増やそうとする。睡眠時間や休憩時間を削って勉強時間に充てるのである。このような生活をしていると疲労が蓄積するが，多くの予備校生は疲労を自覚できず，自分が怠けている，がんばりが足りないなどと思ってしまい，結果として勉強の能率や集中力が低下する。そして，また成績低下につながることになり，悪循環が始まってしまうのである。最後には，夜は眠気と戦っているだけで勉強が手につかず，翌日の予習が十分できなくなり，予定通りに勉強できなかったという罪悪感から睡眠の質が悪くなり，昼間は授業に居眠りをして集中できず，復習に時間がかかるという状態に陥るのである。

　受験生症候群の一般的な対処法・予防法は，①日中にあまり強い眠気がない程度の睡眠時間を確保する。②集中力や能率が落ちてきたら，疲労が蓄積して限界に達しているのだと自覚して計画的に気分転換をする。③自分の実力を客観的に評価して，プレッシャーを軽減するために第一志望だけではなく，「すべり止め」「実力相

応」の大学も受験するようにする。以上の3つである。また，不安や焦りが非常に強い場合や，不眠がひどい場合には，医療機関への受診を考慮することがある。

(2) 予備校生へのメンタルサポート

予備校生は勉強をきちんとしなければならない，全てのエネルギーを受験のために使うべきである，などと考えてしまう傾向があり，いわゆる「固まっている」（完璧主義，強迫的）状態になっていることが多い。「受験生だから…」という思いが強いために，勉強以外のことはすべきではない（実際にそのように行動しているかどうかは別として）と心理的に追い詰められて視野が狭くなっている。対応としては，疲れたら気分転換をする，眠くてしかたなければ寝るというように，当たり前の対処ができるよう「ほぐす」（臨機応変，柔軟性）ことが目標となる。

実践的には，まず基本的生活リズムを整えることである。予備校生は，計画を立てても続かず計画をたて直すという「計画倒れ」の経験を何度もしていることが多い。そこで，筆者は現状を分析して生活リズムを調整・確立するという方法を予備校生にすすめている。表3のように一週間の生活（実行表）を書くと，生活リズムが視覚化され客観的に把握しやすくなる。そこで工夫や改善を自分で考えるのである。その際，休養や気分転換を「計画的に」「早めに」「短時間で」取るようにすることがポイントである。

また，予備校生へのサポートとして，保護者の役割はとても重要である。保護者も不安を抱えていることが多く，大学受験予備校でも保護者の相談を受けることが多くなっている。予備校のスタッフだけでは対応が難しく，カウンセラーが関与する事例もある。

予備校生は，勉強をして，実力を考慮して志望大学を決めて受験するという，大学受験における「主役」である。予備校の役割は，学習指導，受験情報提供などの「技術指導」である。保護者の役割は，予備校生の健康管理，生活習慣の維持など基本的な生活面を支えるというものであり，いわば「主役」を支える「名脇役」であろう。保護者は，予備校生と同様に模試の結果に一喜一憂するのではなく，冷静で客観的な視点をもち，人生の先輩として様々な知恵を予備校生に与えるような存在であることが望ましい。予備校生の将来の「自立」のためにも，「世話を焼く，先取り，禁止」というスタンスから「見守る，待つ，任せる（泳がせる）」というスタンスへ移行することが大切である。そして，予備校生の様子を見ていて「おや？何か変だな」「何かいつもと違う」というサインに気づいたら，予備校生を少し「大人扱い」して，率直に向き合うことがポイントであろう。

表3 実行表の例

時間	6：00	8：00	10：00	12：00	14：00	16：00	18：00	20：00	22：00	24：00
月～土曜日	起床・朝食	←	予備校	→	←	自習室	→	夕食	← 勉強 →	就寝
日曜日	起床・朝食	← 勉強 →		昼食	勉強	休憩	夕食	← 勉強 →		就寝

3．最後に

　大学受験予備校には，こころの専門家は配置されていないことが多いのが現状である。予備校生の実数自体は，少子化や大学の入学定員増加などの要因で減少してはいるが，予備校生やその保護者だけではなく，予備校の講師やスタッフなどへのメンタルサポートは必要である。今後の体制整備が望まれるところである。

［中野良吾］

●参考文献
＊早川東作・中野良吾「就労・就学支援　予備校」『精神科臨床サービス』1，644〜646，2001.
＊早川東作「予備校における心身のケア」『心療内科』4，340〜345，2000.
＊熊倉伸宏「大学受験生にみられる神経衰弱状態の分析」『こころの健康』6，74〜81，1991.
＊文部科学省『学校基本調査』2015.
＊元永拓郎・早川東作編著『受験生，こころのテキスト』角川学芸出版，2005.
＊中野良吾「予備校生のメンタルヘルス」『こころの健康シリーズⅤ　学校とメンタルヘルス』65〜71，公益財団法人日本精神衛生会，2013.

I -3-5　専門学校

1．専門学校はどんなところか？

　「専門学校」とは，専修学校の３つの課程（高等課程／一般課程／専門課程）の１つである専門課程の通称で，高等課程は中学卒業程度，一般課程は学歴・年齢不問，専門課程は高校卒業程度，と入学資格が異なる。よく「高等専門学校」と間違われやすいが，全く別である。高等専門学校は中学卒業後の進路先であり，主に工業系や商船系のエンジニアを養成する５年間一貫教育機関である。「専門学校」は全国に2,770校[1]あり，工業，農業，医療，衛生など８つの教育分野に分かれ，実践的・実務的な教育を行い，社会で即戦力となる人材の育成を担っている。卒業生の多くは資格取得や専門的技術を学び，それらを生かした就職をする。専門学校の就職率は81.8%（2015）[2]と前年度から２年連続で８割を超えており，就職に強いことを示している。また2014年度から文部科学省が専門学校を「職業実践専門課程」と認定する制度が始まったことにより，「専門学校＝職業人教育」が後押しされている。一方で，さらに学びたい人のためにも道は開かれており，卒業すると修業年数に応じて「専門士」「高度専門士」の称号が得られ，一定要件はあるが，大学あるいは大学院への進学も可能である。専門学校の入学にあたっては，一般入試のほかAO入試を導入しているところも多く，大学よりは門戸が広い分，多種多様な学生が入ってくる。入学者の約７割は高校新卒者であるが，そのほかは大学卒業者，社会人，大学・短大の中退者，留学生など，学生の抱える背景や問題も様々である。また，高校新卒者の中にも，学力面あるいは経済面で大学進学をあきらめた人もいれば，大学受験に失敗した人，通信制高校・サポート校出身者がいるなど，専門学校は実に様々な人の受け皿になっている。

2．専門学校生が出会う現実

（1）カリキュラム・出席管理のハードさ

　専門学校では，社会で即戦力となる人材を育てるため，高度な技術や知識を「座学」だけではなく，「実習」や「インターンシップ（企業研修）」を通して学ぶ時間が多い。修業年数が短いため，大学と比較してカリキュラムは過密になり，出席管理が厳しくなる傾向にある。以前に不登校経験があり，それまでも通常授業に出席できなかった学生や，通信制高校卒業生でカリキュラムの過密さに困難を感じる学生は少なくない。

（2）勉強内容・レポートのハードさ

　クラス分けにより学力レベルを合わせている学校もあるが，学生数によっては単クラスとなり，学力レベルに差がある場合も多い。「勉強についていけない」「レ

ポートが多い」と学習面でつまずき，課題の未提出や遅刻が徐々に増え，次第に欠席がちになる学生もいる。中には，不登校だった時期の学習がすっぽり抜けていたり，発達的な凸凹があるためにつまずいていたりする場合もある。

（3）勉強とアルバイトの両立困難

専門学校の修業年数は学ぶ分野によって異なるが1年〜4年で，特に2年制が多い。「少しでも学費の負担を減らしたい」「早く資格取得し働きたい」などの理由から，修業年数が少ない専門学校が選ばれる面もあるが，実習費や海外留学の渡航費など学費以外に費用がかかる。そうした費用や生活費を稼ぐため，また就職活動に生かすためにアルバイトを積極的にする学生もいるが，前述したとおり専門学校のカリキュラムは非常にタイトで，レポートや課題も多いため，頑張りすぎて睡眠不足や慢性的な疲労に陥ったり，朝起きられず学校に来られなくなるケースもある。

（4）早期からのキャリア形成

1年生から「自己分析」や「就職セミナー」などの就職指導が始まる中で「果たして自分に向いているのか？」と迷い出したり，専門学校の一番の特色でもある実習やインターンシップを受ける中で職業への憧れが不安に変わったり，社会の厳しさや仕事の責任に触れ，押しつぶされてしまう人もいる。将来の職業イメージが明確で目的意識をもっていても，早い段階からこの問題にぶつかるケースが多い。

（5）濃密な対人関係

接客業や対人援助職など人とかかわる仕事につながる学科の多くにおいて，グループワークや実習など，クラスの仲間と課題に取り組んだり，ディスカッションしたりするなどコミュニケーション力や社会性を求められる場面は多く，自然と人間関係も密度の濃いものとなる。また，入学前からオープンキャンパスや事前登校をきっかけにSNSを通じて交流が始まっている場合も多く，入学式ではすでにグループができていて，気後れしてしまう学生がいるのも事実である。

（6）中退への心理的抵抗感の低さ

専門学校は中退することへの抵抗が本人も家族も低いように思う。中退理由も学力面，経済面，対人関係面など人それぞれだが，学校における不適応を「職業と興味の不一致」に結び付けやすいことは，家族の理解も得られやすい。また，現実的に「学校に行くより働いてほしい」という家庭状況がある場合も少なからずあり，相談に来た時にはすでにやめることが前提のこともある。

3．専門学校の支援システム

（1）専門学校の学生支援体制

「専門学校に相談室があるのか？」と驚かれることがよくある。多種多様な入学層，ハードな学校生活を考えると，専門学校における学生相談は必要である。大学や高等専門学校は文部科学省がこうしたシステムを促進しているが，専門学校は各校独自の努力に頼らざるを得ず，十分に整備されているとは言い難い。専門学校自体も大変数が多く，職業分野が多岐に渡るため，系統だった研究も少なく，その実

情ははっきりしないが，相談室がある専門学校では，大学のシステムをモデルにしているところが多いであろうし，相談室がない専門学校では，専門的な学生相談を，担任が担っている場合も少なくないだろう。

（2）専門学校のカウンセラーの役割

　専門学校に相談室がある場合，カウンセラーの役割として，①個別相談，②コンサルテーション，③予防的心理教育，④緊急対応，⑤外部との連携，などが求められる。個別相談は学生だけでなく，保護者からの相談も受けたり，担任と保護者，本人の三者面談に同席を求められることもある。コンサルテーションで多いのは，発達障害，退学，自傷行為など対応に困難さを伴うものである。そのほか予防的心理教育は，それぞれの学校のニーズや特色，学校規模，学生層によって異なるだろうが，学校のニーズが日常的支援に及ぶ場合，教室巡回を行ったり，相談室を「居場所」として機能させることもある。そのほか，教職員向けの研修を求められる場合もある。学生らと接する機会の最も多い教職員に，青年期の学生の理解を深めてもらうことは，問題の早期発見・早期対応につながることも少なくない。青年期の学生はそもそもリスクの高い発達段階であるが，リストカットや自殺未遂，過呼吸発作などの危機に対して保護者や医療機関と連携をとりながら対応する点は，カウンセラーの専門性を生かしたものであろう。

（3）専門学校の相談室の実際

1）A専門学校の場合

　A専門学校は語学系で規模は大きめの学校で，1991年にカウンセリング室を導入した。当初，カウンセラー1名が週1日，精神科医1名が月1日の体制でスタートし，現在はカウンセラー3名が週1日ずつ活動している。活動は，主に個別相談，教職員とのコンサルテーション，学生への予防的カウンセリングとして「学生カード」（心身アンケート）の実施，教職員への心理予防的研修，緊急対応などである。基本的には，相談希望がある学生が自発来談するが，担任や就職センターからの勧めも多い。また，「学生カード」をもとに担任が面談を行い，気になる学生についてカウンセラーに連絡するので，それに対し専門家として助言を行っている。すぐにカウンセリング利用に結びつかなくとも，学生の気質や対応点を助言することで担任をエンパワーできる意味もある。

2）B専門学校の場合

　B専門学校は，医療・保育系の少人数制の学校である。2010年にカウンセリングが導入され，非常勤カウンセラー1名が週2日活動している。2014年に「学生トータルサポートセンター」が設置され，常勤職員が日常的支援に乗り出している。また，相談室に居場所機能を求める学生が多いことを受け，現在は，昼食時間は予約が入らない限り相談室を開放している。ただし，本当に相談したい学生が遠慮しないように，「相談」をメインとした「学生相談室」を週2日開室し，学生トータルサポートセンター職員が「談話」をメインとした「オープンルーム」を相談室開室日以外の週2〜3日開室している。そのほか，相談室だよりの発行やコラージュワークを実施している。また，長期休暇中の中退予防の一つとして，「コミュニケー

ションワーク」「お菓子作り」などを実施している。

（4）相談室の1年の流れ（B専門学校の場合）

B専門学校の利用者数をみると，やはり4，5月が多い（図1，p. 88）。この時期に多いのは，4月にメンタルチェックが可能なアンケートを行い担任が面接をしているので，早い段階でカウンセリングにつながっていると思われる。来室者の傾向をまとめると，例年，4，5月は「学校生活への不安，人間関係の問題」，6月は「体調不良，実習への不安」，7月は「勉強の遅れ，試験への不安」，8，9月は「前期の成績，後期に向けての不安」，10月から「授業や人間関係について，体調不良」が増えはじめ，3年生はこれに「就職活動，卒業研究」の相談が加わる。

4．専門学校生の心理的特徴

A専門学校で毎年5月に実施している学生カード（その中の心身アンケートは「身体面」「勉強面」「対人面」「情緒面」「生活面」の質問項目から構成）をもとに，専門学校生のメンタルヘルスについて調査した[3]。その結果，「朝起きるのが辛い（身体面）」「不安感が強い（精神面）」「授業についていけるか心配（勉強面）」とチェックした学生が多かった。この結果はあくまでA専門学校の場合ではあるが，日頃の臨床活動も合わせ，特徴的と思われる点について述べる。

（1）専門学校生の抱える不安

「不安感が強い」のチェックは，女子に多く，とくに観光系など就職と直結している学科において高い傾向がみられた。こうした学科においては，入学後から職業への高い意識づけがなされ，漠然とした不安というよりは，希望通りに就職できるかどうかという現実的な不安や，授業や就職セミナーなどを通して，「果たして自分にできるだろうか？」と予期不安を感じることも多いと思われる。専門学校では学生生活から社会に出るまでの猶予期間が短い。特に，エアライン学科のキャビンアテンダントなどは狭き門であり，学力，対人関係能力など要求レベルが高いため，そのレベルに自分が到達するのかという不安も大きいようで，周囲の人と比較して自己を過小評価したり，自己肯定感が低くなることもある。

（2）同一集団の中で揺らぐ自己像

「授業についていけるか心配」という場合，単に勉強が難しくて授業についていけるか心配ということだけではなく，このクラスで果たしてやっていけるかどうかという心配が含まれる場合がある。元永[4]が「大学と比較して専門学校はクラスごとの同質性が高い。（中略）本人が将来希望する職業に密接に関連するコース設定のため，志向や雰囲気が似通った学生がクラスに集まりやすいと考えられ，また実際の授業でも，希望職業に合うような指導がなされる」と言うように，そもそも同じ目的で入学した者同士が，職業に必要なスキル，振る舞い，服装，髪型の指導を受けるため，必然的に同質性が高くなる。これに合わない学生は，クラスで違和感を覚えたり，自分だけが取り残されているような劣等感を感じたり，自分が選択した進路への迷いにまでつながることもある。確立されていたはずの自己像が揺れ，

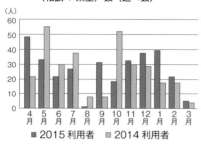
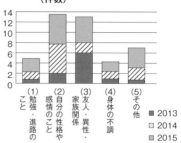

場合によっては崩れてしまう。もともとの青年期の発達課題とあいまって「こんな自分は生きている価値がない」と絶望感に襲われたり、「専門学校ならなんとかなると思ったがだめだった」と自己肯定感が持てなくなることもある。

(3) 対人関係における困難さ

B専門学校では、「申込カード」の中で主訴を5項目から選択してもらっている。母数が少ないので統計的な処理は行っていないが、「自分の性格や感情」や「友人・異性・家族関係」が多い（図2）。永末ら[5]の調査でも「対人関係」の相談が多いことが示されている。「友人・異性・家族関係」の中では、「友人関係」の問題が多く、新しい人間関係の構築や関係を維持することの難しさ、他者への不満も多いが、コミュニケーションの不器用さも感じるところである。特に、対人援助職など志望する学科では、グループワークや集団での実習場面も多く、問題が顕在化しやすい。

5．相談室で出会うケース

専門学校で出会うよくある事例を挙げた。特定事例ではなく、よくある事例を筆者が作成したものである。

(1)「教室に入るのがこわい」と訴える学生

18才女子。いじめに遭い不登校だった時期がある。専門学校では海外留学を目指し休まず通学していたが、5月下旬から腹痛やだるさを訴え、遅刻や欠席が増えた。ある日、授業中に過呼吸発作を起こし、後日担任の勧めで相談室に来談。「自分だけ浮いている気がする。教室に入るのがこわい」と語った。過去の経験から、過剰に適応しようと頑張りすぎてしまう学生は多く、実際、勉強面でのちょっとしたつまずきから、徐々に不適応反応につながることはある。精神疾患の症状と考えられる場合は、適切な医療機関につなぐことも検討しなければならないが、まずは教室での座席の配慮など環境調整を行うことも多い。

(2) 実習でつまずいた学生

19才男子。中学の職業体験がきっかけで保育士を希望し専門学校に入学。授業も欠かさず出席する真面目な学生だったが、保育園の実習後、周囲に「やめたい」と

もらし，学校に来なくなった。担任が根気よく連絡をとると「実習中できると思っていたことがうまくできずすっかり自信がなくなった」と弱音を吐いた。その後も担任が定期的に電話で話す中で，友人らの誘いも功を奏し，無事登校に至った。"イメージ"としての仕事が"現実"としての仕事になる時，そのギャップに苦しむのは当然である。自信喪失に陥っても，それを「学び」とするような過程をたどるか，別の道を選択するかは個人によって異なるが，本人が道筋をつけられるよう，この模索時期に寄り添うことは，専門学校のメンタルヘルスで大きな割合を占める。

6．専門学校のメンタルヘルス

　専門学校は，色々な学生層の受け皿であり，「社会」の一歩手前の最後の砦のように思う。自己実現を支え，自己成長を促し，見通しを持たせ卒業させるために，学生支援・学生相談の充実が求められる。カウンセラーは，それぞれの専門学校のニーズをキャッチし，柔軟に対応しなければならない。精神的健康度が低くても相談室を利用することなく，学校生活の中で心理的課題を乗り越え，次のステップへ進む学生もいることを考えれば，学生に対する予防的心理教育を行ったり，コンサルテーションを通して教師を支え，1人の教師が抱え込まないように「チーム」で学生支援にあたる風土を作ることもカウンセラーの大事な役目であろう。

　また，専門学校の1つの課題として，発達的に課題のある学生の支援が挙げられる。発達的に得意不得意がある学生の場合，より丁寧に支援していかねばならないが，個別に支援していくには限界がある。しかし，「職業人教育」をしてきた専門学校だからこそできることとして，「集団」の力を用いることができよう。専門学校のカリキュラムの中核である実習やインターンシップでの体験を，単なる「傷つきの場」にするのではなく，所属集団に戻った時に，教師から助言を受けたり，同じような体験をしたクラスメイトと共有できることは自己理解や自己成長を促すことになるだろう。クラスあるいは学校が「ピアサポートの場」となりうる点は専門学校の大きな強みであろう。学校内資源だけで不十分な場合は，医療機関や精神保健福祉センターと連携したり，厚生労働省の委託事業である地域若者サポートステーションや民間フリースペースなどの外部資源も有効に利用しながら，学生を多方向から支えるシステムが構築されることが望ましい。　　　　　　［中嶋真由美］

・・

●引用文献
1）文部科学省「平成28年度学校基本調査（速報値）」2016.
2）公益社団法人東京都専修学校各種学校協会・公益財団法人東京都私学財団「平成27年度専修学校教育白書」『公益社団法人東京都専修学校各種学校協会』2016.
3）中嶋真由美・元永拓郎・佐々木雄二「専門学校生の心の健康－入学後5月の訴えの分析－」『JCFLジャーナル』21号，41-58，2013.
4）元永拓郎『新しいメンタルヘルスサービス』新興医学出版社，2010.
5）永末貴子・元永拓郎・伊勢洋治・平野公美子・佐々木雄司「N専門学校におけるメンタルヘルスサービスの展開（第2報）－来談経路と相談事由をめぐって－」『学校メンタルヘルス』4，73-78，2001.

Ⅰ-3-6 大学・大学院

1．大学・大学院の現状と社会的背景

（1）大学・大学院とは

　2016年の時点で，全国に大学は777校（国立86校，公立91校，私立600校）あり，2011年頃より概ね780校程度で推移している[1]。学生数は2,873,624人で，年々増加傾向を示している。うち男子学生56.6％，女子学生43.4％で，女子学生の割合は前年度より微増である。1つの学部からなる単科大学から8学部以上の総合大学があり，学生数は100人未満から6万人を超える大規模校までと幅が広い。

　大学院には博士課程と専門職学位課程があり，博士課程の前期を修士課程，後期を博士課程と呼ぶ（以降，修士課程，博士課程，専門職課程とする）。2016年の時点で249,588人の学生が大学院で学んでおり，修士課程でみると学生の構成比は工学系が41.4％，次いで社会科学系10.0％となっている。大学院は研究活動に重点が置かれていること，「社会人学生」が多いことも特徴で，大学院全体では12.3％，博士課程で42.0％，専門職課程では50.0％を占める。専門職課程はその名の通り高度専門職業人を養成することを目的として作られた大学院である。理論と実務を架橋した教育を基本とし，修士論文審査を必須としない。日本では法科大学院や教職大学院などが代表的である。

　このように一口に大学・大学院といっても，学生数，学部の数，そこに学ぶ学生の年齢，目的など異なった特徴があり，多様なキャンパス文化を形成しているといえる。

（2）大学を取り巻く状況

1）進学率の変化

　一般的に大学に進学する年齢である18歳人口は1992年をピークに年々減少しており，2016年の時点で約119万人，24年前のピーク時（205万人）と比べると約半分になった。一方で，大学数は1988年の490校から増加の一途をたどり，特に私立大学は384校（1992年）から600校まで数を増やした。この背景には，大学進学率の伸びが大きく関連している。1992年の大学（短大含む）への進学者は40％に満たなかったが，2016年度は54.8％（前年度より0.2ポイント上昇）となった[1]。大学はもはや一部の限られた学生の通う特別な場所ではなく，大衆化，ユニバーサル化の時代を迎えた。大学進学率の上昇は，多くの子どもたちに高度な専門知識や技術を学ぶ機会を提供したことは間違いないが，しかし同時に，大学はもはや「行きたい場」から「行かなければならない場」となり，大学進学の意味合いは大きく変化している。

2）留年や退学

　4（6）年制大学で標準修業年限内に卒業する割合は81％，11.8％は留年し，7.2％は退学しているとの報告がある[2]。休退学の背景に，海外留学や他大学受験のため

など教育上の理由がある一方で，学習意欲の減退・喪失や精神障害などによるものも少なくない。一部の大学では退学率が30%にものぼる大学もあり，学力不足により留年や退学を余儀なくされる学生がいることも指摘されている。少子化と大学進学率の上昇は学力の低い生徒が大学に進学することを可能としたが，高等教育を学ぶための基礎学力が足りずに必要な単位を取得できない，専門的な研究課題に取り組めないといった学生が不適応を起こす事例がみられるようになってきている。そのような不適応を生じた学生への学修支援や心理的支援の必要性も高まっている。

3) 就職に関する不安

社会情勢も大学生には大きな影響を与えている。長く続く不況，格差の拡大，東日本大震災などを経て，就職や進路に関する不安は現在の大学生にとって今最も身近な悩みである。特に就職に関しては，いわゆるブラック企業や派遣社員ではない"安定した仕事"に就けるかどうかは，学生にとって文字通り死活問題となっている。「就活うつ」という言葉も広く知られるようになったように，就職活動の成否は現代の学生のメンタルヘルスと密接な関係があるといえる。

4) 大学のグローバル化

文部科学省は「2020年留学生30万人化計画」を展開し，留学やグローバル教育に関する事業に力を入れている。日本学生支援機構によると2015年の時点で外国人留学生の総数は約20万8千人で，そのうち大学生（短大含む）に約11万人が在籍している。しかし増加する留学生への学修支援や心理支援体制の整備はまだ十分とはいえない。留学生は環境の変化，カルチャーショックなどによりメンタル不全を生じるリスクが高い。不適応を生じた留学生に対して，学生の用いる言語に合わせ，特有の宗教や文化を理解しながらメンタルヘルス支援を行うことができるカウンセラーの配置や養成が今後求められていくと思われる。

5) 障害学生支援

2016年4月に施行された「障害を理由とする差別の解消の推進に関する法律（障害者差別解消法）」も大学メンタルヘルスにおける大きなトピックとなっている。この法律により障害者への不当な差別の禁止や合理的配慮の提供が大学法人に義務付けられた（私立大学では努力義務）。ここでの「障害者」とは精神障害や発達障害をも含むもので，障害により修学上の困難を抱える大学生を大学組織として支援していくための体制整備が進んできている。

2．大学生のメンタルヘルスとサポート

（1）支援の歴史と体制

大学生のメンタルサポートの始まりは1950年代初めにアメリカから導入された「学生厚生補導（Student Personnel Services）」に遡ることができる。学生厚生補導とは，主に正課外の様々な活動や生活，就職等で生じる困りごとに対して教職員が行う相談や援助，助言や指導のことを指す。現代では「学生支援」と言い換えることもできる。この学生厚生補導の理念を元に，1953年には日本初の「学生相談所」

が設立された。以後学生のメンタルサポートは，この「学生相談」の概念の中で充実，発展してきた。

　近年は「学生相談」＝「カウンセリング」という認識が広まっているが，初めは「教育の一貫としての学生相談」という考え方が主流で，カウンセリング（心理治療的かかわり）は，学生相談の一部としてとらえられていた。しかし1960年代後半〜70年頃に起きていた学生紛争の対応で，教職員は厚生補導（学生支援）に十分な時間とエネルギーを避けない時期が続いた。加えてこの時期に国立大学で保健管理センターの設立が進み，保健管理センター内に精神衛生相談やカウンセリングの機能が内包されることが多くなっていった。そのため次第に「学生相談」＝「心理士による治療的カウンセリング」というイメージが普及していった。

　そして現在，大学コミュニティを支援するという視点が導入されてきた。学生が多様化し，様々なニーズに対応する必要が生じたことでカウンセラーの役割も拡大し，さらに教職員による学生支援活動の意義や学生相談の教育的機能の重要性が再認識され始めてきている。多様な議論を経て，現在学生相談の機能は，①厚生補導（教職員による援助的対応），②治療カウンセリング，③学生相談的な講義，のように整理されている[3]。2015年の調査[4]では4年制大学での学生相談機関の設置率は95.1%，1週間あたりの開室日数の平均は4.4日となっている。在籍学生に占める学生相談への来談者は平均4.9%，一人の学生の平均来談回数は6.4回であった。もはや大学にカウンセラーがいることは当たり前の時代となった。しかし専任カウンセラー（週28時間の勤務）を配置している大学は39.5%であり，年々増加してはいるが多くの大学ではまだ非常勤のカウンセラーが学生支援を担っている。

（2）大学生のメンタルヘルス

1）現代の大学生像

　大学生は青年期後期〜成人期の始まりの時期に属し，アイデンティティの確立（揺れ），親密性の獲得（孤独）などが心の発達課題（葛藤）であるといわれる。時代とともに大学生像や大学生の悩みは変化しているが，学業に身が入らず「何もする気がしない」といったアパシーや，職業選択など大人としての決定を猶予する「モラトリアム」といった不適応は，現代の大学生にもみられる心理的危機といえる。

　また現在の大学生（青年）については，「悩めない」や「援助を求めない」といった指摘や，主体性の形成において一貫性のあるアイデンティティではなく多元的な自己を有する学生が増えていると言われることがある。インターネットやSNSの普及で対人関係の持ち方や社会とのかかわり方が大きく変化し，そこに適応する自己のあり方にも変化が生じているのかもしれない。同調圧力で「みなと同じでいなければならない」という思いが強い一方で，その場その場で，付き合う人によって自分の「キャラ」を変え，解離的に社会や他者とかかわりをもつといった学生の特徴が注目されている。

2）大学生のメンタルヘルスの諸問題

　大学生のメンタルヘルスに関する問題は，複数の視点から理解する必要がある。つまり，①個人の性格や体質，気質といった特性，②学生をとりまく社会や環境，

③ライフサイクル論や精神性的発達論といった心理的発達段階からメンタルヘルスをとらえる視点である。①は個人の心理特性を指すが，体質や気質といった身体的特徴や知的能力も含まれる。②には，大学の規模・地域性などのほかに，所属する学部や研究室の特徴，学年，学部生か大学院生かの違い，一人暮らしか親との同居かといった生活・経済状況，サークルやアルバイトなどの課外活動も含まれる。③については，大学特有の生活サイクルのどの段階にいるのかということも理解しておきたい。鶴田[6]は新しい環境への適応していく入学期，修学が中心となる中間期，サークル活動やアルバイトにコミットする時期，卒業を控えた進路選択の時期，就職活動や研究室生活が中心となる卒業期といった学年の移行とともに生じる心理的課題の変化を「学生生活サイクル」と呼んで整理しているが，学生メンタルヘルスを考える上では非常に重要な視点である。これら複数の要素が複雑に関連しあい，時にメンタルヘルス不全による不適応や精神障害を生じることとなる。

3）大学生の自殺

　青年期に特に問題となるメンタルヘルスの問題として，自殺があげられる。学生・生徒の自殺数は2010年頃から減少傾向を示しているが，学生の死亡原因のトップは自殺との報告がある[7]（p. 187参照）。国立大学における2014年度の調査では，学生の自殺死亡率（学生10万人比）は学部生で17.9人，大学院生で20.2人となっている[8,9]。自殺の理由については，精神障害によるものや対人関係によるものなどがあるが，自殺を遂げてしまう学生は学生相談機関を利用していないことが多く，詳細はわからないことが多い。留年生（過年度生）や就職活動の時期にある学生のリスクが高いといわれている。学生の自殺防止のために，多くの大学では単位取得状況の芳しくない学生や不登校傾向の学生に早めに声をかけ面談をするなど，メンタル不全の学生を早期発見し，支援につなげる試みを始めている。

（3）障害を抱える大学生

　現在，大学メンタルヘルスの領域で最も注目を集めているのは，障害のある学生支援である。図1（p. 94）は日本学生支援機構が行っている障害のある学生数の推移である。2006年より「発達障害」を，2015年より「精神障害」を「その他の障害」から分けてカウントするようになり，その実態がより明らかになってきた（注1）。

　大学でも発達障害学生やその支援についての関心は非常に高い。2005年の発達障害支援法の施行を受けて，小中学校および高校では発達障害の児童生徒への特別支援はもはや当たり前のものとなり，特別支援を受けた生徒たちが大学に入学してくる時代となった（図2，p. 94）。加えて2016年度の「障害者差別解消法」の施行が後押しとなり，大学の相談機関に自ら支援の申し出をする学生は明らかに増えている。また「自分は発達障害ではないか」と相談に来る学生や，教職員から「気になる学生がいる」と相談が持ち込まれたりすることも多く見られるようになった。障害学生専門の支援室を立ち上げる大学も増えており，発達障害や精神障害の学生へ

注1：病弱・虚弱の学生の著しい増加は，調査説明に細かな例示が加えられたことで大学が精緻に学生の状態を確認するようになったことが影響していると報告されている（同，2016）。

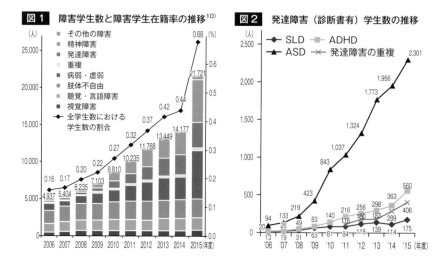

のカウンセリングや部局との調整（コーディネート）が行われている。必要に応じて障害の特徴を把握するための心理検査（知能検査等）の実施や医療機関や専門支援機関とも連携している。

あらゆる学生支援にも共通することだが，障害のある学生支援で重要なことは，当事者の支援ニーズを尊重することにある。同じ障害であっても必要とする支援は千差万別である。学生からの丁寧なヒアリング，支援が提供された後のフォローアップも不可欠である。また同時に，障害学生への配慮や特別措置が卒業要件等評価基準の変更や，教育の本質を変えてしまうようなものとならないことも重要とされている。

3．メンタルヘルスに関連するその他の問題

（1）大学における危機介入

大学は学生を中心に，教員，事務系職員，研究者，外国人留学生など多様な人間が集うコミュニティといえる。中学や高校とは学生数も格段に違い，大規模大学ともなればコミュニティの規模は数万人にもなる。キャンパスの近くで生活する学生や職員も少なくなく，まさに大学が生活の中心となる。

当然，キャンパス内で災害や事件・事故が起こることも避けられない。地震や火災など命に関わる災害，学内での自殺，課外活動での交通事故，飲酒に関する事故，研究室内での実験中の重大事故が起こる危険もある。学生による暴力事件，カルト問題，違法薬物がキャンパスに持ち込まれるといった事件は，どの大学でも発生するリスクがある。大学のグローバル化にともない留学生の病気や事故，あるいは留学中に事件や事故に巻き込まれることもある。様々な危機的状況に対して，当事者へのトラウマケア等，メンタルヘルス支援も学生相談機関の重要な活動となる。

大学での危機介入の特徴をあげるとすれば，基本的には大人の集団であるため，それぞれが社会資源等を利用して自分自身をケアできる可能性が高いことや，学生間同士で支えあうピアサポートが可能となることがあるだろう。反面，コミュニティの規模が大きく，地域住人も含めて不特定多数がキャンパスを利用することがあるため，被害状況の把握や関係者への対応が難しいデメリットもある。また学生のほとんどが SNS を利用する中，危機状況に関する誤情報が拡散してしまうなど情報の伝達管理やマスコミへの対応に困難が生じることもある。不適切な情報拡散によって当事者や関係者が二次的な心的外傷を被る危険性もある。全学的に緊急事態における危機対応システムやマニュアルを整備しておくことが望ましい。

(2) キャンパスハラスメント

国立大学の法人化を契機に，大学では組織の危機管理の観点からハラスメント防止・相談・対応システムの整備が進んだ。当初はセクシャルハラスメントの防止対策が主な目的であったが，最近で「キャンパスハラスメント」として大学内で起こりうるすべてのハラスメントへの対応に取り組む大学が増えている。

大学内で起こりやすいハラスメントに，研究室内や研究関係でのハラスメントがある。大学生の多くは研究室（ゼミ）単位での活動を経験することになるが，研究室はその性質上，教授を中心としたヒエラルキーのある小集団となりやすく，かつ密室的状況となることが多い。閉鎖的な関係の中ではハラスメント状況が生まれやすいといわれる。加えて卒業を控えた学生にとっては指導教員とのトラブルは自身の進路の問題に直結することが多く，学生が指導教員との関係に悩みや問題を感じていても，それを表明しなかったり我慢を強いられたりすることもある（注2）。ハラスメント被害を受けると不安症状や抑うつ感，無力感などを体験しやすく，後にPTSD 症状を呈する可能性もある。ハラスメント被害を受けた学生へのケアはもちろんだが，なによりもハラスメント状況が起こらないための予防的介入，開放的な関係づくりや環境整備が必要となる。ハラスメント加害者も教育熱心のあまり意図せずに相手を追い詰めてしまうことがあったり，被害学生も早い段階で相談できずに事態が深刻化してしまうこともある。大学教育の中で，被害者にも加害者にもならないためのアサーショントレーニング等，予防のための教育啓発活動の重要性が唱えられている。

(3) 教職員との連携

学生のメンタルヘルスに関する支援においては，教職員との連携も大きな意味をもつ。狭義の治療的カウンセリングの場合は，相談に来た学生との信頼関係形成や治療効果のために守秘義務が強調されることがある。しかし大学メンタルヘルスの問題は，大学環境・コミュニティの中で理解し対応することが有効なことが多く，教職員との適切な連携・協働が鍵となるといってもよいだろう。

最近は「クラス担任」制度や「相談担当教員」を設定して定期的な学生との面談

注2：この研究活動を通して起きるハラスメントを日本では「アカデミックハラスメント（アカハラ）」と呼ぶことがある。

を行う大学も多い。学生が研究室（ゼミ）に所属するようになると，指導教員は学生支援の重要な存在となる。メンタルヘルスの問題を抱える学生が直接相談に来られないこともしばしばあるが，その時身近で学生を見ている教職員が変調に気づき（早期発見），学生相談室や保健管理センターの利用を学生に促してくれる（早期介入）こともある。教職員に対するコンサルテーションのかかわりが有効なことも多い。教職員に対して，メンタルヘルス不全を起こしている学生の早期発見のポイント，対応方法，治療が開始された後の関わり方などを教育研修することも大切なメンタルヘルス支援活動といえる。

4．これからの大学メンタルヘルス，今後の課題

大学の学生相談に持ち込まれるメンタルヘルスの問題は，今後ますます多様化，複雑化していくと思われる。対応の難しい問題も増えていくだろう。例えば欧米ではすでにキャンパスメンタルヘルスの問題として違法薬物への対応が当たり前のものになっているという。日本の大学でも違法薬物の問題がメンタルヘルス支援の重要テーマとなる日も近いかもしれない。

この先，少子高齢化，グローバル化，生涯教育の広がりによって大学はさらにユニバーサルな場となっていくものと思われる。「大学生＝青年」という図式では，もはや大学メンタルヘルスを理解できなくなっていくかもしれない。テクノロジー，AIの発達により大学に通う意義そのものも大きく変化していけば，不登校や留年などの意味も移り変わっていくと考えられる。大学という場の特徴，その変遷を敏感にとらえながら，学生を支援していく必要があるだろう。

［馬渕麻由子］

●引用文献
1）文部科学省「平成28年度学校基本調査」2016.
2）読売新聞教育ネットワーク事務局『大学の実力2017』中央公論新書，2016.
3）齋藤憲司「学生相談の専門性を定置する視点―理念研究の概観と4つの大学における経験から―」『学生相談研究』23（1），1999.
4）岩田淳子・林潤一郎・佐藤純・奥野光「2015年度学生相談機関に関する調査報告」『学生相談研究』36（3），2016.
5）高石恭子「現代学生の心の育ちと高等教育に求められるこれからの学生支援」『京都大学高等教育研究』15，79-88，2009.
6）鶴田和美編『学生のための心理相談―学生カウンセラーからのメッセージ』培風館，2001.
7）全国大学生協共済生活協同組合連合『大学生協の保障制度からみた大学生の病気・ケガ・事故 2015年度版』大学生協保険サービス，2016.
8）布施泰子・梶谷康介・平井伸英・佐藤武・苗村育郎「大学における休学・退学・留年学生に関する調査第37報―平成26年度分の集計結果から―」第38回全国大学メンタルヘルス学会総会，2017.
9）丸谷俊之・安宅勝弘・齋藤憲司・高山潤也・佐藤武・杉田義郎・苗村育郎「大学院における休学・退学・留年学生に関する調査―平成26年度調査結果を中心に―」第38回全国大学メンタルヘルス学会総会，2017.
10）日本学生支援機構「平成27年度（2015年度）大学，短期大学および高等専門学校における障害のある学生の修学支援に関する実態調査」2016.

I-3-7 単位制・通信制高校，サポート校，フリースクール

　現在，学校では様々な問題に直面し，対応を迫られている。それらは例えば，友人関係や家族関係といった人間関係の悩みをはじめ，学業や進路，非行，性の問題，精神疾患や発達障害・学習障害などを抱えた子，そしてその家庭への支援などである。そもそも学校とは，「一定の教育目的の下に，一定の場所において組織的，計画的に教師が児童・生徒・学生に継続的に教育を施す施設」[1]であり，教師が子どもたちに教育を施す場であることが分かる。こうした学校で行われる教育は，子どもたちがこれから社会に出る前の準備として，そして，今後も社会を形成し継続していくために教養の獲得として，教科学習と集団生活，職業準備（訓練）を行っているともいえる。さらに，学校に所属している間，私たちは児童期から思春期を経て青年期，そして成人前期に至るまでを過ごす。そこから考えてみても，学校という場所が持っている，個人の人間的な発達に与える影響は非常に大きいことはよくわかるだろう。この心身ともに不安定で大きく変動する時期に学校に居ること，そしてそこから教科学習だけではない多くの体験的な学習を得られることは，自分自身の成長において非常に重要であるとも言える。このように，子どもたちにとって非常に大切な時期に，重要なことを学習でき，また，その中で起きる様々な問題を一緒に乗り越えてくれる教師と学校が持つ役割は大きなものがある。

　前述したような学校の重要さはよくわかる。なるべくならば学校に行き，様々な人と物と知識に触れて，色々な体験を誰かと共有するという体験をして欲しいとも思う。しかし，「行きたくとも，どうしても学校に行けない」という子どもたちがいるのも事実である。文部科学省の平成26年度「児童生徒の問題行動等生徒指導上の諸問題に関する調査」によると，義務教育段階の不登校の児童生徒数は約120万人であり，人数・割合共に増加傾向にある。さらに言えば，不登校の子どもたちの中で，発達障害を抱えるケースも増加しているとの指摘もあり，より一層，学校と教師に多様な対応が求められている。こうした様々な理由により「行きたくとも行けない」子どもたちの支援として提案できるものが，通信制・単位制高等学校，サポート校，フリースクールなどである。これらの学校は，一般的に「通常校」や「全日校」と言われている学校とは異なり，児童・生徒の様々なニーズに合わせた教育制度を持っている。しかし，この三者は混同されていることが多く，児童・生徒や保護者だけでなく教師からも「一体何が違うのかわからない」といった声をよく耳にする。そこで，三者それぞれの特徴を並べ，違いを理解し，支援を必要とする方たちへのより良い提案の助けにしてほしいと思う。

　なお，今回は非営利な教育を行っている施設を学校ととらえて比較を行うため，学習塾や予備校を除外することとする。しかし，近年，発達障害や不登校の子どもを対象と銘打ち，専門的に支援することを目的とした学習塾や予備校が出てきており，今後，どのような連携が取れるようになるのかは，注目すべき点であることの

み，述べておく。

１．単位制・通信制高校とは何か

　単位制高校は，1988年度から制度化され，生徒の個性化・多様化への対応を目指したものである。主な特徴を田原（1995）が挙げているが，かつて最も大きな特徴とされた無学年制は現在，三学年間は一種の学年制を導入していることが多いようである。また，通信制高校は「従来は勤労青少年に教育を受ける機会を与えることを目的に作られたが，近年，全日制過程から転・編入学するケースや，過去に高校教育を受けることができなかった人が学ぶケースなど，多様な入学動機や学習歴を持つ方が増えている」[12]と言われている。

（1）単位制・通信制高校とはどんなところなのか？

　通常校のような学校での授業がある日（スクーリング日）は学校によって異なり，週5日学校があるものや週1回のもの，月1～2日のものなど様々である。では，時間割はどうなっているのだろうか。単位制・通信制の時間割は，特定の時間割がなく，生徒の数だけ時間割が存在する学校も多いが，一定の型があるものもあり，これを併用している（独自も一定もある）学校も多いようである。これは，生徒個人のペースに合わせていると考えられるだろう。また，単位制高校では，それまで在籍していた高校の単位を累積加算できることから，おのずと転・編入者が多いことも影響しているだろう。このことから，卒業までのペースを自分で決められることは利点でもあるが，その一方で，卒業まで何年でもいられることや中退生の受け皿になっているという側面もある。

　また，単位制・通信制高校に在籍している生徒は非常に多種多様である。長期的な不登校状態を抱えてきたため，徐々に，自分のペースで社会への復帰を目指して学校復帰を試みている生徒，精神疾患や発達障害を抱えているため医療などの専門機関との連携を取りながら学校生活を送っている生徒，身体的な問題から，座っている時間や動けること，やれることが制限されてはいるものの，その中で学校生活を送っている生徒，非行等で退学処分された経験があったり，前籍校で学校に行く意味を見出せず中退した経験があったりしたが，一度社会に出たことで高校卒業資格の大事さに気づき，再度チャレンジしている生徒，芸能活動やスポーツ活動等との両立を試みている生徒など，本当に様々な理由で単位制・通信制高校にやってくるが，共通しているのは「高校は卒業したい」という気持ちである。このように，不登校経験者だけが通っているのではなく，多種多様な人物たちが一堂に会し，それぞれが「高校卒業」を目指している。

（2）単位制・通信制高校でできること

　単位制・通信制高校では，必修科目のほかに，自由選択科目の履修ができる。また一部の単位は，以前は大検と呼ばれていた現在の「高卒認定試験」を受験し，試験に合格すると取得できる単位を卒業単位として高校に申請し，卒業単位へと累積することができる。

学業以外の面としては，学校行事が実施されていることも多く，入学式や卒業式などの儀式的行事はもちろん，学校によっては部活や同好会，生徒会や委員会活動，修学旅行，文化祭などもある。スキー教室やキャンプ，清掃活動などの行事は，単位を取得できる授業の一環として実施しているところもある。

施設としては，保健室や別室登校をサポートするものが用意されている学校も少なくない。

(3) 進路

高校卒業資格が得られるため，4年制大学，短大，専門学校，就職など，一般の高校同様，様々な進路選択が可能となっている。

２．サポート校とは何か

サポート校とは，遠藤（2002）によると「通信制高等学校に在籍する生徒が3年間で高校を卒業できるように支援する民間の教育機関」である。しかし，サポート校の概念が広く，法的な規制もないため文部科学省でも実態をつかみきれていないことが問題である。さらに，サポート校自身が「サポート校」と名乗っていることは少なく，「学校」や「塾」，「高等学院」，「学院」，「学園」，「高等部」，「学館」，「アカデミー」，「スクール」，「スコーレ」，「カレッジ」，また「高等部」と組み合わせた名称（例「高等学院高等部」）など様々で，一貫して「高校」と類似，ないしはそれをイメージさせるような名称を名乗ってはいるものの，一貫した名称もなく，社会はもちろん，サポート校に所属している教員や生徒自身にも混乱が起こっているともいえる現状があるようだ。

(1) サポート校とはどんなところなのか？

先の定義の通り，サポート校は生徒が「通信制・単位制高校に所属している」ことが前提であり，義務付けている。

サポート校の授業・指導形態は，一斉授業中心のものから個別指導中心のものまで様々であり，一定の傾向に絞ることはできない。さらに，指導や支援の内容としては，生徒が所属している通信制・単位制高校へ提出するレポートの作成の支援のみのものもあれば，既存の高校同様に学習支援だけでなく生活指導などを行うものもある。始業時刻は午前9時から9時30分ではあるが，午後に始業する施設も存在する。

施設・設備としては，サポート校それぞれによって大きく差があるが，学習塾や家庭教師派遣業者が「サポート校」事業を行っているものから，通信制・単位制高校と業務提携を行っているものもある。

(2) サポート校でできること

学校行事・活動の実施については，入学式，卒業式，始業式，終業式などを行っているところは多いようだが，遠足や修学旅行，クラブ・部活動，文化祭などの実施についてはサポート校それぞれによって異なっているようである。総じて自由参加であることが多く，健康診断に至っては実施していないところも多い。

校歌や制服，運動着など，学校のシンボルになるようなものについては，採用されていない傾向がある。これは，サポート校の「自由度が高い」ということを反映していると考えられるが，校則については自由度が高いものと，自由を制限するものとの二極化がある。そして，一般的な高校で許されているアルバイトは許されており，外見に関する制限（茶髪やピアスなど）は特にないものが多いようである。

３．フリースクールとは何か

　日本で「フリースクール」という言葉が使用され，社会的に認知され始めたのは1990年代初めである。この頃，不登校の子どもが抱える問題は個人の問題ではなく，既存の画一的かつ一斉授業がメインであるような教育制度のほうに問題があるのではないかという考えが出てくることになる。この流れから，教育を行う側にも多様な児童・生徒を対応するために，カリキュラムや教育制度に多様性を持たせる必要があるだろうということが叫ばれたのがきっかけである。そして現在，フリースクールへの認識が高まるのと連動するように，不登校も増加傾向にある。しかし，フリースクールという名称から起きていると思われる問題が二つあると考える。一つは「フリー」という言葉だ。自由を意味するが，「なにをしてもいい」という意味ではないことがきちんと理解されていないように感じる。そもそもこの自由という言葉の前提として，社会規範を守ること，自分で選択する自由があるということは，その分自己責任が付いてくることを理解していなければならない。つまり，ここで言っている「フリー」とは，自主・自律の精神が前提であるということである。

　もう一つの問題は，フリースクールという概念が定まっていないことである。概念というと漠然としたイメージになるかもしれないが，要するに，フリースクールと呼ぶものがどのようなものなのかが決められていないということである。現在，フリースクールには，そのほかの呼び方としてフリースペースや居場所などと呼ぶところもあり，また，サポート校がフリースクールという名称を掲げているところもあるようだ。加えて，「フリースクールガイド」には，矯正施設や相談所，予備校，サポート校などが挙げられている。このように，フリースクールの概念が混乱していることは大きな問題ではあるが，内容や実態が非常に多様であることも手伝って，今すぐに概念を固定し，何が違うのかを明確にして線引きすることは非常に難しいというのが現状である。

（1）フリースクールのタイプ

　フリースクールは吉田（2004）によって，①教育特区の利用や自治体との交渉などをはじめ，積極的に公教育へ進入していく「進入型」，②公教育外に位置し一定の距離を保ちつつ，可能な限り公教育と連携をしていく「連携型」，③公教育と一定の距離を保ちつつその違いにこそ意義を見出し，公教育と同等の立場で教育を行っていく「独立型」の三つに分けられている。さらに，吉井（1999）は不登校を対象とする日本版フリースクールの役割と意義については，①仲間との自由な交流が行える時空間と関係性を保障することにより不登校生の自己の修復を支援すると

いう「自己の修復」，②学校信仰に束縛されて自己否定にとらわれた不登校生とその家族が，その幻想を打ち砕くとともに人生の希望をもてるように支援するという「学校信仰の打破」，③フリースクールが行っている創造的実践の一部が公教育に取り入れられることにより，学校教育システムの変革に影響を与えるという「学校秩序からの逃走線の構築」という三つが述べられている。

(2) フリースクールとはどんなところなのか？

フリースクールの運営主体はNPOが主であり，社団法人，財団法人，社会福祉法人なども運営を行ってはいるものの，少数である。フリースクールの利用には会費がかからないものから月5万以上のものまで様々である。また，施設によるが利用者の対象年齢は10歳ぐらい～20歳ぐらいまでが多いようで，サポート校や通信制・単位制高校のように義務教育終了後の高校生への支援とは異なり，主には中学生以上20歳までの年齢層への支援を行っている。

(3) フリースクールでできること

文部科学省は，フリースクールへの出席を所属学校の出席扱いにできるということを認めている。フリースクールでは，教科学習はもちろん，芸術や情報，運動，ハイキングやクリスマス会などのイベントなどを通して，教科学習だけでなく，仲間作りや居場所作り，これまでの学校生活からの解放と心の癒しを目指している。また，子どもの自信や自尊感情を育むような，自分に対する肯定的な評価や他者から認められる体験を得ること，楽しい・嬉しいという体験，自分らしく生きることの意義などを学び合う場を提供するとしている。

4．おわりに

単位制・通信制高校とサポート校，フリースクールを改めて比べてみると，サポート校とフリースクールが単位制・通信制高校を支援する形をとっていること，フリースクールは高校生対象だけではなく中学生～20歳までを対象としていることが大きな違いであることが分かる。しかし，それぞれの中で行われている教育は，その学校・施設それぞれで異なっており，特定することがなかなかできない現状がある。そして，利用している生徒たちの多くが不登校経験者であることも指摘されているが，全員がそうではないことから，不登校だけでなく，生徒に合わせた支援を求めていることを広く理解する必要がある。

また，筆者の体験からこれらの利用者たちが「ここまできてしまった」「フツウの学校ではないところに通っている」といった挫折感や自己否定を抱えていることが多い。これは，教育を受ける方法が自由に選べることをきちんと理解しないまま，排斥され続けてきた表れなのだろうと考えられる。このようなことから，単位制・通信制高校，サポート校，フリースクールなどに所属する目的としては，「学校復帰を目指す」だけでなく，「自分らしく生きていく」というものがある。だからこそ，私たちはもしも今，学校へ行くか辞めるかということを考えている子どもがいるのならば，その選択肢だけではなく，色々な「その他」の選択肢があることを是非彼

らに提案するべきであろう。

　ここまで見てきたように，今回取り上げた三者は「こういう教育をしている」と一括りの言葉では収まりきらない，個別のニーズに合わせた多種多様な教育を行っている。そして，現場ではより一層，生徒一人ひとりに向き合い，細かな情報の共有と連携を取ることが生徒の教育と支援を行う上で重要視されているが，個別対応だからこそ，なかなか情報を共有したり連携を取ったりする時間がないという問題もある。さらにこれからは不登校と並び，「自由な校風の中，自分のペースで学び，自分らしいところを伸ばしたい」という希望を持つ生徒が，より一層増加していくのではないかと考えられる。だからこそ，今後さらに形を変えていくのか，新しい形の教育がどのように展開されていくのかが注目されている。

［弓田千春］

●参考文献
1）新村出編『広辞苑』岩波書店，1967.
2）田中圭治郎「フリースクールの課題と学校の役割」『佛教大学教育学部論集』13，2002.
3）藤田智之「フリースクールの類型化と問題点」『佛教大学大学院紀要』第30号，2002.
4）本山敬祐「日本におけるフリースクール・教育支援センター（適応指導教室）の設置運営状況」『東北大学大学院教育学研究科研究年報』第60集・第1号，2011.
5）吉田重和「複線化する日本におけるフリースクールとメインストリームとの関係性─イギリスタイプからオランダタイプへ─」『早稲田大学大学院教育研究科紀要』別冊12号─1，2004.
6）吉井健治「不登校を対象とするフリースクールの役割と意義」『熊本学園大学社会関係研究』第5巻第1・2号，1999.
7）遠藤宏美「"問題"としての学校文化─「サポート校」における「学校らしさ」をめぐるダイナミズム─」『日本教育社会学会大会発表要旨集録』54，2002.
8）遠藤宏美「「サポート校」における学校文化：「学校文化」なるものの特性解明の前提として」『教育学研究収録』2002.
9）柿内真紀・大谷直史・太田美幸「現代における定時制高校の役割」『鳥取大学生涯教育総合センター研究紀要』6，2009.
10）田原恭蔵「単位制高校に関する調査研究」『帝塚山短期大学紀要人文・社会科学編・自然科学編』32，1995.
11）尾場友和「オルタナティブな進路としての通信制高校」『広島大学大学院教育学研究科紀要第三部』第60号，2011.
12）篠田直子「不登校児童生徒を支援する制度・学校」『児童心理』65（9），2011.
13）小林宏「不登校生の多くが進学する公立通信制高校の実態と課題」『名寄市立大学社会福祉学科研究紀要』第3巻，2014.
14）小川徳重，石津憲一郎，下田芳幸「通信制高校の教育相談における外部機関との連携の在り方についての検討（2）─他機関との連携について─」『富山大学人間発達科学研究実践総合センター紀要教育実践研究』第9号，通巻31号，2015.
15）長谷川誠「高校不登校生徒の自立支援に関する試論─通信制高校から大学進学を果たした生徒に注目して─」『佛教大学教育学部学会紀要』第15号，2016.
16）町井輝久「高校教育改革と単位制高校についての一考察」『北海道大学教育学部紀要』第66号，1995.
17）内田康弘「私立通信制高校サポート校の誕生とその展開─教育政策との関連に着目して─」『研究論集』日本通信教育学会研究論集，1-15，2013.

第 II 部

学校メンタルヘルスの諸問題

第1章　子どものメンタルヘルス

　1　こころの不調―児童生徒の早期兆候／2　不登校／3　いじめ／4　体罰／5　学級崩壊／6　低い学力／7　異文化適応上の問題／8　発達障害／9　自尊感情の低さ／10　低い対人スキル／11　ひきこもり／12　子どものうつ病／13　ジェンダー・アイデンティティ／14　自傷行為／15　自殺・自死／16　家庭内暴力／17　非行／18　依存／19　摂食障害／20　虐待

第2章　教師のメンタルヘルス

　1　教師のメンタルヘルスの現状と背景／2　教師と子どもの関係／3　教師集団に潜む問題／4　教師のメンタルヘルス支援

Ⅱ-1-1　こころの不調―児童生徒の早期兆候

　学校は，自明だが子どもにとって生活の場である。したがって，疾病の予兆を生活上の変化や困難として早期に気づくことが可能な場である。

　事後的に関わる医療は早期発見には非力だが，学校は早期発見・早期介入に有利である。学校社会は同調性や凝集性を要請する力動的なコミュニティだから，児童生徒の精神的不調を対人行動，集団調和性，課題達成等の変調として気づきやすい。学校の早期介入が子どもの学習機会や社会化を育成する場を失わせずに済むなら，もっぱら症状治療を目的とする医療と違って，学校メンタルヘルスは子どもの人生を建設的に育んでいる，といってよい。

1．予兆を疑う感覚

　子どもの様態が普段と違うと気づく時，大人は「なんか変だ」「おかしい」と，怪訝に感じる。この「おかしい」と感ずるセンスが予兆をキャッチする大切な感性である。そもそも何をもって人は「おかしい」と感じているのだろうか。何かしら奇異さ，異質さを感知した時に私たちは「おかしい」と感じているのだが，その際には二つの判断基準が働いている。

　一つは「皆」と違うという「平均基準（commonness）からのズレ」の認識である。同世代，同級生の皆が「普通に」できている平均的スキルに照らして感じる能力的なズレである。この平準からのズレは障害（disability）と呼ばれる。しかし障害イコール病気（disease）ではない。もう一つの判断基準は，「いつもと違う」という，普段と異なる様態，つまり「常態性（usualness）とのズレ」の感覚である。仮にいつもの障害があったとしても，温和な子が粗暴になった，元気な子が笑わなくなった，給食を残すようになったというような，「いつもと違う」常態性の破綻，変容に気づく時，私たちは「おかしい」と疑う。

　「おかしい」と感ずる事態のすべてが疾病の症状を意味するわけではないが，不安，恐怖，葛藤といったこころの変調を訴えるシグナルとみてよい。

2．こころの病は学童・学生期に大半が初発している

　わが国では早期発見・早期治療が，精神障害の発生予防や社会的予後にどのような効果をもたらしているかの信頼できる予防医学的な調査はまだない。

　1万人ものボストン市住民を対象としたKesslerらの面接による後方視調査は，驚くべき実態を示している。46％の成人に何らかの精神障害罹患歴があり，しかも14歳までに約50％が，24歳までに75％もの人が初発体験を有していた[1]（図1）という衝撃的な結果である。学童期・学生期の学校メンタルヘルスに警鐘を鳴らす

図1 生涯有病率および初発年齢[1]より作図

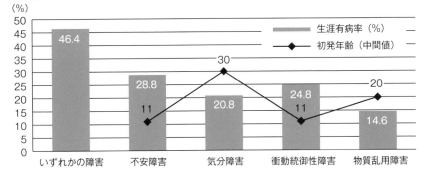

図2 こころの不調

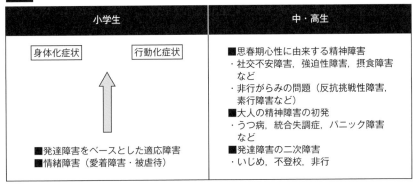

貴重なデータである。

　子どものこころの不調は，特に言語や観念化がまだ未成熟である小学生では，精神症状よりも身体症状，行動の障害で表現されやすい。頭痛，腹痛，下痢，微熱，倦怠等々の自律神経系の不定な身体症状，癇癪，リストカット，家庭内暴力，摂食障害等の行動障害である。実際小学生では，神経心理的発達障害，愛着障害等の情緒発達障害を背景にしていることが多いから，安易な心因論で「解ったつもり」にならないよう心すべきである。心因論解釈はとかく犯人探しに堕して，子どもの心理問題を家族と共有し問題解決の協働に弊害となるからである。

　思春期とは，自我心理学的には「他己との出会い」「自己身体との出会い」「世間との出会い」から始まる体験的な自我育成の時期である。したがって中高生の世代は，この思春期心性を特徴とした不安葛藤から派生する社交不安障害，強迫性障害，摂食障害，退却神経症といった神経症性の障害が好発期となる。思春期は社会心理的な体験が拡大する時期だから発達障害の二次障害が派生しやすく，また生理的な成熟過程からは大人の精神障害の初発が発現してくる時期でもある（図2）。

105

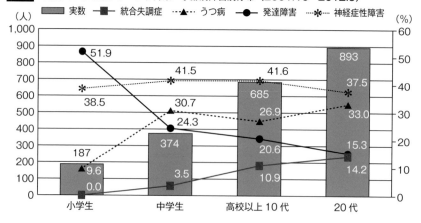

長信田の森心療クリニックの11年間の外来データでも，小学生では発達障害に原因する適応問題が約半数と多く，中高生になると成人の頻度と変わらない約3割もがうつ病の診断である。また統合失調症は中学生で初発しており，高校生年齢になると成人並みに発症が多くなっている（図3）。

3．こころの不調兆候と予後

子どもの不調は，社会的行動面でみるならば不登校・ひきこもりといった社会的退却，あるいは自傷，自殺企図，いじめといった自虐的攻撃行動，精神現象的にみるならば抑うつ状態，一過性である場合が多いが幻覚，妄想体験などとして表現される。その兆候現象の心理については各項目を参照していただくとして，ここでは学童・学生期に多い精神障害の初期症状と成人予後について触れたい。

（1）いじめ被害生徒の予後

文部科学省（2015）の報告によると，全国の小中高で把握されたいじめの総計は188,057件で，児童生徒1千人当たりの認知件数は13.7件もの高頻度である。しかし，いじめ被害生徒がその後どのような傷を負った人生を送っているかの予後調査はわが国にはない。

英国におけるいじめ被害の社会的予後調査では，劣悪なものである。様々な精神障害を続発する人生であり，社会経済的にも弱者に陥っている。英国人の50年後の予後を調査したTakizawaら[2]の健康調査では，7歳と11歳時点で親の報告からいじめ被害が確認された子どもは全体の41%であり，そのうち50歳まで追跡できた7,771人では23歳時，45歳時，50歳時の各時点で心理的苦痛，うつ病，不安障害，自殺傾性，社会的繋がりの乏しさ，経済困窮，低いQOLに陥っている（図4）。

また英国の子ども4,026人，米国の子ども1,420人を対象とした別のコホート調査[3]

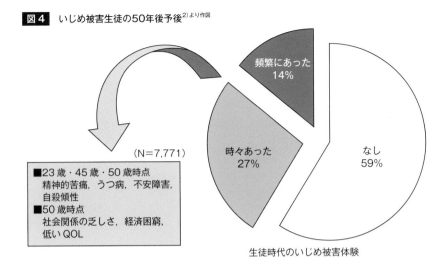

図4 いじめ被害生徒の50年後予後[2]より作図

でも，成人後に不安障害，うつ病，自傷行為等メンタルヘルス問題を抱える予後劣悪な人生を送っている。

いじめ被害生徒の人生予後をサポートするには，学校メンタルヘルスが学校に留まらずライフステージに沿った心理支援の連続性，たとえば地域保健や産業精神保健等との連携性を要請する貴重なデータといえる。

(2) 思春期発症の気分障害，不安障害の予後

オーストラリア・ビクトリア州44校の高校生1,943人を対象に，14年間面接で追跡した調査では，思春期に一回以上，気分障害あるいは不安障害症状のあった人は42%であり，そのうちの60%は成人後にも気分障害，不安障害のエピソードがあった[4]。しかし思春期の症状が6か月以内と短い病期の人の約半数は，成人後にエピソードはなく経過しており，思春期に病期が長いと成人後の予後が不良である[4]ところから，病期の長短が成人期の精神障害に結び付きやすいという結果である。

早期の治療的介入が思春期病期を短縮し，後の人生の疾病負荷（disease burden）を低減させる可能性を示唆するものであり，ここでも社会的予後を見据える学校メンタルヘルスの有用性が指摘される。

(3) 統合失調症の早期治療は社会的予後に有効

精神病未治療期間（duration of untreated psychosis; DUP）の長短は，統合失調症の社会的予後に大きく影響を与えている[5]。人生早期に発病する統合失調症は，後の進路に制約を与え，また急性期後の慢性的な陰性症状が社会生活機能を大きく制限させてしまうので，早期治療の意義は大きい。たとえば723名の統合失調症患者を7.3年間追跡した社会的予後では，思春期に発症した群は成人後発症の群より良好である[6]。統合失調症は初発が早いほど社会的予後は良くないとしてきた教科書的定説を覆すデータだが，多分学校は早期発見・早期介入がしやすく成長促進的

な支援を可能とするからではないか。

　しかし，統合失調症を発症前の早期に診断するのは困難である。幻覚妄想といった明らかな病的体験が発現する前の数年は，診断特異的ではない様々の症状を不定に遷延させているからである。Häfnarによれば，統合失調症が入院治療に結び付くまでの未治療期間5.3年間は，抑うつ状態，不定な自律神経症状，社会的ひきこもり等の非特異的な慢性症状の経過である[7]。したがって子どものうつ状態や不登校，身体的不定愁訴を，安直な了解心理学で済ませずに，統合失調症へと発展するリスクを秘めた病態として念頭に置きたい。

　実際のところ，統合失調症ハイリスク（注1）2,500人を追跡したデータでは，1年後22%，2年後29%，3年後32%，3年以上では36%が統合失調症を発症しており，たとえ明らかな精神病に進展していない人でも健常対照者より社会機能が低く，10年以上追跡すると統合失調症への移行率は80%以上の高率である[8]。

（4）成人後も生活障害を派生する発達障害

　児童生徒は発達障害それ自体を主訴に医療を受診することは少なく，学校不適応という二次障害が受診動機となる。小学生では癇癪，乱暴行為，集団行動をとれない等々の行動上の問題であるが，多くの場合，感情調整力や衝動統御性の未熟さに対する親または教師の問題意識からである。中高生では不登校・ひきこもりといった非社会的な態勢，あるいは反抗・暴力，非行などの反社会的行動，自傷・自殺企図の自虐行動など，外在化症状が受診理由となる（表1）。

　言語の発達がまだ未成熟な低年齢では，行動の障害，感情の障害が前景症状になるためADHDと診断されやすいが，実際には自閉症スペクトラムに並存している場合が多い。世界各国の研究報告を渉猟した文献[9]では，子どものADHDは6～9%と高率でも成長とともに半減している。しかし並存障害はライフステージによって多様化し大人では多くの精神障害を随伴している。多動性が目につく前の前駆期には癇癪，過敏な気質，夜泣き，アトピー，自閉性が前景になりやすく，多動・衝動が目立ってくる学童期にはディスレキシア，算数障害などの学習障害，遺尿・遺糞症などの自律機能の未熟が，そして成人後には感情障害，不安障害等の精神障害が併存してくる[9]（図5）。

　WHOの全米併存症調査でも子どものADHDの45.7%が大人のADDとして残存し，就労上，社会生活・家庭生活上の遂行機能障害をもたらしている。しかもそのうちの75%がADHDの自覚なく未治療で経過しているため，大人になってからは感情障害，不安障害，衝動行動，薬物乱用等の並存が高率となり[10]，社会的予後を悪くさせている。

　ここでも児童生徒期におけるメンタルヘルス教育と学校臨床が，成人後に並存するかもしれない精神障害の予防教育に寄与することが期待される。

注1：統合失調症を発症するリスクが高いと危惧される精神状態（at risk mental state; ARMS）を早期予兆と診る臨床概念。ARMSの判断基準は，①一過性で間歇的な幻聴体験②自己関係づけ等の微弱な被害関係妄想等の精神症状③精神病の遺伝の負因と持続的な社会生活機能の低下，の三項目。いずれか一つを呈している患者を精神病ハイリスクと呼び早期治療の指標としている。

表1　発達障害の受診動機は二次障害

小学生	◎落ち着かない，乱暴，癇癪 ◎集団行動をとれない，対人トラブル
中学生	◎キレる衝動性，自傷 ◎不登校
高校生以上 若者	◎不登校・ひきこもり ◎自傷，反抗・暴力的，非行
大人	◎職場不適応・家庭内葛藤 ◎感情障害，不安障害，嗜癖問題

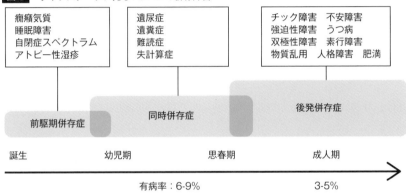

図5　ライフステージに見るADHDの併存障害[9]

4．子どもの不調兆候と関わるスタンス

　最後に，子どものシグナルを感知した際の学校相談の心得について触れておきたい。担任や生徒指導の教師，養護教諭の日常の相談に活用してほしい。

　まずは，「おかしい」と感じられる「普段と違う状態」を，心配なこととして子どもに明確化し伝えるアプローチから相談関係構築の契機とする。教師の問いかけにこころ開かず，仮に否定や拒否の応答であったとしても，教師が自分に「気づいている」「心配している」という安全感を子どもは感じ取っているものである。気になり次第何度でも問いかける関わりを保てば，子どもはいつかこころの内を語ってくれるはずである。

　カウンセラーでもない教師が子どものこころを聴くスタンスについて，宮田の臨床論[11]を参考に簡単にまとめておきたい。

　①まずは話したいように話してもらう。
　②子どもの気持ちを聴き，問題行動は正しても感情は否定しない。
　③安易な批評や安っぽい慰め，同情は入れない。

④生徒の抱える問題や悩みについて，整理して生徒に返してみる。
⑤教師に手伝ってほしいことは何かを問う。
⑥解決策を一緒に考える。
⑦解決策が分からない時でも分からないことを共有する。

すぐに解決できなくとも，困難を共有してくれる人がいるだけでもこころの荷は軽くなるものである。教師がプロのカウンセラーである必要性はない。教師とは子どもの「人生の応援者」，「問題解決の伴奏者」，という自覚で十分である。

5．おわりに

早期発見・早期治療は子どもの社会的予後に有効であるという臨床知見を報告した。早期に生徒の兆候を把握でき心理支援が可能な学校メンタルヘルスには，発症予防という受動的な機能にとどまらず，子どものこころを開発し子どもの将来可能性を育成する建設的な機能が期待されている。

[児玉隆治]

●引用文献

1) Kessler, R. C., et al：Lifetime prevalence and age-of-onset distributions of DSM-IV disorders in the National Comorbidity Survey Replication. Arch Gen Psychiatry 62, 593-602, 2005.
2) Takizawa, R., et al：Adult Health Outcomes of Childhood Bullying Victimization；Evidence from a Five-Decade Longitudinal British Cohort. Am J Psychiatry 171, 777-784, 2014.
3) Tanya, S., et al：Adult mental health consequences of peer bullying and maltreatment in childhood：two cohorts in two countries. Lancet Psychiatry 2（6）, 524-531, 2015.
4) Patton, G., et al：The prognosis of common mental disorders in adolescents；a 14-year prospective cohort study. Lancet 383：1404-1411, 2014.
5) 水野雅文・山澤涼子「初回エピソード分裂病の未治療期間（DUP）と治療予後」「Schizophrenia Frontier」3（1）, 35-39, 2002.
6) Amminger, G. P., et al：Outcome in early-onset schizophrenia revised；Findings from the Early Psychosis Prevention & Intervention Centre long-term follow-up study. Schizophrenia Res 131, 112-119, 2011.
7) Häfner, H., et al：Schizophrenia and depression；Challenging the paradigm of two separate diseases—A controlled study of schizophrenia, depression and healthy controls. Schizophrenia Res 77, 11-24, 2005.
8) Fusar-Poli, P., et al：The Psychosis High-Risk State：A Comprehensive State-of-the-Art Review. JAMA psychiatry 70（1）, 107-120, 2013.
9) Taurines, R., et al：Developmental comorbidity in attention-deficit/hyperactivity disorder. Atten Def Hyp Disord 2, 267-289, 2010.
10) Kessler, R. C.：The Prevalence and correlates of adult ADHD in the United States；Results from the National Comorbidity Survey Replication. Am J Psychiatry 163, 716-723, 2006.
11) 宮田雄吾『子どもの心の処方箋—精神科児童思春期外来の現場から』新潮社，2009.

Ⅱ-1-2　不登校

1．不登校の現状

　文部科学省では，「不登校児童生徒」とは，「なんらかの心理的，情緒的，身体的，あるいは社会的要因・背景により，児童生徒が登校しない，あるいはしたくてもできない状況にあるために年間30日以上欠席した者のうち，病気や経済的な理由による者を除いたもの」と定義している。わが国の不登校の推移でいえば，中学生で1980年から，小学生で1985年から上昇し始めた。特に中学生では1992年度から2002年度までの10年間の上昇は急激で，「長期欠席出現率」でも２倍の上昇を示した（小林，2014）。

　この曲線が下降に転じたのが，小・中学生では，共に2003年度である。しかし，その後，中学校では2013年から，小学校は2011年から上昇に転じた。

　文科省「学校基本調査」によると2014年度の小中学生の不登校は12万３千人で，２年連続で増加。そのうち小学生は２万６千人，前年度より２千人増で不登校の割合（0・39％）は過去最高を記録した。また，中学生の不登校数は９万７千人で前年度より２千人増加した。

　「小中ギャップ」や「中１ギャップ」がいわれるようになってから久しい。小学生の不登校の増加もさることながら，小中ギャップも危惧される問題であろう。

　不登校の問題は，子どもが学校を休むことで生じるが，その理由は様々である。表１は，平成５年度と平成18年度の中学３年生が成人した時点で，当時の欠席のきっかけを尋ねたものだ。この表からもわかるように，学校を休みはじめたきっかけとして，「友人関係」「学習」「先生との関係」「部活動」と学校生活の中で生じてくるストレス要因が高い数値をしめており，「友だち関係」は平成５年度の中学３年生よりも特に増加している。「不登校は，子どもが学校に合わないことで起きてくるものであり，それは学校教育が子どもに合わないことでもある」（小林，2016）と言っても過言ではないであろう。

表1　学校を休み始めたきっかけ（複数回答）

	平成５年度 中学３年生	平成18年度 中学３年生
友人との関係	45%	53%
生活リズムの乱れ		34%
勉強がわからない	28%	31%
先生との関係をめぐる問題	21%	27%
クラブ活動や部活動の友人・先輩との関係	17%	23%

２．不登校の予防

　不登校の子どもへの支援を行うことは当然であるが，新たな不登校を生まないために学校がどう工夫するかも大切なことである。未然予防の視点で考えれば，まずは，子どもにとって「学校が居心地良く，幸せを感じる場」であることが必要であろう。達成感を得ることや，安心できる居場所が教室にあり，心地よく過ごせていることは，予防医学でいえば，一次予防の健康の保持増進にあたる。

　表２は，「学校居心地感尺度」である。「はい」といえる項目が多ければ多い程，子どもの学校でのストレスが低く，学校での居心地が良いといえる。

　早期発見・早期支援の段階では，次の様子が子どもに見られたら学校生活にストレスを強く感じていると理解することが必要であろう。「友だちと上手くいかないことがあるようだ」，「急に友だち関係が変わった」，「いつもよりも憂鬱そうである」，「表情が暗い」，「困っている様子が何日も続いている」，「ボーっとしていることがよくある」，「急に学力が落ちてきた」，「身体の不調を訴えることが増えた」など，登校はするものの気になることが起こってきている場合だ。この時点で，教師や保護者が子どもの変化に気付き，「浮かない顔してるね」「疲れてるように見えるけど，頑張り過ぎてないかな？」など，「あなたを心配しています」というこころのメッセージを送ることが大切であろう。

　また，欠席に関していえば，月に２，３日欠席する子どもに敏感であってほしい。頭痛や腹痛など身体の不調を理由に欠席することが多い。筆者らが不登校対策のプロジェクトを手伝った埼玉県熊谷市，神奈川県南足柄市などでの実践では，月に３日の欠席に敏感になることで全生徒の年間欠席日数が減少した。毎月のように欠席のある子どもに対して，「１ヶ月に３日位欠席してもたいしたことはない」と見過ごしてしまうと，それを継続すれば１年間の累積が30日を超えることになる。熊谷市の調査によれば，不登校になった子どもの多くは，最初は月に３日程度欠席が見られたということが明らかになった。深刻になる前に，ぽつぽつと欠席が見られる時点で対策を打つことが重要といえる。欠席した時には，電話などで温かい言葉がけをすることを忘れないようにしたい。上記の追跡調査では，不登校のきっかけ

表2　学校居心地感尺度（河内，小林　2009）

1.　学校になじんでいる。	6.　学校で「いごこち」がいい。
2.　学校には自由に話せる雰囲気がある。	7.　学校で私は認められている。
3.　学校でゆったりしていられる。	8.　学校で楽にいられる。
4.　学校で私は幸せである。	9.　学校で私は受け入れられている。
5.　学校で友だちと助け合っている。	10.　学校で安心していられる。

として「病気や怪我」との回答が1割程度あったことが明らかになった。「病気なので，医療機関に任せるしかない」「学校でできることはない」と待つだけではなく，大切な我が学級の子どもが病気で辛い思いをしているととらえ，本人や家族に温かい言葉を届けてほしい。

　小学校と比較すると中学校での不登校が圧倒的に多い。二次予防の観点からも，中1ギャップは注目すべきであろう。筆者らは，前述の管轄を含めたいくつかの地域の教育委員会と協働で，「小中連携支援シート」（以下「シート」と称する）を活用することにより不登校を減少させる取り組みをし，成果をあげることができた（早川・小林，2010・2013，小林ら2009）。6年間のどこかで年間15日以上欠席した小学6年生の子どもについて，小学校の教師が記入したシートを参考に，筆者らが「紙上コンサルテーション」（以下「コメント」と称する）を行い，その子どもへの処方箋を作成する。シートには，子どもが小学校で活躍した場面や学習面での得手不得手，教師が行って上手くいった支援方法，かかわり方，また，中学校への期待などが記入される。そのシートに，筆者らが作成したコメントが添えられて，小学校と進学先の中学校へ送られるというものである。

　小学校の担任は，多くの時間を子どもと共にする。最もその子どもを理解しているといえる教師がシートに記入し，中学校に申し送ることができるだけでなく，その子どもが卒業するまでと，翌年以降同じような課題のある子どものためにシートとコメントを参考にすることができる。

　中学校では児童の入学前に，教職員でシートとコメントを読み合い受け入れる準備ができる。入学後は，資料として事例検討会を行い，本人の良さやうまくいったことなどを全ての教職員が共有することで，生徒が複数人の教師に承認され，褒められるようになる。シートには，中学で行った適切な支援方法を加えながら3年間継続した支援を行うこともできる。

　シートとコメントを有効に活用した学校では，小学6年生時よりも中学1年生時の方が，年間欠席日数が少なくなったシート対象者が多かった（早川2013）。この実践を通して，表3にまとめた4つのことを行えば行う程，児童生徒の欠席日数が増加しない，もしくは減少することも明らかになった。これら4つは，全ての子どもに必要で大切な関わりともいえよう。

表3　欠席を減らす4つの関わり

○子どもが安心していられる居場所が学級にある。
○子どもが得意なことで活躍の場がある。
○子どもが趣味や興味を持っていることを話題に話をする。
○不快な感情を子どもの表情から読み取り，「不安（心配）かな？」「緊張するね」「恐いと感じるかな」「イライラするよね」など，言語化して受け止める。

３．不登校が深刻化したら

　不登校が深刻化してくると，誰でも行けるはずの学校に行くことさえできない自分に傷付き，自己概念が悪化する。学校に行けない（行かない）自分は「ダメな自分」であり，親を困らせる自分は「愛される資格がない」「消えてしまいたい」と自己否定的になる。認知面で自己否定的になると感情面でも不安，心配，憂うつ，無気力，と不快な感情が増幅する。不快な感情が快適さを上回ってしまうと，ストレスは増幅する一方だ。メンタル面の悪化によりうつ傾向が強くなることも多い。家族が起こしても布団から出られない，腹痛や頭痛など身体症状が悪化する，学校に行こうとしても玄関で一歩も動けなくなってしまう，夜眠れない，いつもこころに重たい石を抱えているようで，気持ちがズーンと落ち込んでいて何をしても楽しいと思えない…と生活面でも悪循環が起こって来る。

　「自分はダメだ」と自己否定的になっている子どもに関わる時に大切にしたいのは，「あなたは大切」「あなたは，あなたのままでよい」と存在を受容することだ。腹痛や頭痛を訴えている子どもは，こころの傷が身体の症状としてサインを出している。身体の不調を心配しながら，こころに抱えている苦しさ，辛さを受け止め，安心するように温かく見守ってほしい。

　教師が「見守る」とは何もしないで登校を待つことではない。極端にエネルギーが落ちた状態からこころと身体の健康を取り戻すまで，子どもの状態にあわせてメッセージを送り続けることである。教師の独りよがりではなく，子どもが求めていることに寄り添えることが大切であろう。つまり，子どもが教師に見守られている温かさを感じ，安心して毎日を過ごせることが回復に繋がる。例えば家庭訪問で子どもと会えた時に「学校に来いよ」だとか，登校した時に「明日も来れるね」と約束をする前に，「あなたにあえてうれしい」と，まずは会えたことを喜んでほしい。「がんばれ」と励ます前に「あなたは充分にがんばってるよ」と労ってやってほしい。

　不登校が深刻化すると，生活のリズムにも変調をきたすことも多い。そのような場合，生活の改善を求めるよりは，現状を維持することを勧める。例えば，午後１時に起きる子どもには「次に会う時まで午後１時に起きることを続けられるといいねえ」というようにだ。次に会った時に，午後１時に起きることが継続できていれば「約束を守ってるね」と承認する。一緒にいて安心な教師とはまた会いたいと子どもから思うであろう。子どものエネルギーが高まり「また家庭訪問に来てほしい」「あの先生がいる学校へ行きたい」と，子ども自身が前に進む意欲が出るよう支援を続けてほしい。

４．不登校支援で大切な連携と「よかったねカンファレンス」

　前述した４つの大切な関わりの他に，学校でできる不登校支援として，「チームで関わる」ということがあげられる。

　担任，同学年の教師，養護教諭，教育相談担当，生活指導担当，特別支援教育コー

ディネーター，スクールカウンセラーなど，対象となる子どもにとって重要な教職員たちが，定期的な教育相談部会の他に，日常的に情報交換を行い，子どもに必要な支援を進めていくのである。遅刻してきた子どもを迎えた教師が担任にその時の様子を伝えたり，気づいたことを伝えたりすることが大切である。特に多忙な学校の場合には，カンファレンスとして意識化することも必要であろう。

　また，子どもを共に支える大人として保護者との連携は欠かせないが，医療機関や教育委員会，民間の適応指導教室，通級学級，教育相談所，地域の子育て支援や家庭支援，児童相談所など，外部との連携も必要である。保護者を通して，または保護者の了解を得た上での連携となるが，学校が必要な情報は，具体的な支援方法である。子どもが専門機関で得たこと，学んだことを学校でも活かせるように，また，治療している場合には学校生活上の留意点について情報を得ることはもちろん，学校での様子を情報提供することも大切なことである。

　支援を続けても欠席が続く状態であると，「これでいいのだろうか」と疑問に思ったり，意欲が続かなくなったりしてしまうこともある。しかし，家庭訪問で会うことができるようになった，校門に入れた，玄関まで来られるようになった，ということも改善であり，教師の関わりの成果である。そのように，改善した，もしくは悪化しなかった事例について，効果的だったかかわりを話し合う「よかったねカンファレンス」を校内研修で行うことが，支援を継続して行う意欲となるだろう。

［早川恵子］

....

●参考文献
＊文部科学省「不登校の対応について　不登校の現状に関する認識」2003.
＊小林正幸「不登校の現状」『教育と医学』62，3，12-20，2014.
＊小林正幸・早川恵子・霜村麦「長期欠席児童生徒の出現率から見る不登校問題―最近13年間の不登校問題の増減に着眼して―」『東京学芸大学教育実践研究支援センター紀要』12，1-11，2016.
＊文部科学省「平成27年度学校基本調査（確定値）の公表について」2015.
＊文部科学省「不登校に関する実態調査～平成18年度不登校生徒に関する追跡調査報告書～」2014.
＊小林正幸「12不登校」『実践学校カウンセリング』小学館，2016.
＊早川恵子・小林正幸「中学校学区域を単位とした小中連携支援シートの活用による学校不適応予防の効果」『学校メンタルヘルス』13（1），2010.
＊早川恵子・小林正幸「小中連携支援シートシステムの活用状況と学校不適応の予防との関連に関する研究」『学校メンタルヘルス』16（1），2013.
＊小林正幸・早川恵子・大熊雅士・副島賢和『学校でしかできない不登校支援と未然防止』東洋館出版，2009.
＊河内絵莉子・小林正幸「学校における居心地のよさと学校適応の関連について―学校居心地感尺度の作成―」『日本カウンセリング学会第42回大会発表論文集』2009.
＊早川恵子「2人からできる校内研修―徹底的に子どもに寄り添い，解決策を柔軟に発想する　小林正幸とチーム仕事師（第9回）よかったねカンファレンス―」『月刊学校教育相談』25（14），2013.

II-1-3　いじめ

1．はじめに

30数年間を遡って，悲惨ないじめ事件のいくつかを想起してみよう。
○東京都中野区の中学2年生自殺（1986年）
○山形県新庄市の中学生マット死事件（1993年）
○愛知県西尾市の中学2年生自殺（1994年）
○北海道滝川市の小学6年生自殺（2005年）
○滋賀県大津市の中学2年生自殺（2011年）
○広島市呉市の専修学校生徒LINE殺害事件（2012年）
「いじめには数年ごとにピークがある」という言もあるが，いじめ防止対策推進
法制定の契機となった2011大津自殺事件の後にも以下が記憶に新しい。
○2013年奈良県橿原市中学1年生自殺
○2015年神奈川県川崎市中学1年生殺害事件
○2015年岩手県矢巾町中学2年生自殺
いじめに関して議論は多々ある。ここでは学校メンタルヘルスの視点から以下を
論点として考える。
○いじめを学校からなくすことは可能か
○悲惨な状況に至るファクターは何か
○「いじめられた側への支援」「いじめた側への指導と助言」をどう考えるか
○もっとも有効ないじめ対策は何か

2．いじめを学校からなくすことは可能か

結論は「NO」である。それは，「なぜいじめが起きるか」を考えてみれば明らか
だ。人間はエロス的存在だ。自分が自分であることを本能的に希求する。新生児は
全身全霊で己の生存を求める。貪欲なその欲求，そのエネルギーはエロスだ。だか
らこそ，どんな生物よりも脆弱な人間が地球で最も大きな力をもつに至った。
自分が自分であることを希求すると，それは「他よりも勝り優位である自分」で
あろうとする。だから競争はいつも人を熱くさせる。しかしながら，「他との差別
化優位化を求める心性」が価値観のフィルターを通ると，それは差別になる。行動
化されればそれはいじめであり人権侵害である。エロスは一面では「他への攻撃
性」になる。学校でそれが起きないはずはない。
だからいじめは一面では「人間が本来もっている一つの側面」だ。もしこれがな
くなったら，それはエロス消滅になり，人類は亡びるだろう。
ただし，いじめを野放ししておいていいわけではない。

116

国民国家が成立した過程を考えてみよう。各人や各部族がもっていた刑罰の権利を放棄し，それを国家に委譲したところから国民国家の成立をみた（もっとも国民国家の制度疲労もかなりあると思えるが）。

　これと同じく，もともと各人がもっている攻撃性をどのような形で昇華するか。ここにいじめを学校で深刻化させないヒントがある。

３．悲惨な状況に至るファクターは何か

（1）教師が児童生徒集団の力動を理解できず，適切に掌握できない状態

　40人近くの児童生徒が一日の大半を一つの学級で過ごす。部活動は学級より流動的ではあるものの，単年度で部活を変更することは極めて少なく，ある意味で学級より閉鎖性が高い。そこでは複雑な集団力動が働いている。

　情報について優位に立つことのできた数十年前の教師なら，その優位性のおかげで児童生徒を掌握することが比較的容易であった。そのような牧歌的時代はもう望むべくもない。

　児童生徒は多様な育ちを経ており，教師が把握できない込み入った関係の履歴がある。ここに保護者のそれらも加わっているのが，一つの学級であり部活動だ。「よい子」として育ってきた教師にとってこの集団力動は，扱うに困難である。

　悲惨ないじめ事件の起きた現場についての情報をみると，崩壊した集団が背景に存在する。集団の衝動性が野放しになっていじめの温床になる。

　学級担任や部活動担当の「集団理解とその方法」についての力量向上が必須だ。

（2）成員の愛着形成や集団での育ちが不十分である状態

　「いじめる側」の児童生徒は例外なく「いじめられた経験」をもつ。言語化されずとも，いじめられた経験が衝動となり不安を導き，その防衛として誰かをいじめる。これは「防衛の失敗」である。

　また「いじめられる側」と「いじめる側」は容易に入れ替わる現実を，現場の教師はよく知っている。したがって「いじめられる側」にも「いじめる側」と同様の「防衛の失敗」が存在する。

　なぜ失敗するかというと，それは自我形成が不十分だからである。適切な自我形成，すなわち欲動と規範の葛藤を抱え込まず，折り合いを付けられる「自我の力」が育っていない。これは適切な愛着の形成によって育つものであり正しい自己愛だ。

　現場の教師は児童生徒の過去の育ちを嘆くのではなく，具体的ないじめ萌芽をとらえ，それを児童生徒の新たな愛着形成の場として生かしてゆくことが必要になる。

（3）半グレ集団などのカウンターカルチャーの問題

　正統な学校文化の伝達者たる教師がいれば，いつの時代にもこれに対抗（カウンター）する文化があり，人の成長にとって大切な役目を果たす。

　しかし，それが深く過激に潜ってゆくと過剰な逸脱行為となる。いわゆる半グレ集団形成である。この形成には明らかに（2）が関係している。

　教師は，カウンターカルチャーを敵視するのではなく，一歩踏み込んで近づく勇

気をもちたい。そこに親和性のある子どもたちには，深い哀しみに根差した大人への不信があり，その思いのひだを知り，共感してやりたい。

(4) 楽しい教科学習が保障されず児童生徒の効力感が不十分なこと

どんな児童生徒も「学習が分かりたい」と願っている。半グレの児童生徒も「分かる授業」では生き生きする。「分かった。できた」という効力感が一時ではなく確実に積み上がってゆけば，それは自己肯定感につながり「適切な防衛」となる。

学校教育法第37条11項には「教諭は児童の教育をつかさどる」とある。ここでの「教育」は授業場面である。そのほとんどを占める「教科の時間」に，児童生徒が自分の存在する意味を実感させてゆく非常に地味な営みが，実はきわめて重要，かつ効果的ないじめ対策となる。

(5) 社会的歴史的経済的な変遷と連動していること

社会的歴史的経済的な変化は，最も弱い人に深刻な影響を及ぼす。子どもであり高齢者であり，その他障害や不具合をもつ人々である。そして最も弱い組織についてもそうであろう。つまり，丸腰の学校や保育園，福祉施設などである。

社会における理不尽なできごとは，学校におけるいじめを間接的に深刻にする。例えば深刻な低賃金にあえいでいる保護者が子育てで十分な配慮をすることができず，甘えたくても甘えられない子どもに影響し，その衝動や不安を「学校でのいじめ」で解消しようとする。最終の行動は許されないことだが，そこまでの過程にはいじめる子どもなりの必死の適応の姿が必ずあるものだ。

直接的に教育機関に関わることのない人々であっても，学校におけるいじめ問題を他人事と受け止めないで欲しいものだ。

4．「いじめられた側への支援」「いじめた側への指導と助言」をどう考えるか

下記はいじめ防止対策推進法第23条3項の文言である[1]。

学校は，前項の規定による事実の確認によりいじめがあったことが確認された場合には，いじめをやめさせ，及びその再発を防止するため，当該学校の複数の教職員によって，心理，福祉等に関する専門的な知識を有する者の協力を得つつ，いじめを受けた児童等又はその保護者に対する支援及びいじめを行った児童等に対する指導又はその保護者に対する助言を継続的に行うものとする。
（傍線；筆者）

いじめの被害者は例外なく大きな心的外傷を被り，とりわけ深刻ないじめは自死や犯罪につながる危険性が高い。

しかし，現場で実際に教員が児童生徒や保護者に行う働きかけの一つ一つを，「支援」「指導」「助言」と明確に区別するのは，非常に難しい。

いじめに関する一連の対応では，事実関係を把握し，児童生徒から話を聞き取り，彼らの言語化されていない思いや背景を推量しながら，双方に働きかけてゆく。

特に難しいのは，「いじめる側」は，現在あるいは過去において「誰かからのいじめに遭っている」可能性があることだ。これはほとんどすべてに当てはまると筆者は経験的に感じている。

例えば「これは親の愛情だ」と本人が意識の上で受け止めていても，「過剰な期待を受けていることに対する無意識のあがき」があると，それは現実的には「抑圧という意味のいじめ」だろう。このような場合に，単に「指導」をしてもそれは表面的に留まるし，保護者への「助言」は子どもへの抑圧を強化するだろう。

私見では，被害者と加害者とその保護者すべてを対象とする広い意味の「支援」を継続することだ。「関心をもって見守り」ながら「観察しながらの参加」である。

その中で，いじめという行為そのものには厳然と対処するべきだ。その際，児童生徒の人格は未熟であることを深く考慮に入れ，またすべての関係者の存在を唯一無二のものとして尊重することを忘れたくない。

５．もっとも有効ないじめ対策は何か

（1）学級や部活の「タコ壺化」を避けること

いじめが起きる現場は必ず「荒れている」。そこには多数の児童生徒がおり，一人の教師の力だけでは回復は難しい。しかし学校には複数の教師がいる。教師の「よき集団性」を発揮していくことが大事だ。

「隣のクラスに口を出せない」と躊躇することは，いじめの傍観者に等しい。学校全体の協同性がフルに活用されるような，ラインケアやピアケアが必要だ。

（2）乳幼児期の保育教育を充実させること

幼稚園保育園は「学校へのゲートウェイ」である。しかも保護者は小中高のそれより若い年代であり，保護者間のいじめは中高のそれに似通う面が多い。

１歳から２歳の幼児では「かみつき」（場合によっては砂かけ，おもちゃ隠しなど）が保育上の大きな課題である。いじめは「防衛の失敗」であり，その萌芽はおそらく「かみつき」である。この年齢で未だ「失敗」とはいえず，愛着形成を確かにすることで自然と解消されてゆく。つまり，この年齢から「いじめ未然防止」は始まると考える。

また，貧困や低学力の問題を解決するには「質のよい乳幼児保育」が有効と言われており，貧困や低学力がいじめと深く関係することと併せ考えると，乳幼児保育教育の重要性が際立ってくる。

（3）教師は児童生徒のリアルを知ると共に正統な学問の継承を実践

３（3）に対する手立てがこれである。子どもが興味をもつものに嫌悪感をもつのではなく，「ひとまず知ろうとする」ことだ。教師自身のアウトリーチである。

それと同時に，人類が連綿と引き継いできた長い文化遺産を伝承する立場に教師はある。そしてそれは子どもから「尊敬される」内容も含んでいるものだ。

教師は両手にこの二つを携えたい。従って次である。

（4）教師は教科のプロになること

　地味ながらも「楽しく分かる授業」を積み上げることが，学級を荒れさせない王道であり，いじめの温床を作らないことになる。一人ひとりの児童生徒が，学級に居場所を獲得することになる。

（5）学校は地域や関係機関とゆるやかに連携すること

　３（5）で述べた視点に立つには，その地域を深く知ることである。それぞれの地域には独自の資源が必ずある。関係機関も同様である。

　（1）で述べたことは学級だけではなく学校にもいえることであり，「学校のタコ壺化」を避けることである。

６．おわりに～まとめにかえて

（1）いじめに端を発する事故や後遺症はきわめて大きい

　いじめられた児童生徒が長い間，こころに深い傷を抱え続けるケースは多い。いじめ報道をきっかけにして，数十年前のいじめのフラッシュバックに悩まされる人がいる。いじめはそういうものだ，ということを確認したい。

　ところで，いじめられた生徒が，いじめた生徒を殺害したのが1969年高校生首切り殺人事件である。１に挙げた事件は，いじめ被害者の命が失われ，こちらはいじめ加害者の命が失われた。かようにいじめは人間の衝動性，攻撃性の極致に容易に至る入り口である[2]。

（2）いじめは「どこかで解消」ではなく「解消され続ける」もの

　したがってこうである。物理的に被害者加害者が離れても，こころの傷は容易に癒やされない。「はい，これで解消した」とみなすに留まらず，「解消され続ける」よう，継続して関係者を「関心をもって見守る」ことが大切だろう。

（3）こころに深い傷を受けた人がとる道は二つ

　一つは「それをこころの澱にして，他人への恨みつらみにする道」。いま一つは「それをこころのしなやかさにして，自分にも他人にも優しくなれる道」。

　すべての教師は後者へと導く責務を要請されているのではないか。

［井上惠］

●引用文献
1）いじめ防止対策推進法（平成25年法律第71号），2013.
2）奥野修司『心にナイフをしのばせて』文藝春秋，2006.

Ⅱ-1-4　体罰

1．体罰の定義と状況

　いろいろな場面で体罰，あるいは躾という名の暴力という言葉を聞くが，ここでは教育現場（学校）に限っての体罰について取り上げる。体罰は学校教育法第11条に規定がある。「体罰は，いかなる場合においても行ってはならない」である。

　体罰が教育現場で実際に起こった時，文部科学省は幾度か通知を出している。2013年3月には体罰が原因と考えられた生徒の自殺により，指導の徹底の通知（巻末資料1，p. 318）が出されている。それには「身体に対する侵害を内容とするもの（殴る，蹴る等），児童生徒に肉体的苦痛を与えるようなもの（正座・直立等特定の姿勢を長時間にわたって保持させる等）に当たると判断された場合は，体罰に該当する」と表記されている。さらに具体的な場面や判例を挙げているものもある。

　これらの定義のもとに実施された2014年の体罰の状況調査（図1）で，学校種別に体罰を行った教職員年齢別状況を見てみると，教職員の年齢が上がるにつれて増加している。学校にも慣れ，ベテランの領域に入っている年代が多いのである。

　体罰時の状況（図2）では，授業中と部活動中が多いことがわかる。授業中と部活動中の違いの一つは，児童生徒が自らの意思でその場所にいるのとそうでないことである。部活動では，児童生徒のほとんどは，その活動がやりたくて集まっている。本来は単なる指導者（顧問）と部員という関係だが，これを双方が上下の関係と勘違いすることで，力関係が発生しやすくなる。やりたくて集まっているのだからと最終的に「勝つこと」に重きを置く育成に陥りやすい。

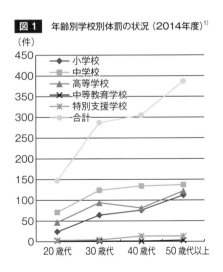

図1　年齢別学校別体罰の状況（2014年度）[1]

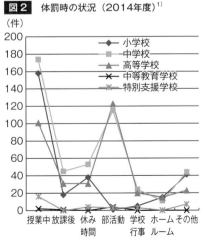

図2　体罰時の状況（2014年度）[1]

一部であるが，「勝つこと」で教職員が指導結果を出している例もあり，そのための方法はすべて許されると思ってしまうことが残念である。

２．体罰を受けた児童生徒のこころの傷つき

以下は筆者の経験である。もともと３年生を筆頭に荒れていた学校で，１年生のある学級では授業が始まると，プリントを丸めてキャッチボールを始めたり，後ろに集まってゲームをしたりとやりたい放題であった。その中の一人をイスに押さえて座らせると「体罰だ！」と言われた。筆者は「こんな状況は授業じゃない。これは体罰じゃない！」と諭すとそれ以上は言ってこなかった。

そんな荒れた状況の中で，入学間もない中学校１年生の女子が「死ねや。ばか。学校に来るな」と授業中叫んでいる場面があった。しかし夏休みも過ぎて少し立った頃から言葉のトーンが下がり落ち着いた口調で話すようになっていた。まさに豹変，表情や仕草も落ち着いた様子である。担任に聞くと「親が離婚しました」。女子生徒が荒れていた理由の１つは，家庭であったわけである。子どもは親同士の争いを微妙に感じ，耳にし，それを自分の中にためていく。それを他の場面で，外に向けて出す。

体罰の場合も同様に，身体とこころに傷を受けることは，間違いない。それをどのように自身の中で受けとめて折り合いをつけていくのだろうか。

ここに，体罰を実際に受けていた大学生のアンケート結果がある（表１）。体罰を受けたことがあるかという問いに対して記述式で回答したものである。「恐怖心で保護者に言えなかったので２年間<u>耐えた</u>」「その時は<u>いらだちや憎しみ</u>しか生まれませんでした」「<u>ああまたか</u>」「親にも殴られたことがなかったので，非常に<u>こころが傷つきました</u>」（下線は筆者）と，体罰を受けた時の気持ちを表す表現がある。時間が経過し振り返ることができているが，傷ついた気持ちは引きずっているのである。

表1 受けた体罰の内容（広島大学スポーツ社会学研究室調査 2013）[2]

1	中学校のバレーボール部の時，顧問の先生に蹴られたり，ボールを投げてぶっつけられたり，髪や服をつかまれて引きずり回されたりする毎日だった。
2	小学校３・４年生の時，担任から受けた。発表しない児童が殴る蹴るの暴行を受けた。児童は恐怖心で保護者に言えなかったので，２年間耐えた。
3	高校の部活の中では，日常茶飯事でした
4	体罰は受けてないが，声だけで何十分，何時間か怒られたことはある。
5	たたかれたことはよくあります。その時はいらだちや憎しみしか生まれませんでした。
6	中学校の時に野球部に入っていましたが，何回もあります。いつも普通にボコボコ殴る先生だったので「ああ，またか」ぐらいにしか思いません。
7	小学校の時バレーボールのチームでコーチにビンタされたことがあります。親にも殴られたことがなかったので，非常にこころが傷つきました。
8	隣の中学校では，イスで頭を殴られたり，ペンで頭を刺されて出血したりしていた。

3．体罰を行う教職員のメンタルヘルス

　体罰を行う教職員の年齢がベテランの年代に多いことは図1から明らかである。これには，子どもの頃の体験も関係しているのではないか。ベテラン世代が子どもの頃はまだ，体罰容認の風潮があり，筆者もその体験がある。そのことを考えさせられる資料がある。表2は，体罰を受けた経験のある学生とそうでない学生の比較である。そして，体罰を容認する学生の割合は体罰体験者の方が多い（データとして人数が少ないので，あくまで可能性として考えてみたい）。

　このアンケートでは体罰容認の理由として「（体罰をしないと）教師がおちょくられる」「空気が締まる」「殴らないとわからない」等が挙がっていたが，これらはすべて学生（教師側）の言い分である。「"信頼関係"があれば」という回答もあったが，何をもって「生徒と信頼関係がある」と言い切れるのか。そう思っているのは教師だけかもしれないのである。

　体罰を行った教師は，自分自身の過去の経験から，体罰を行う理由を「自分の教育観や指導観，あるいは自信」としているのではないか。学校で行われるのは教育であるから，教師が体罰をすることはある意味生徒に体罰を教えることになる。生徒は大人を見ている。そしてそれをモデルにしていく。やがて自身が教師となり，かつて自分がされたことを生徒に行い，それが「体罰」として取り上げられた時，本人は自分の教育行動を否定されたとして，反省するのではなく落ち込むだけであろう。こうした負の連鎖はもう断ち切らなければならない。

表2　体罰の経験と体罰の賛否（広島大学スポーツ社会学研究室調査 2013）[2]

体罰を受けたことがある		体罰を受けたことはない	
33人		31人	
OK＋条件付き OK	NO	OK＋条件付き OK	NO
29人	4人	21人	10人

4．体罰問題が起きた場合

　体罰問題への対応は，状況によって異なってくる。ここでは流れについて簡単に書きたい。

　最初にすることは，事実関係の把握と確定である。聞き取りを行い，それを確認していく。体罰の把握のきっかけに関しては，文部科学省の統計がある（図3，p. 124）。グラフによると，小学校：保護者の訴え47.5％，中学校：教員の申告45.9％，高等学校：生徒の訴え36.3％，となっている。小学校の場合，児童が教職員にうまく伝えられない場合があり，保護者からの訴えが多いのがわかる。子どもの発達段階を考えた丁寧な聞き取りが必要である。また，教育委員会との連携も当然必要であり，管理職の動きがポイントになってくる。

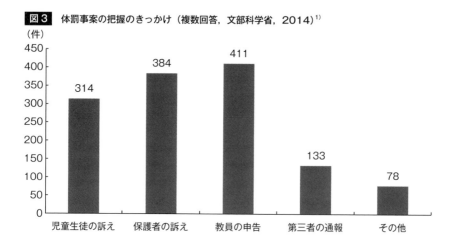

図3 体罰事案の把握のきっかけ（複数回答，文部科学省，2014)[1]

　状況が把握できたら，解決への行動に移る。当該児童生徒とその保護者とともに体罰の過程や状況について事実確認を行い，その事実の確定をする。そして，謝罪と今後の学校としての体罰に対する指導の方向性（他の児童生徒や場合によっては保護者全体に向けて）を伝える。

　大事なのはその後も児童生徒の行動の見守りを続けることである。なぜなら体罰というのは後々に影響が表れるからである。そしてそれは当該児童生徒だけでなく，体罰を見聞きした他の児童生徒も同様である。人は自分の中で折り合いがつけられないことが起きた場合，色々な形で気持ちを表してくる。筆者は授業中にしゃべり続ける生徒を見たことがあるが，授業担任に聞くとセクシャルハラスメントを受けていたそうで，それまでは，落ち着いたリーダー的な生徒だったそうである。

　体罰問題の解決は，教職員の謝罪・懲罰で終わりではないことを知っておくことが大事で，周りの大人が児童生徒を見守り続けることが絶対に必要である。筆者が実際に対応していた時に考えたことは「この生徒たちを守り，育てていく」である。教師という仕事に就いているのだからこれ以外のものはないのである。

　最近では，学校に常勤のスクールカウンセラーが配置されるようになってきた。専門家との連携は良いことである。現場の教職員もうまく連携を取ってほしい。筆者が大きな課題を抱えた際，初期対応のちぐはぐさから解決することに大きなエネルギーを使った。その時陰ながら相談にのってもらったスクールカウンセラーの存在が，自分のメンタルヘルスを保つ大事なものだった。

　何か不祥事が起きた時，学校は周りから多くの批判を受けることが多い。さらに再度問題が起きると，学校は地域からの信用を完全になくしてしまう。地域から「出て行け」と思われるようになると，そこからの回復にはかなりの時間がかかってしまう。学校に関わるすべての人たちにとっても大きなマイナスである。そうならないために，考えられる対応を進めてほしい。

５．教職員が体罰を行わないために

「殴らないとわからない」という回答が，前述の学生のアンケートに出てきた。しかし，「言ってもわからない生徒は，たたいてもわからない」のである。荒れた生徒に対して，力で押さえ込んだり怒鳴ったりしても同じことを繰り返す。きりがないのである。授業を抜けて走り回る生徒を捕まえて，座らせてもまた出て行く。次はもっと強い力で押さえつけるようになる。さらに次はもっと強く。これが行くところまで行くとお互いの力関係の競争になり，力関係が逆転してしまうこともある。「話せばわかる。殴ればわかる。」ならばみんな問題を起こさない子どもになっているはずだが現実はそうでない。

筆者が荒れた学校に赴任した際，体罰を引き起こさないようにとった方法は，服装だった。紺のブレザーにネクタイ。これが最初である。自分の中身を変えていくのは時間がかかるが，まず，簡単にできる服装から変えてみたのである。今思えば大変恥ずかしいことだが，それまではジャージ姿にスリッパで生徒に接していた。ネクタイは儀式以外したことがなかった。また，生徒を呼ぶ時や話す時，それまでは呼び捨てだったが，「くん」「さん」をつけて話すようにした。この２つだけを続けたのである。

一度だけネクタイを掴まれたことがあった。生徒が職員室に入ってきて勝手に机の引き出しを開けて回るような状況だったため，生徒の一人に注意した時，ネクタイを掴まれたのである。「○○くん。離しなさい」とゆっくり繰り返して言うと，離してくれた。以来，学校ではスーツかブレザーで勤務したのである。筆者の担当教科は技術・家庭科（技術）だったので，授業中は作業服だったが，授業が済むとすぐに着替えて担任をしている教室に入った。

ある時，ロボットコンテストに参加する生徒の引率者として他校に行ったことがある。競技を見ていると，全く面識のない他校の生徒から「どちらの学校の校長先生ですか？」と聞かれた。もちろん違うので「学校は○○中学だけど校長先生ではないよ」と答えた。その時もスーツを着ていた。子どもたちは着ているもので判断していることがよく分かったエピソードである。

服装を変えるだけで体罰がなくなるとは思わないが，自分にブレーキをかけるものや大人としての行動を取りやすいもの，相手が聞いてくれる状況に入りやすいものといった，教職員自身にできることを見つけ出し，実行していくことがポイントである。

［臼井吉治］

●引用文献
1) 文部科学省「体罰の実態把握について（平成26年度）」2015.
2) 東川安雄「広島大学スポーツ社会学研究室調査」2013.

Ⅱ-1-5　学級崩壊

１．学級崩壊が注目された21世紀初頭

　最近，学級崩壊について，マスコミの記述は見られない。文部科学省などの報告書も見受けられない。しかし，学級崩壊は消えてしまったとは思えない。

　そもそも文部科学省がこの現象を「学級がうまく機能しない状況」として捉え，委託研究を行ったのは，21世紀に入る時点であった（国立教育政策研究所，2000）。そこでは「子どもたちが教室内で勝手な行動をして教師の指導に従わず，授業が成立しないなど，集団教育という学校の機能が成立しない学級の状態が一定期間継続し，学級担任による通常の手法では問題解決ができない状態」と定義されていた。

　報告書は，105の学級がうまく機能しない事例を取り上げ，問題状況の要因から10の類型に分類した。学級がうまく機能しない状態を複数回答で集計し，「教師の学級経営が柔軟性を欠いている事例（74学級）」が最も多く，次いで「授業の内容と方法に不満を持つ子どもがいる事例（65学級）」，さらに「いじめなどの問題行動への適切な対応が遅れた事例（38学級）」「校長のリーダーシップや校内の連携・協力が確立していない事例（30学級）」の順であることを明らかにした。

２．学級崩壊の特徴

　それ以降，2000年初頭に県や市を単位としたいくつかの大規模な調査があった。比較的最近では，教育調査研究所（2009）のものがあり，都市部を中心に調査した結果，「小学校で３分の１程度，中学校で10分の１強」の学校で，学級崩壊が生じているとした。また，授業が成り立たない「授業崩壊」では，小学校で３分の１程度，中学校では３分の１強程度の学校で起きているとした。

　さて，筆者が，学級崩壊をテーマとした著書『学級再生』を出版したのも，21世紀初頭である（小林，2001）。そこでも触れたが，この実態を明らかにすることは不可能だと考えている。どれほど，操作的に学級崩壊や授業崩壊を定義しても，それを学級崩壊や授業崩壊と見るか否かは，観察者の主観によるからである。たとえば，上記の調査は，学校の管理職や教育委員会に対する調査だが，PTAや児童生徒を対象にしたら，同一地域でも結果は異なるであろう。また，学級の荒れの開始直後や回復途上で，そのどの段階を学級崩壊や授業崩壊と呼ぶのかも難しい。ただ言えるのは，学級崩壊や授業崩壊は稀ではなく，日常的になっているかのようだということである。

　かつて，筆者は，1950年代の「暴力教室」や80年代の「校内暴力」と，90年代の終わりに登場した「学級崩壊」とは，質的にまったく異なるとした（小林，2001）。「暴力教室」や「校内暴力」は，集団で大人に向かう形態を取り，「反社会的」な問

題であった。非行親和性があった。だが，その後の「学級崩壊」は，子どもの人間関係の結べなさ，すなわち，「非社会性」の問題が根本の背景要因にあるとした。

３．学級崩壊の未然防止

　非社会性の問題として学級崩壊を捉えた上で，学級崩壊の形成プロセスについては，以下の考え方を紹介した。子どもたち同士が良好な人間関係が結べていない場合，その教室の中で，子どもは高い不安と緊張を抱く。そのような時に，教師と一部の子どもとの師弟関係に不協和が生じる。その不協和を収拾できないと，一挙に集団が無秩序な状態に陥る。以上が，学級崩壊の形成プロセスである。このことを，社会心理学の群衆がパニックになっていくプロセスになぞらえて解説した。

　今でも，学級崩壊や授業崩壊が起きるプロセスは同じであろう。したがって，学級崩壊が起きそうな不穏な感覚を感じた段階で，以下が要諦になる。

①子ども同士の人間関係に注目し，それを良好にしていく工夫を様々に行う。子どもたちの関係が相互に助け合い，互いが自己有用感を抱けるような体験を，特別活動や国語や保健体育などの教科を通して，数多く与えるようにする。

②不安や緊張を与えるのは避け，競争ではなく，協働の時間を作るようにし，リラックスできる時間と場を意図的に作り，安心していられる学級の雰囲気を作る。

③崩壊の契機になりやすい子どもの行動に，教師が適切に関わる。近年では，感情コントロールがうまくいかない子どもが増加していると言われるが，これについては後述する。

④学級の雰囲気の悪化を快く思っていない他の多くの子どもたちの気持ちを受け止める。その子どもたちの努力と我慢を承認し，適切な行動については，個々の子どもを肯定的に公平に評価する。課題を示す子どもも，周囲にいる子どもも，存在を同様に受け入れ，改善方向に向かう行動を承認し続ける。

４．学級崩壊の建て直し

　学級崩壊や授業崩壊を立て直す労力は並大抵のことではない。この手順も今もそれほど大きな違いがないだろう。

①**仕切りなおしをする**：全体が崩壊しているような場合では，学級経営目標を再度，学級全員で作り直す。この際，学校関係者で当該学級の仕切り直しをどのようにするのかを十分に打ち合わせる。

②**騒然となった場合の周囲の援助方法を共有する**：小学校のような学級担任制では，学級でトラブルが起きた場合に，学校関係者に緊急に援助に入るためのシステムを考える。同時に，その場合，どのような援助方法が適切かを学校関係者で話し合っておく。

③**望まれる指導方針を共有する**：叱責や規律の強化を繰り返すだけでは，事態は悪化し続ける。まずは，多くの子どもがこころから楽しめる活動を繰り返し行う。

そして，学級崩壊の未然防止で触れた③④の関わり方を集中的に行う。

④**保護者との関係を良好に保ち，協慟して課題に取り組む**：上記の指導方針の関わり方の目的と意義を保護者と共有する。この点について，近年に難しさが際立ってきたので，これについても後述する。

5．感情のコントロールの苦手な子どもの増加

近年の学級崩壊では，以下の変化を指摘することができよう。一つは，感情のコントロールを苦手とする子どもが増加してきたことである。その傾向は，小学校で不登校の児童の出現率が上昇する1985年頃から見られるようになり，2000年頃から顕著になった。そして，学校での子どもの感情コントロールの問題が注目されるようになるのは，2005年前後のことである（たとえば，大河原，2004，2006；木田，2007）。同時期に，小学校1年生の学級経営の困難さも注目を浴び，これは「小1プロブレム」と呼ばれた（たとえば，国立教育政策研究所教育課程研究センター；2005）。

この感情コントロールの苦手な子どもの増加を，特別支援教育の対象者の広がりと結び付けて語られることもあるが，これは的を外した論議である。以前から，このニュアンスを示す子どもは，通常学級の中に存在しており，脳の機能の問題の割合が，目に見えて増加するものでもない。

発達障害の子どもたちは，独特の情報処理を持つ。社会性の獲得でもハンディを負いやすい。だからと言って，感情コントロールがしにくくなるわけではない。むしろ，周囲の大人や子どもたちが発達障害の子どもの感情面の発達を支えられない結果なのである。関連するのは，周囲の通常の定型的発達を示す子どもたちの社会性の発達が全般的に劣化していることである。そのため，発達に課題を抱える子どもを集団として支えられない。支えられないだけでなく，排除に傾く。そのために，発達障害の子どもたちは適応障害（二次的障害）としてこの問題を抱えやすい。つまり，社会性が育まれにくい発達障害の子どもの場合では，その不適応が感情のコントロールを乱す問題として顕在化しやすいのである。

以上のことは，発達障害に限らず，子ども全般に偏在している感情コントロールの問題である。大河原（2004）が指摘するように，子どもの感情面での育ちを保障できない家庭内や学校や社会のコミュニケーション不全の問題である。それゆえに，不快感を適切に表現するのを手伝えない大人の課題，環境側の課題のあおりを受けたものである。保護者や教師など，近年の大人たちは，子どもの不快感を強く抑制したり，反対に不快に感じないように環境を事前に制御したりする。そのため，子ども自身の力で感情をコントロールする体験が圧倒的に減弱してしまったのである。

感情とは，自分自身の欲求を社会に伝えるための基礎・基本となるエネルギーである。それを適切にコントロールしつつ，適切に表現できなければ，社会性も耐性も育ちようがない。すなわち，子どもの社会性が育まれる素地そのものが危うくなってきているのである。それゆえ，この危うさに対する支援は，著者が関わって

いる不登校対策でも欠かせない視点となっている（たとえば，小林ら，2009）。不登校の問題だけではない。近年の子どもや若者の示す様々な心理的な問題，たとえば，リストカットや解離性症状，薬物を始めとする依存の問題，身体化症状や適応障害，社会不安，いじめ，いじめられなどの問題は，この延長線上にあると言ってよい。

　以上の課題は，「学級崩壊」の未然防止にあたって，子どもの何を育てていくとよいのかの視点に繋がる。普段，子どもが不快な感情を示した時に，教師を始め，大人がどう接するのかであり，不快な感情をどれだけ価値あることを分かり，扱えるのかに繋がる。これについては，小林・宮前（2007）に詳しいが，教師が腰をすえて安定した感情で関わること，不快な感情を言語化するように手伝うこと，背後にある要求を明らかにすること，その要求を社会的に通用する形に変化させるために，具体的な問題解決方法を子どもと案出すること，そして，実際にその運用を試させ，成功を喜び，失敗を残念がる必要がある。そして，自分の工夫でうまく感情を扱えた時に，それを高く評価する。問題行動として行動面だけに着眼し，行動を制止することは，問題の増幅を促し，問題を先送りにし，発達上の弊害を積み上げることになる。これを厳に慎まなければならない。

6．教師の指導観の変化との関連

　このように，教室の中で感情のコントロールができない子どもが増えたが，他方で，教師の指導への姿勢が変化してきたこともある。この変化をもたらした要因は，一つは指導要領の変化であり，もう一つは，教師側の世代交代の影響である。

　指導要領と，教師の指導観の変化は，大きくは1970年代末の「現代化カリキュラム」までの知識注入型教育から，1980年代の「ゆとり教育」に始まり，「生きる力」に至るまでの課題探究型教育に大きく転換したことの影響は看過できない。特に，1990年代以降，生活科や総合的な学習の時間導入に象徴される指導要領の変化が，教師の教育観に与えた影響は大きく，この20年間に，学校教育は大きく変化した。

　まず，知識注入型教育に手慣れた教師は，この変化に困惑し，試行錯誤を積み重ねた。課題探究型授業の難しいのは，個々人の子どもの思考や感覚を尊重することや，感情面を受容し，活動の意欲と思考を活発にさせることと，集団としての行動や集団のモラール（意欲）を高めることを同時に行わねばならないことにある。その中で，一部の教師に，個に寄り添うあまり，個々の子どもに迎合し，集団が見えず，集団行動やモラールを高めるのを苦手とする場合と，他方で，集団行動面での逸脱を抑制しようとし，子どもの思考や感覚や感情を受け止めない極端な2タイプが生まれてきた。前者は小学校や比較的若手教師に多く，後者は中学校以降の中等教育や比較的年配の教師に多いようであった。いずれにせよ，この2タイプは，共に子どもの感情コントロールの習得を阻む典型的なタイプである。

　さらに，話を複雑にするのは，1980年代以降の教育で育ってきた世代が，今の若手教員となっていることである。教師の指導態度が一番影響を受けるのは，自分が

受けた学校教育の体験である。学校の中で，今の40歳程度を境として，課題探究型授業で育った世代の分かれ目がある。

もう一つの世代の分かれ目が，55歳近辺にある。地域における異年齢集団遊びの体験の中で，集団行動やモラールを高めることが身体に染みついている世代と，放課後の集団遊びが矮小化していった以降の世代である。現代の子どもたちの社会性の低下は，対面での道具を用いない自由な遊びの減少の結果による（小林，2001）。地域社会の社会性を育むシステムが崩壊した中で，教師間の世代による指導観や指導感覚のズレを越えて，公教育がどこまでこれを補償できるのかが，今の時代では，より重要な課題となっている。

指導要領そのものには，その後，変化が生じ，教える内容も増加してきた。しかし，ここで求められるのは，かつての教育内容注入ではない。自ら学ぶ姿勢をどう的確にファシリテートし，引き出すかといった専門性であり，どの世代も未体験の教育手法である。今は，世代や体験を超えて，新しい授業スタイルを構築する必要があると言えよう。授業を相互に見て，的確に振り返り，省察し，新しい授業を作り出し，共有する。それが今の教職員に求められているのである。

7．保護者と学校の関係の変化

最後に，この20年の間に保護者と学校との関係が著しく悪化したことが挙げられる（p. 244参照）。2010年頃から，各地の教育委員会が保護者との関係づくりや接し方に関する冊子を刊行している。ここに見られるように，保護者や地域住民からのクレーム，要求，要望の増加は顕著である。もちろん教師は，この種の問題ではまだ素人である。苦情の原因を，あらゆる職種の中で，学校は「こちらの配慮不足」と考える場合が低く，相手をクレーマーと考える場合が多いなど（関根，2009），教師全般の苦情への対処技能への課題や反省すべき点も少なくない。

筆者は，大阪大学の小野田教授と一緒に，保護者の学校へのクレームに関する研究を共同で行ってきている（小野田，2009）。その一環として，感情のコントロールを苦手とする子どもの関わりで，教師が何に困惑するのかを調べた。その中で，一番多かったものは，「周囲の子ども」で，「保護者」がそれに次いだ。すなわち，対象の子ども以上に，周囲の子どもや保護者との関わりに困惑を感じている。学校の中でのトラブルで，周囲の子どもへの配慮や保護者への配慮を優先することは，保護者とのトラブルに発展することへの恐怖や不安を強く反映していると言えよう。

先に述べたように，学級崩壊に近いことが起きた時，保護者と教師が協働で事態の改善に対処せねばならないはずである。だが，その関係が冒頭から敵対関係になりやすい状況が現代の学校にある。保護者は，学級崩壊の悪化を食い止めるどころか，保護者と学校との関係は，それを増幅しかねないようになってきたのである。

以上述べてきたように，学級崩壊はおさまるはずもない。この10年間での変化で，事態の深刻化や困難さを増した。そのことが，教師や学校を，さらに追い詰めているのである。

[小林正幸]

第Ⅱ部

第1章 子どもの メンタルヘルス

●参考文献
＊本田恵子『キレやすい子の理解と対応　学校でのアンガーマネジメント・プログラム』ほんの森
　出版，2007.
＊小林正幸『学級再生』講談社現代新書，2001.
＊小林正幸・早川惠子・大熊雅士・副島賢和『学校でしかできない不登校支援と未然防止』東洋館
　出版社，2009.
＊小林正幸・宮前義和『子どもの対人スキルサポートガイド―感情表現を豊かにする SST』金剛出
　版，2007.
＊国立教育政策研究所「学級経営をめぐる問題の現状とその対応―関係者間の信頼と連携による魅
　力ある学級づくり－」2000.
＊国立教育政策研究所生徒指導研究センター「学級運営等の在り方についての調査研究報告書」
　2005.
＊国立教育政策研究所教育課程研究センター『教育幼児期から児童期への教育』ひかりのくに，
　2005.
＊教育調査研究所「学級崩壊・学校崩壊の予防と対策」『教育調査研究所研究紀要』89，2009.
＊大河原美以『怒りをコントロールできない子への理解と援助　教師と親のかかわり』金子書房，
　2004.
＊大河原美以『ちゃんと泣ける子に育てよう―親には子どもの感情を育てる義務がある』河出書房
　新社，2006.
＊小野田正利『イチャモン研究会』ミネルヴァ書房，2009.
＊関根眞一『日本苦情白書』メデュケーション株式会社，2009.

131

Ⅱ-1-6　低い学力

1．はじめに

　現在の学校は，ゆとり教育の反省の元に「確かな学力」のスローガンで授業数確保や様々な取り組みが行われている。一般的に学力は学校の成績で判定され，学力を多面的に計るため観点別評価が導入されたが，評価のエビデンスとしての試験が依然重要視されている。そのうえ試験の中に観点別の問題が振り分けられており，読む力も表現力も文字媒体によっての評価に偏っている。課題集中高校や定時制・通信制高校では，この文字中心学習に向かない生徒達が多くいることに気づく。活字が苦手で，反復学習や覚えることは苦手だが，思考力や会話では問題点を捉え深めることができる生徒達である。これまでの概念では，こうした生徒は，低い学力の生徒といわれてきた。

　今日の教育界では，さまざまな社会変化に伴い新たな「21世紀型能力」（図1）や，OECDの提唱する「キー・コンピテンシー」という考え方が主流になりつつある。学習した知識・情報と，子どもが備えている「資質・能力」を分けて考え，社会的問題の主体的な解決能力を最終目標とする力である。しかし教育現場では，今なお最終的には知識量を学力としている理由は何であろうか。学校現場では，例えるなら学習はピラミッド型で，基盤が知識・情報量（知る），中間に理解（わかる），頂点が活用（使える）と考え，基盤が無ければ上層が成り立たない，活用は社会へ出てからというムードを感じる。現場では，資質・能力という子どもの潜在的な力を認め，その力を伸ばす教育という視点での理論[1]はまだ構築されていない。学び

図1　21世紀型能力[1]

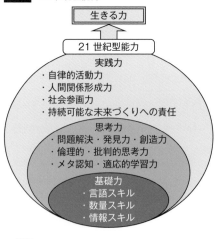

● 「生きる力」につながる「21世紀型能力」

○「思考力」を中核とし，それを支える「基礎力」と，使い方を方向づける「実践力」の三層構造で構成。
○「実践力」が「21世紀型能力」，ひいては「生きる力」につながることを示すために，最上位に位置づけ。
○3つの資質・能力を分離・段階的に捉えず，重層的に捉えるため，3つの楕円を重ねて表示。
○いかなる授業でも，3つの資質・能力を意識して行うために，3つの楕円を重ねて表示。

方や認知スキルという点での学習の見方や，コミュニケーションを中心とした学習の中での「メタ認知育成」の視点がさらに研究されるべきだろう。

　残念ながら，様々な学力（まなぶちから）資質・能力を備えた生徒は，学校の成績や順位如何で自己肯定感を貶め，低い自尊感情を有している。学校は，成績が人の優劣を決定しているかのような勘違いを学校自体が植えつけてしまっている現状を，全力で打開すべきである。

２．どこで，学力は決定づけられるのか？

（1）保護者の経済力と学歴

　平成25年度全国学力・学習状況調査に関連した「家庭背景と子どもの学力等の関係の報告」[2]，「学力調査を活用した専門的な課題分析に関する調査研究」[3]の報告にあるように，経済的な家庭背景と子どもの学力は比例している。また表1に示すように，経済的環境Lowestの父母の平均就学年数は共に高校卒業に至っておらず，この結果からも親子間の経済力や学歴の負の連鎖がうかがえる。さらに，家庭背景の不利を児童生徒個人の学習時間でのみ克服することはきわめて難しいことも報告されている。保護者の学歴に関しては，父親の学歴よりも母親の学歴が学力に影響が大きいとされ，職業との関係では，父親では常勤職員が最も学力が高いが，母親では非常勤職員・無職が高い（表2）。こうした結果からも，母親が高等教育を受けても，仕事よりも子育てを中心に考えるライフスタイルの選択がうかがえる。

表1　保護者世帯の収入と学歴（小6）[2]

家庭の社会経済的背景（SES）	家庭所得平均	家庭所得標準偏差	父親学歴平均（年数）	父親大卒割合（％）	母親学歴平均（年数）	母親大卒割合（％）
Lowest	3,477,810	1,346,799	11.32	0.68	11.66	0.00
Lower middle	4,961,449	1,889,837	12.60	3.90	12.94	1.07
Upper middle	6,401,696	2,145,436	14.21	39.36	13.61	7.20
Highest	9,185,851	2,927,281	15.97	89.22	14.93	47.07
全国平均	6,034,268	3,001,533	13.66	35.44	13.31	13.94

注：三つの変数（家庭所得・父・母の学歴）いずれかの変数欠損でも合成尺度は欠損としない方法をとった。

表2　母親の「現在の仕事」と学力の関係[2]

	小6					中3				
	国語A	国語B	算数A	算数B	％	国語A	国語B	数学A	数学B	％
常勤職員	63.1	49.0	77.9	58.8	22.2	76.7	67.6	64.1	41.7	22.7
非常勤職員	66.2	52.7	79.8	62.3	3.8	77.5	69.6	66.0	44.3	4.2
自営業・家事手伝い	62.3	48.3	77.1	58.3	8.0	75.3	66.1	62.2	40.2	8.5
パート・アルバイト	61.5	48.5	76.4	57.1	43.5	76.2	66.9	63.4	41.0	47.1
無職	65.0	52.1	78.3	61.3	21.8	77.4	69.7	65.5	44.1	16.7
その他	67.7	50.7	79.5	64.5	0.8	74.2	62.1	58.7	35.8	0.8
合計	62.7	49.4	77.2	58.5	100.0	76.3	67.3	63.5	41.4	100.0

（2）幼少期の学習習慣と学童保育

　女性の社会進出や労働力確保，超高齢化社会の到来で益々女性の就労が求められている。その観点からも，保育園同様に学童保育の重要性はさらに増している。近年は，学童保育の受け入れ学年や時間の延長傾向がみられ好転してきている。

　保護者が就労している子どもの夕方の養育環境は，保育園や幼稚園の延長保育などで，テレビやゲームとは隔絶されている場合が多い。そう考えると，小学校の低学年での放課後の生活が，今後の学力の要となることが明らかである。しかし特に一人親家庭では，就労のために家庭で子どもと共に過ごす時間が限られる。保護者不在ではテレビやゲームの制限は難しいであろう。小学校高学年までの学習習慣が将来の学力に大きく関与するので，それまでにサポートできるかが鍵である。また，読書活動や宿題が学力向上に有益だとの報告からも，丁寧に宿題の間違い直しや反復練習，読みきかせや読書を行うことが重要である。保護者の就労を保障するためにも，学童保育の指導者の養成や研修が急務である。

　学校や地域の連携によって，安心安全な居場所づくりや学習環境を整えることが，即ち学力の向上のみならず，子どものメンタルヘルス向上にも役立つであろう。

３．学校にできること

（1）義務教育：小中学校

　学習調査の結果を受けて，都道府県では経済的な教育環境の格差是正の事例検討が行われている。少人数制の授業や放課後の補習学習など，地域連携でのマンパワーを利用して一定の効果をあげている。都市部の小学6年生の学習時間は，二極化しており，中学を受験する経済的にも恵まれている生徒が3時間以上の学習時間の集団を形成している（表3）。学力の差は，小学校では塾を除き30分の家庭学習ができているかが大きな境目となり，中学校ではそれ以下の，やるかやらないかが大きな境目となっている。つまり小学校の学習習慣が要である。報告[3]では，小中学校で「教育効果の高い学校」が有していた特徴は，小学校では，「授業の最後に学習したことを振り返る活動を計画的に取り入れた」「国語・算数の指導として，家庭学習課題の与え方について，教職員で共通理解を図った」であった。中学校では，「学級やグループで話し合う活動を授業などで行った」「数学の指導として補充的な学習の指導を行った」「教職員は，校内外の研修や研究会に参加し，その成果を教育活動に積極的に反映させている」の3つである。

　近年は，外国にかかわりのある生徒が増えている。この生徒達の母国語・日本語共に習得が不十分な場合に，しばしばみられる低学力とこころの問題は大きな問題である。日本入国後に，地域や学校で特別な支援がないと，その後の学習に大きな障壁となる。また，母国語が話せない故に帰国して就労したくてもできず，日本では全日制高校への進学が難しいため定時制高校へ進学する生徒も少なくない。また，アイデンティティの確立にも困難があり，中途退学や問題行動へ発展することもしばしばみられる。同様に，保護者も日本語が十分でないため社会的支援を得られな

表3 社会経済的背景と学習時間の関係（左：小6，右：中3）[2]

	家庭の社会経済的背景（SES）						家庭の社会経済的背景（SES）				
	Lowest	Lower middle	Upper middle	Highest	Total		Lowest	Lower middle	Upper middle	Highest	Total
3時間以上	5.8%	7.0%	11.5%	23.2%	11.9%	3時間以上	6.5%	8.3%	10.7%	15.6%	10.2%
2時間以上,3時間より少ない	10.6%	14.8%	17.0%	18.9%	15.3%	2時間以上,3時間より少ない	20.3%	25.7%	28.0%	33.2%	26.8%
1時間以上,2時間より少ない	39.1%	39.7%	39.4%	32.3%	37.6%	1時間以上,2時間より少ない	30.7%	34.1%	33.8%	31.5%	32.5%
30分以上,1時間より少ない	27.3%	26.4%	22.2%	18.6%	23.6%	30分以上,1時間より少ない	20.0%	16.7%	15.4%	13.2%	16.3%
30分より少ない	12.1%	8.8%	7.9%	5.2%	8.5%	30分より少ない	12.7%	9.1%	8.4%	4.2%	8.6%
全くしない	5.2%	3.3%	2.1%	1.8%	3.1%	全くしない	9.8%	6.1%	3.7%	2.4%	5.5%
合計	100.0%	100.0%	100.0%	100.0%	100.0%	合計	100.0%	100.0%	100.0%	100.0%	100.0%

いケースも目立ち，経済的にも困窮したり，子どもの非行への対応や支援が得られず家庭崩壊する例も少なくない。

(2) 高等学校—いわゆる課題集中校

　現在は，ほとんどの生徒が高等学校へ進学しているが，学力不振で専門学校や定時制高等学校に進む者もいる。また，通信制高等学校は，学力面もさることながらコミュニケーションの課題を抱え，社会とのかかわりの薄い生徒や，普通科高等学校を中途退学してきた生徒が多く在籍している。高等学校にも様々な生徒がおり，学習障害のボーダーと呼ばれる生徒や，発達の偏りが見られ学習の力を養えずに中学校を卒業した者など多様である。

　公立高校でもいわゆる課題集中校では，時速分速や小数点の計算ができない生徒も多く，理科の教師は算数の学力不足で理科の内容にたどり着かないと嘆く。また，太陽や月が昇る方角が分からない，イギリスの位置や島国だとは知らない，カナダを北アメリカという国名だと思っていたなど，生活体験上知り得ることが，最終学校として再度学習する内容となっている。生活や行動に関しても，スマートフォンを所持しながらも，メールはできない，遠足で現地にたどりつけないという生徒が大勢おり，極限られた機能しか利用しておらず活用の支援が必要である。課題集中校の多くの生徒が，アルバイトでお金は持っていても生活行動範囲は地元中心であった。かつて筆者が勤務した現場では，生徒が社会で生きていくために，何が必要な知識・学力なのだろうと，真剣に話し合うことが多かった。

　学力＝まなぶちからとは，多様であるはずだ。しかし課題集中校では，中学校の成績順位による高校間格差は明らかで，「どうせ，○○だから…」と自分の在籍校を卑下する言動がはびこり，この意識を覆すのに大変な労力が必要だった。この負の合言葉で，努力をしない言い訳を編みだし，できなくても良いと片付ける意識は，将来の夢や希望の最大の敵である。そのジレンマをレジリエンスに変えて欲しい。

　こうした現状から，課題集中校でのキャリア教育は，将来への希望や夢を実現するため学習価値を再確認させることが必要であり，それこそが学習の動機づけになると実感した。大切なことは，夢を実現するための行動の道筋や計画，問題を解決するため，どのように情報を収集し他者の協力を取り付けるのかという「生きる

力」を養うことであり，気づかうこころや意欲を高め，課題を解決するための思考力と行動力を育むことだといえよう。

　課題集中校では，中学校までの学び直しの必要性に迫られ，いくつかの工夫がされてきた。①総合的学習の時間にテキストで小中学校の内容を学び直す，②学校裁量で高校１年時にプリントで中学の内容を復習する，③学校設定科目としてこれまでの学習内容を横断的に含む科目を設定する，などである。しかし，明らかに中学校の学習内容の記載があると，高等学校に適したものにするようにと教育委員会の指導が入っていた。学習要領の改訂に伴い，実態に則した指導が認められるよう期待したい。

４．低い学力とアクティブラーニング・学び方の工夫

　会話により学習の深化をめざすアクティブラーニングが近年重要視されているのは，文字学習が苦手な生徒達にとって吉報である。筆者はかつて課題集中高校で学校設定科目「いのちを考える」を開講していた。そのカリキュラムは，今日的な課題を取り上げ「いのち」を多面的に学び，特に「学び方」に注目して，文字学習の苦手な生徒が取り組みやすいグループシェアリングや映像（ドキュメンタリーや映画）を取り入れたり，施設実習と体験発表や課題研究レポートを含めた。この授業では，単元によって，様々な生徒が交代で牽引役を担い主体的に学習を進めていた。最後のまとめ単元は，選択者が下級生のクラスでグループワークをファシリテートする授業とした。校内評価でも，また生徒自身の授業評価においても「大変だったが有意義な授業だった」と好評であった。

　アクティブラーニングでは，活動自体に目が行きすぎ，学習の深まりや学習の積み上げに課題があることも事実である。ただ，文字学習が苦手な生徒も含め，より高い興味を持った学習へと導くには効果的な方法であることは間違いがないだろう。一足飛びの Open-question でなく，考える材料の例示や，仮説の設定，Closed-question などを順序良く盛り込むことが大切である。

５．低い学力とキャリア支援

　課題集中校といわれる高等学校では，最終学校として生徒を社会に送り出す重要な役割を担っている。一方，発達の課題を抱えたり，著しくコミュニケーション力の低い生徒を大学や専門学校への進学支援をしても，中途退学や卒業時に就職できずにニートになってしまうケースを多く見てきた。就職やキャリア支援は簡単ではない。公立全日制普通科高等学校にも，療育手帳を取得する生徒が各学年におり，既に手帳を取得して入学してくる生徒もいるのが現状である。特別支援学校との連携で，就職援助や療育手帳を取得するかの見立てや学習支援の相談など多くの助言や援助を受け，その有効性を実感してきた。特に保護者にとっては大きな安心や助けとなっていた。

社会における自立一歩である就職を考える時，日本ではキャンプヒルといった自立型のコミュニティーは未だ根づいていないが，先駆的な取り組みとして，NPO法人共働学舎（長野県・北海道，元自由学園教師・宮崎真一郎が創立）が有名である。株式会社K2インターナショナルジャパン（神奈川県）は，社会に馴染めない若者の自立支援を手掛けており，中途退学した者の学び直しや留学，就労の研修や飲食店などを運営している。福祉の就労支援事業としては，たつかーむ農場（北海道，元養護学校の教師夫妻と卒業生3名で創業）が最低賃金を保障した就労体制を維持して展開している。また，発達障害の子を持つ親が始めた企業（株）Kaien,社会福祉法人浦河べてるの家（北海道）でも事業を展開している。

　近年一次産業の6次産業化が進み，就労の場が広がってきた。人づきあいが苦手な人にとっては，自然の中はより良い労働環境である。しかし大都市圏では，農業などの経験が全くないために一次産業就労への壁は高い。長期休みなどを利用して一時産業の就労体験の機会を設定できたなら，新たな進路選択の一つになると考えられる。今後は，課題集中校では単発ではなく一定期間の職場体験や就職支援事業を実施したり，コミュニケーション能力の養成がニート予防対策に重要であろう。

6. おわりに

　好奇心や将来の夢を実現させるための力が本来の学力である。我々大人が，子どもの潜在的な資質・能力を尊び，子どもらの心身ともに健やかな成長をどれだけ援助し育成できるか，いまこそ大人の学力が問われている。

［大宮美智枝］

●引用文献
1) 国立教育政策研究所『資質・能力［理論編］』東洋館出版社，2016.
2) 耳塚寛明ほか『平成25年度全国学力・学習状況調査（きめ細かい調査）の結果を活用した学力に影響を与える要因分析に関する調査研究』お茶の水女子大学，2014.
3) 耳塚寛明ほか『平成26年度学力調査を活用した専門的な課題分析に関する調査研究（効果的な指導方法に資する調査研究）』お茶の水女子大学，2015.

Ⅱ-1-7　異文化適応上の問題

1．適応とは

（1）ダーウィンの自然選択説

　ダーウィンは，1831年から1836年にかけて南米海域等の測量調査を目的としたイギリス海軍の軍艦ビーグル号に乗船し，動植物，化石，地質などの観察を行い，種が時間とともに変化する可能性を見いだした。帰国後，神による創造論から種の転成（進化）論へと転向し，その原因として饑餓，捕食，疾病や事故という厳しい生存競争に勝ち抜く適者生存，つまり**自然選択**（natural selection）の考えを打ち出した。ただ，これは同時に優生学を生み出し，資本主義の黎明期から続く競争原理と極端な選別の思想への道を開いた。

（2）順応と適応

　順応（adaptation）とは，生物がその自然的生育環境に，より適合したものに変化していく過程をいう。その際に自然選択が働き，遺伝的変異を伴うものと伴わないものに分ける。生存や繁殖に有利な条件を持った個体がその集団の中で増加していく。順応が受動的であるのに対して，**適応**（adjustment）は，個体が環境に働きかけて環境を変えるという積極的な意味がある。その働きかけがうまくいった場合，個体が環境に対して適切な行動や反応をとれていることになる。適応は外的環境に対してだけでなく，生体の内的環境にも成立する。

2．不適応とは

（1）不適応

　不適応（maladjustment）とは，生体の環境への適応がうまくいっていない状態である。特に社会的環境に対して適切な行動がとれず，心理的に不安定な場合をいう。具体的には，①行動と環境との間にあつれき，反発など緊張状態がある，②精神内界が不安定で，不満感，挫折感がある，③環境への働きかけによっても，その結果が満足感，充足感をもたらさない，④環境への反応が後の行動を促すほどの有効性と反復性をもっていない，⑤その派生反応として各種の防衛機制を示す，などの特徴がある[1]。

（2）社会的活動障害

　不適応は生体の環境への適合不全をいうので，実際には社会的活動面での支障を来しやすく，むしろそのことをもって不適応としている場合が多い。

　精神神経症状をスクリーニング的に把握するための包括的な質問紙であるGHQ（＝General Health Questionnaire）精神健康調査票には60項目版，30項目版，28項目版，12項目版がある。そのうち，28項目版のGHQ-28は，「身体的症状」「不安と

不眠」「社会的活動障害」「うつ傾向」の４つの下位尺度で構成されている。

「社会的活動障害」を表す７項目を以下に記す。回答は「まったくなかった」「あまりなかった」「あった」「たびたびあった」などの４つの選択肢から，この数週間の自分の状態について当てはまるものを１つ選ぶ。

15. いつもより忙しく活動的な生活を送ることが
16. いつもより何かするのに余計に時間がかかることが
17. いつもよりすべてがうまくいっていると感じることが
18. いつもより自分のしていることに生きがいを感じることが
19. いつもより容易に物事を決めることが
20. 問題を解決できなくて困ったことが
21. いつもより日常生活を楽しく送ることが

（3）不適応行動と問題行動

不適応行動（maladjustment behavior）には，個人と環境の不適応となるあらゆる行動や反応が含まれている。行動は周囲から把握されやすいので他者からみて「問題あり」と評価される場合は，**問題行動**（problem behavior）と呼ばれる。問題行動には，①反社会的行動（社会的規範からの逸脱），②非社会的行動（社会参加しないあるいはできない），③習癖，自傷行為の３種類がある[2]。

不適応行動と問題行動の区別は見方や切断面が異なるだけなので，両者の具体的内容はかなり重なり合っている。

（4）適応障害

適応障害（adjustment disorders）とは，適応に失敗した結果生じる様々な反応をいう。原因としては，①心身の疾患，②性格上の問題，③突然の事故や状況の急変などが考えられる[3]。

米国精神医学会（APA）が発行する「精神疾患の診断・統計マニュアル」DSM-5（=Diagnostic and Statistical Manual of Mental Disorders, Fifth Edition, 2013)[4]による適応障害の定義は次のようである。

A. はっきり確認できるストレスに反応して，そのストレス因の始まりから３か月以内に情動面または行動面の症状が出現
B. これらの症状や行動は臨床的に意味のあるもので，それは以下のうち１つまたは両方の証拠がある。
　(1) 症状の重症度や表現型に影響を与えうる外的文脈や文化的要因を考慮に入れても，そのストレス因に不釣り合いな程度や強度をもつ著しい苦痛
　(2) 社会的，職業的，または他の重要な領域における機能の重大な障害
C. そのストレス関連障害は他の精神疾患の基準を満たしていないし，すでに存在している精神疾患の単なる悪化でもない。
D. その症状は正常の死別反応を示すものではない。
E. そのストレス因，またはその結果がひとたび終結すると，症状がその後さらに６か月以上持続することはない。
　また，障害の持続期間が６カ月未満かどうかで，急性/持続性（慢性）に分ける。
　さらに，次の随伴症状の有無によって分ける。抑うつ気分/不安/不安と抑うつ気分の混合/素行の障害/情緒と素行の障害の混合/特定不能。

したがって，適応障害というあまり耳慣れない日本語は，はっきりとしたストレスへの反応としての情緒や行動の障害を指しており，わが国の伝統的な精神医学の疾病概念からすると**心因反応**（psychological reaction）に含まれると考えられる。

3．異文化適応とは

（1）カルチャーとは

カルチャー（culture）は「文化」と訳すが，もともとは「耕作，手入れ」を意味するラテン語の cultura に由来し，転じて，一方では「教養」，他方では「人に固有の生活様式」を表す。英語圏ではおもに後者を指し，言語が中枢的役割を果たす。文化には次の6つの構成要素がある[5]。

①文化は学習される

②文化は言語，行動，出来事や象徴に関する一連の意味の体系を指す

③文化は将来の行動や展望を形成する鋳型として働く

④文化は教えられ，再生産される

⑤文化は絶えず変動する

⑥文化は人の行動の主観的，客観的要素いずれのパターンも含んでいる

（2）カルチャーショック

カルチャーショック（culture shock）の定義は様々あるが，タフトは「個人の先行学習に頼っていたのでは不適切にしか対応できないとわかるような不慣れの文化的環境に自身を置いた時に悩まされる，何らかの感情的障害の状態」とした[6]。

つまり，住み慣れた環境とまったく異なる自然環境や社会環境に移った時に受けるストレスのうち，主に初期のネガテイブな精神的・身体的反応を総称してカルチャーショックと呼ぶ[7]。

（3）適応の時間的経過

稲村は，海外駐在員や日系移民の調査から，異なった文化へ適応していく時間的経過を，①移住期，②不満期（不適応期），③諦観期（悟り期），④適応期，⑤望郷期（再不適応期）の5期に分けた[8]。それをまとめると表1のようになる。

表1 現地への適応過程

期	特　徴
移住期	最初の数週間から数ヶ月，もの珍しくて無我夢中の時期。不適応は少ないが急性の反応が出ることがある。
不満期	移住後数週間ごろから，現地の欠点が少しずつ見え始める。不適応の始まりの時期。心身の不調・自殺・精神障害などが出やすい。
諦観期	現地はこんなものだとあきらめありのままに受け入れる時期。不満期に逆戻りしやすい。
適応期	現地生活に無理なく溶け込み楽しむことのできる時期。ここまで達する人は少ない。
望郷期	本国に強いノスタルジアが生じる時期。長期滞在者によくみられる。

（4）よい適応過程の条件

近藤は，現地への適応のよしあしを左右する条件を，次の3つに分類した[9]。

①生物学的：年齢，性別，心身の健康状態，生存能力（気候や食生活への耐性）など

②心理学的：外向性，積極性，即応性，柔軟性，感受性，自主性，創造性，耐久性，適応への前向きな姿勢など

③社会学的：職業，立場，渡航目的，滞在期間，経済状態，同伴家族の有無，異文化への理解度，言語・コミュニケーション能力など

（5）子どもの異文化適応

1）外への国際化

米国東部の日本人，または日本語を母国語とする子どもと保護者および関係者を対象にした「ニューヨーク教育相談室」へのニーズは高い[10]。その電話相談に多く寄せられる内容は，日米の教育制度の違い，子どもの異文化・現地校不適応，言葉・発達の遅れ，アメリカの特別支援教育事情，帰国子女の受け入れ事情についてなどがあげられる。また，面接相談は，発達・発育の遅れ（学習障害，言葉の遅れ，自閉症など），学校での問題（不登校，現地校不適応，いじめ，友達ができない，落ち着きがないなど），家庭内での問題（しつけ，親への反抗，乱暴・非行），こころのケアに関する問題（異文化不適応，ストレス，抑うつ的症状，PTSD・場面緘黙など不安感からくる問題），など多岐にわたっている。

箕浦は，ロスアンゼルスの補習授業校での調査から，日米の二文化体験をした子どもの文化アイデンティティ形成について，次のようにまとめた[11]。

①10歳未満に帰国した場合，対人関係のアメリカ的意味空間はまだ摂取しておらず，帰国してから違和感に悩むことは少ない。日本帰国後の適応は，日本語の力がつくに伴い，好転する。

②復帰ショックの大きさは，帰国時の年齢や滞在期間のみでなく，アメリカでの生活体験，とくにアメリカ人・日本人のとのつきあいの程度，にも影響される。

③中学・高校をアメリカで過ごした場合は，行動面や認知面では深くアメリカ化するが，心情面では日本的なものを残しているケースが多い。

④アメリカ的な対人関係行動の背後にある意味空間への心情的同化が起こりやすいのは，9歳前後から14〜15歳までをアメリカで生活した場合である。

⑤対人関係行動の文化的枠組は16〜17歳頃までに摂取され，自己像の一部となる。

⑥文化的アイデンティティには，どの言葉で自己表現を一番容易にできるかが深く関与している。

2）内なる国際化

最近は，世界の急速なグローバル化に伴い，日本人が海外へ出て行く「外への国際化」だけでなく，外国人が日本に移り住む「内なる国際化」が進んでいる。従来の外国人登録制に替わって2012年7月9日より新しい在留管理制度が開始された。2015年末現在における在留外国人数は223万2,189人で，前年度に比べ5.2%増加した。滞在カードに記載された国籍・地域は，多い順から中国29.8%，韓国・朝鮮20.5%，

フィリピン10.3%，ブラジル7.8%，ベトナム6.6%，ネパール2.5%，米国2.3%などが上位を占めた。都道府県別の居住地は東京都20.7%，大阪府9.4%，愛知県9.4%，神奈川県8.1%，埼玉県6.3%など，大都市圏に集中している。年齢，性別，民族，宗教，言語，文化などの多様性を持つマイノリティの葛藤解決や共生は，今後の日本社会の重要な課題となっている[12]。とくに日本に住む多文化の子どもたちの生活や教育への支援が急務といえる[13]。

3）TCK（＝Third Culture Kids）[14]

　第三文化の子どもたち（TCK）とは，例えば海外駐在などで，発達段階のかなりの年数を両親の属する文化圏の外で過ごした子どものことである。世界を移動しながら多文化社会の中で生きる子どもは今後増えてくるものと予想され，TCKは異文化適応モデルの1つとみなせるだろう。自分で希望したわけではないが，TCKは長期間海外で生活し，学齢期の大半を両親の文化圏の外である外国で過ごし，どの文化も完全に自分のものとせず，育った国の文化により様々な影響を受け，帰属意識を感じるのは海外生活を経験した人にだけなどの特徴を持つ。様々な文化的習慣に触れる機会に恵まれているだけでなく，その習慣の裏側にあるしきたりも理解し，異文化環境に適応する能力を身につけている。目に見えるレベルでの適応だけでなく，その文化のより深い部分に敏感に反応する力を持つので，異なるグループ間の架け橋の役割を果たせる。その代表的な例が，アメリカ合衆国第44代大統領バラク・オバマであろう。

[倉本英彦]

●引用文献
1）小林正幸「不適応」『心理学辞典』有斐閣，1999.
2）小林真「問題行動」『心理学辞典』有斐閣，1999.
3）鳥山平三「適応障害」『臨床心理学辞典』八千代出版，1999.
4）高橋三郎，大野裕監訳，染矢俊幸，神庭重信，尾崎紀夫，三村將，村井俊哉訳『DSM-5 精神疾患の診断・統計マニュアル』医学書院，2014.
5）Gaw AC：Concise Guide to Cross-Cultural Psychiatry, Washington DC, American Psychiatric Publishing, 2002.
6）Taft Ronald：Coping with unfamiliar culture, In Warren, N. (ed.) Studies in Cross-cultural Psychology, Vol.1, pp.195-115, Academic Press, 1977.
7）倉本英彦「海外生活を快適に過ごすには 現地へスムーズに適応しよう」『海外生活者のメンタルヘルス　こころのトラブルを防ぐ本』法研，1994.
8）稲村博『日本人の海外不適応』NHK ブックス，1980.
9）近藤裕『カルチュア・ショックの心理　異文化とつきあうために』創元社，1981.
10）栗原祐司，森真佐子『海外で育つ子どもの心理と教育　異文化適応と発達の支援』金子書房，2006.
11）箕浦康子『子供の異文化体験―人格形成過程の心理人類学的研究』思索社，1991.
12）加賀美常美代編著『多文化共生論　多様性理解のためのヒントとレッスン』明石書店，2013.
13）宮崎幸江編『日本に住む多文化の子どもと教育＝ Culturally diverse children and education in Japan　ことばと文化のはざまで生きる』上智大学出版，2016.
14）デビッド・C.ポロック，ルース＝ヴァン・リーケン著，嘉納もも，日部八重子訳『サードカルチャーキッズ　多文化の間で生きる子どもたち』スリーエーネットワーク，2010.
●参考文献
＊福島章編『性格心理学新講座3 適応と不適応』金子書房，1989.

Ⅱ-1-8 発達障害

　近年，児童生徒が学校や社会生活で不適応となり不登校やひきこもりになる大きな要因として「発達障害」があるとされ，就学前の子どもから学齢期および成人期と幅広いライフステージにおいて「発達障害」が注目を集めている。この項目では，「発達障害」の定義，症状，治療などについて概説する。

1．発達障害の定義と病理について

(1) 定義

　2016年（平成28年）5月に一部改正されたが，2005年施行の発達障害者支援法第二条では，「「発達障害」とは，自閉症，アスペルガー症候群その他の広汎性発達障害，学習障害，注意欠陥多動性障害その他これに類する脳機能の障害であってその症状が通常低年齢において発現するものとして政令で定めるものをいう。これらの規定により想定される，法の対象となる障害は，ICD-10（疾病及び関連保健問題の国際統計分類）で定める，「心理的発達の障害（F80-F89）」及び「小児（児童）期及び青年期に通常発症する行動及び情緒の障害（F90-F98）」に含まれる障害である」と定義された。

　また，法律上「てんかんなどの中枢神経系の疾患，脳外傷や脳血管障害の後遺症が，上記の障害（発達障害）を伴うものである場合においても，法の対象とするものである。（法第2条関係）」としており，小児期低年齢発症の「高次脳機能障害」などもその症状が合致すれば含まれるとされる。

　なお，アメリカ精神医学会「DSM-5（精神障害の診断と統計マニュアル）」診断基準の改定にともない「発達障害（神経発達症）」圏の診断が大きく変わり，その基準が利用され始めていることから，本項での診断名などはDSM-5に沿ったものとする。詳細は，DSM-5を参照されたい。

1) 自閉スペクトラム症（ASD）/ 広汎性発達障害（PDD）（自閉症，アスペルガー症候群その他の広汎性発達障害）

　文部科学省による2012年の調査では，「対人関係やこだわり」のとして27の行動特徴をチェック項目としているが[1,2]，発生頻度は1.1%だった（図1，p. 144）。各ライフステージにおいて，子どもの困り・親の困り，子育てを支援するスタッフ側の困り感は変化していく（図2，p. 144）。幼児期の発達障害の症状はかなり幅広く[3]，ASD・AD/HDと軽度の知的障害も含まれる。

2) 限局性学習症（Specific Learning Disorder；SLD）

　SLDの症状として「読む」ことの困難，「書く」ことの困難，「計算する」ことの困難，さらに，文部科学省の調査では，「聞く」「話す」「読む」「書く」「計算する」「推論する」の6領域を調査している[1,2]。発生頻度は4.5%とされ（図1，p. 144），

図1 「学習面」「行動面」で著しく困難を示す児童生徒の割合（文部科学省，2012）[1]

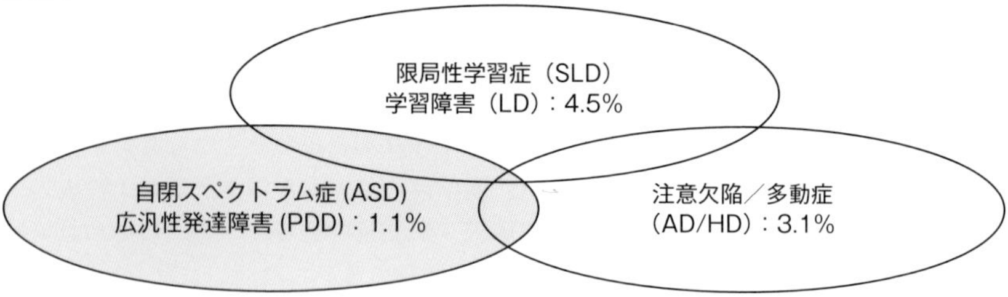

限局性学習症（SLD）
学習障害（LD）：4.5%

自閉スペクトラム症(ASD)
広汎性発達障害(PDD)：1.1%

注意欠陥／多動症
(AD/HD)：3.1%

3つの障害はしばしば併存し，発達性協調運動障害(DCD)の併存も多い

図2 発達障害のライフステージ別生活の困難さ

乳・幼児期	学童期	思春期（青年期）～成人
（育てにくい子ども：10-15%） 視線が合わない　過敏 集団が苦手　不器用　偏食 変わった子　こだわり 落ち着きがない　かんしゃく ルールが守れない	学習効果が上がらない 忘れ物・片づけられない 物事がきちんとできない 友達ができにくい ケンカ　自尊心の低下 親への反抗	時間・約束が守れない こだわり　引きこもり　孤立 交通事故　学業成績不振 仕事にむらがある 訴えが多くすぐ人のせいに する

ディスレクシア（Dyslexia）もこの範疇に入る。なお，いわゆる不器用な児童生徒（発達障害者支援法に該当する発達性協調運動症（障害）；DCD）は調査対象とされていない。

3）注意欠如／多動症（注意欠陥／多動性障害，AD/HD）

「不注意」「多動性―衝動性」に関する9項目ずつ，計18項目をチェックする[1,2]。発生頻度は3.1%（図1）。

4）その他の障害

発達性協調運動症（障害）（DCD：Developmental Coordination Disorders）はその症状として，手先の不器用や動作の緩慢など（ICD-10 F82，DSM5で運動症群に分類），近年教育現場でも注目されている。またチック障害なども「発達障害」の分類に属しているが，文部科学省の統計などはない。

(2) 病理

個々の発達障害の遺伝学・神経解剖学・神経化学などの病理学的研究は進んでいるが，推定される原因は完全には特定されていない。最近の知見としては，遺伝学的にはASDでは，遺伝子配列コピーの異常やシナプス形成過程の異常，ASD/AD/HDともに脳内伝達物質である，カテコールアミン（ノルアドレナリン，アドレナリン，ドパミン）などの伝達経路（前頭前野から基底核など辺縁系・小脳）の機能異常が推定されている。

２．診断について

　「発達障害」の診療にあたっては，早期からの見立て（診断）が重要だが，障害の特性上，その診断は操作的診断（記述精神医学）であるため，直接本人を観察・診察しただけの診断は避け，家族からの情報や，保育所・幼稚園・学校など日中子どもが活動している場所における行動や学習状況，休み時間や放課後の活動など，複数の環境の情報を参考にして診断を進める。

（1）診断に有用な情報資源

　情報収集においては，個人情報保護に十分配慮する。保育所等では，保育園生活状況等，また移行支援として学校へ提出される「保育要録」が情報資源となるが，行動面や情緒面の課題が記載されていないこともある。

　学齢児では，特別支援を受けている場合には作成が義務づけられた「個人の教育支援計画書」「個別の指導計画書」の写しが参考資料となる。計画書がない場合には，通知表や実施したテスト用紙やノートも大事な情報である（注１）。「放課後等デイサービス」の支援計画書や実施内容報告なども参考となる。

（2）診断の補助として，

　主訴とともに，基本データとなる家族歴・周産期歴，成育歴は必須である。総合的な行動のチェックリストは，標準化されている CBCL（子どもの行動チェックリスト）や SDQ（子どもの強さと困難さアンケート）の他，各障害の診断基準，診断の補助となる検査が診断の補助となる。事前情報がない場合，例えば AD/HD であれば AD/HD-RS の質問項目を直接家族（親）に質問したり，自閉スペクトラム症の疑いがあれば「親面接式自閉スペクトラム症評定尺度／改訂版（PARS／PARS-TR）簡易版」を使った質問と記入が診断補助となる。

（3）診断

　問診やアンケートなどから得られた家庭やその他の場面での情報，心理発達検査を始めとする補助検査を参考に，神経学的検査や直接の行動観察，面接（例：５歳児健診に準じる[3]）での所見より，DSM-5（DSM-Ⅳ-TR）または ICD-10 の診断基準に沿って診断する。鑑別診断として，難聴（軽度の聴覚障害の見落としに注意），甲状腺機能亢進症，てんかんなど身体疾患の他に，家族背景に虐待や DV などがある状況下では，PTSD（心的外傷後ストレス障害）や RAD（反応性愛着障害）などを見落とさないようにする。

３．告知について

　告知は本人とその保護者家族へ，診断と治療方針（心理社会的治療や薬物療法など）と将来予測される経過や予後，保健・福祉・教育（学校における合理的配慮や

注１：療育機関（障害児通所施設等）の利用がある場合には，「障害児支援利用計画書」「個別支援計画書」などを見せてもらうと，集団生活行動や日常生活活動（ADL），学習障害の判断の材料となる。

手だて）などの利用できる資源についての説明を行う。一般的に早い方が良いと考えられているが，低年齢で診断までに至らないことも多く，また，保護者の認識と家族以外が見た症状の把握が様々であることから，年齢や保護者の障害についての認識の状態によりその時期は異なる。告知に際しては，子育ての不安を解消する説明とともに実践的な指導・助言を行い，「様子を見ましょう」などの曖昧な指導は避ける。

　発達障害と診断される可能性のある子どもの親からの訴えは，日常の育児においての困り感や保育所等での日中の活動の場での問題などが多く，そうした困った行動は自分たち親のしつけ方が悪いと捉え，様々な困難や不安を抱えている。正しく診断され（発達特性），養育方法が助言されることにより，ホッとする親も多く存在する。しかし，告知され「対象喪失感情」を抱き，抑うつ的となったり，結果的に養育拒否にまで陥る親もいるため，診断と告知は慎重さが求められる。遺伝的素因で保護者も似た特性を持っていることもまれではないため，診断や治療の説明にあたっては，具体的な表現，口頭でなく文書や視覚化した説明など工夫をするとよい。保護者への診断の告知については，「発達障害への保護者・家族の理解受容は時間がかかるもの」として対応していく必要があることを忘れてはならない。

　図3はDrotar[4]が示した先天性障害を持った「親の障害受容モデル」である。外部からの強いストレスに対し，人間の精神心理的反応行動として起こる順応行動（Coping Behavior）の過程を辿ることが多い。

　親が子どもの障害に気づいておらず「気づきの段階からの支援」が必要な場合においては，その診断により，「対象喪失感情」を抱くことが多く見られる。また親は，「受容」過程を単純に辿るわけではなく，子どものライフステージごとに受容と落胆，不安を繰り返す（中田[5]）と言われる。

　障害を持った子どもの養育は健常児よりはるかに困難であり，親の対応が家族の生活にも影響するため，「同胞への配慮（きょうだい支援）」も大切である。

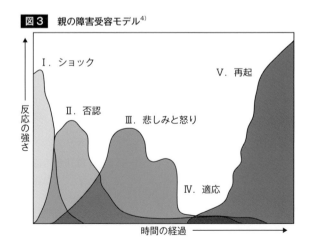

図3　親の障害受容モデル[4]

さらに，家族は孤立しやすい。障害児は子ども側の「虐待ハイリスク因子」であり，養育困難となる場合が少なくない。支援側は「障害児は社会が育てるもの」という意識のもと「カウンセリングマインド」をもった関わりと，具体的な福祉的資源の提供が必要である。子どもに関わる私たちは，児童虐待防止法で虐待やその疑いがあれば通告の義務がある。通告には，3桁の電話番号「189」が利用できる。

親の子育て不安や困難に，カウンセリングマインドを持って寄り添い，障害児とその家族が孤立しないよう「少しお節介」な地域支援が望まれている。東京都では，「OSEKKAIが子どもを救う」として「東京OSEKKAI化計画」を推進している。これは「いい意味での地域社会の連帯感，優しく温かに親子を見守るという新しい言葉，運動」であり都民一人一人に浸透させ児童虐待を防止するというものである。

4．治療と支援

「発達障害」は，何らかの脳の機能の障害と考えられており，脳科学の分野で様々な研究がされているが，根本治療法は現在のところない。

そのため，治療の基本は，個々の発達特性に対して適切な評価を行い，本人が特性を理解すると共に良い特性を伸ばす療育的支援や教育，または就労支援が中心であり，薬物療法は本人の生活をしやすくするための一助と位置づけられている。中でも二次障害発生の要因である「自尊感情」の低下を予防することは，大きな柱となる。また，子どもの育ちの基盤となる家族を支援すること，将来予後を見据えた支援も大切である。

表1で示すように，発達障害は成人期に社会不適応となり，うつ病や不安障害などの内在化症状のほか，外在化症状として，家庭内で起こりやすい「反抗挑発症」や「素行症（素行障害）」などを合併する頻度が高いとされる。成人期の併存疾患や二次障害を予防するためには早期支援体制が重要である。発達障害がある場合は，うつ病や不安障害，社会的ひきこもりなど併存障害の診断とその治療を受けること

表1 二次障害の併発発症年齢と割合（AD/HD と ASD の場合）

	内向在化症状	外交在化症状
注意欠如／多動症 （AD/HD）	うつ（気分障害）8.0歳〜 15〜75%	反抗挑発症（ODD）7.4歳〜 40〜60%
	不安障害（全般性・分離，恐怖他） 8.5歳〜 25〜35%	素行症（障害）（CD） 10.8歳〜 15%
	チック	
自閉スペクトラム症（ASD）	不安障害（全般性・社会，恐怖，PTSD，解離，など）	注意欠如/多動症（AD/HD）
	抑うつ（気分障害）	反抗挑発症（ODD）
	チック	素行症（行為）障害（CD）
	強迫性障害（OCD）	習慣及び衝動の障害

が増えることから，「切れ目のない支援」が求められる（改正発達障害者支援法第2条の2）。小児科・児童精神科領域では，成人診療へのトランジションの準備として，中学生年齢から準備をしておくとよいだろう。

（1）心理社会的治療・支援

乳時期・早期幼児期に，保健健診や医療機関で何らかの発達の遅れや偏りなどが明らかとなった場合，専門の療育支援（「療育型支援」）介入が必要とされる。「発達障害」児への支援は早期発見とその支援が地域に任されており，各地域で療育機関が「○○子ども発達センター」「△△発達障害者支援センター」などの名前で開設や再編がなされ支援体制が整いつつあるが，医学的支援も含め対応できる医療・療育機関は「発達障害」児の初診までの待ち期間が数ヶ月以上であるという場合も少なくない。

診断されても「療育的支援」が提供できる医療・療育機関は非常に不足している。何らかの早期介入があったほうが将来予後は良いが，「療育型支援」と「子育て支援型支援」の予後調査で差がないとの報告もある。

5歳児健診などの調査[3]によれば，「気になる子，グレーゾーンの子」と呼ばれる児童のうち6～10%が「発達障害」児に該当する（鳥取県の悉皆調査では9.3%，そのうち AD/HD3.6%，PDD1.9%，知的発達障害～境界3.6%）といわれており，全該当児とその家族が「療育型支援」を受けることは不可能である。もともと該当児は保育所・幼稚園など一般の集団活動の中で生活しており，経験学習し生活力が育てられる。養育者，保育士や教師，保健所・保健センター，児童館，子ども家庭支援センターなどで日中生活を共にしている大人の役割も重要である。育児能力の低下や育児不安を持つ親が多い状況下で，わが子の発達障害に気付いていなかったり，薄々感じながらも診断に抵抗がある子どもと家族への支援は，まず診断よりも手だて（養育者と一緒になって子どもの発達特性を踏まえた子育てをする）から入った方が障害の理解，受容がスムーズにいくことが多い（子育て支援型支援）。

保育士，保健師などのスタッフが養育者から求められる「発達障害のある子どもの子育て相談」や「具体的工夫や配慮すべき点」について研修を受けることは重要である。発達障害の特性への理解と対応法についての研修をはじめ，AD/HDなどの行動のコントロールが難しい子どもへの対応法の1つであるペアレントトレーニングや，基本的な子育てのコツを学ぶペアレントプログラムなどの研修が各地で行われ始めている。

（2）特別支援教育

発達障害のある児童・生徒・学生に対しては，2007年度より始まった「特別支援教育」により，個々のニーズに合わせた教育支援が徐々に浸透し始めている。医療／療育機関は教育と連携して，個別や集団のリハビリテーションや，例えば AD/HD に有効とされる薬物療法の併用や，発達障害のもつ一次的問題や二次的に派生する精神疾患の治療にあたることも増えている。

また2016年4月より施行された「障害者差別解消法」に基づいた，「差別的取扱いの禁止」「合理的配慮の提供（不提供の禁止）」を文部科学省はいち早く導入し，

各学校での合理的配慮がスタートしている。大学等でも学生相談室などが窓口となり，発達障害等の特性への配慮事項の申請を受け付け，授業への配慮や支援の調整を行っている学校が増えている（p. 90）。

2016年度末に作成が義務づけられた「障害児支援利用計画書」や療育機関が作成する「個別支援計画書」など，就学前に支援を受けていた内容等は，就学後に学校が作成する「教育の個別支援計画」や児童生徒の学校生活で行われる支援計画のまとめである「個別指導計画」の作成とその実施に利用される仕組みとなっている。また，学校と「放課後等デイサービス」との連携も有効に実施されるよう「放課後等デイサービスのガイドライン」が作成され，行政からの指導がなされている。

(3) 薬物療法

薬物療法はあくまで補助的治療支援と位置づけられている。2017年現在，発達障害の中核症状である，社会性・コミュニケーションの障害，不注意・多動性・衝動性への根本的な治療薬はなく，薬物治療の目的は，本人が自律的に教育や心理社会的な支援に取り組めるように，その阻害要因となる行動上の問題（問題行動）を軽減することである。問題行動とは，ADHD症状（不注意，多動性，衝動性の），儀式的・強迫的行動，精神興奮（癇癪やパニック），自傷，他害，睡眠障害などを指す。

1）自閉スペクトラム症に対する治療薬

その症状である，易刺激性（興奮・過敏・攻撃性・焦燥不安など）に対し，2016年に2種類の薬剤が保険適応薬として承認された。一般名：リスペリドン（商品名：リスパダール），一般名：アリピプラゾール（商品名：エビリファイ）。

2）注意欠如多動性障害（ADHD）に対する治療薬

不注意，多動性，衝動性の症状改善に対し，2007年に一般名：メチルフェニデート徐放錠（商品名：コンサータ錠）が，2009年に一般名：アトモキセチン（商品名：ストラテラ）が承認され，現在2種類の薬剤が保険適応薬として承認されている。

3）その他

気分安定薬や抗精神病薬などが処方されることがある。漢方薬（抑肝散など）が処方されることもあるが，①，②の薬剤のほかは効果（エビデンス）が認められている薬剤は限られている。

(4) 福祉的支援

福祉的資源の一つとして「精神障害者保健福祉手帳」の取得ができ，一部地域によっては，特別児童扶養手当が支給されることもある。また，「療育手帳」を知的境界発達レベルで発行してもらえる地域もある。手帳の活用は本人と家族にとってメリットが大きく，経済的支援も大切であることから積極的な利用が望まれる（表2）。

5．おわりに

発達障害を含む，障害児の地域支援に関連する福祉の法制度はめまぐるしく変化している。2014年7月に「今後の障害児支援の在り方について（報告書）」[6]で示された障害児支援は，インクルーシブな社会（共生社会）作りを理念としている。

表2 小児期から活用可能な福祉制度

制度	相談・取得先	基準・備考
療育手帳 (愛の手帳)	児童相談所	軽度（4度）：IQ70-51 中等度（2度）：IQ50-35 重度（2度）：IQ35-20 最重度（1度）：IQ＜20（IQ 値は診断の目安の1つ）
精神障害者 保健福祉手帳	区市役所福祉課 福祉事務所	PDD/ADHD/LD ほか WHO ICD-10分類（F80-89，F90-98）該当障害 社会生活の困り度が強い場合「特別児童扶養手当」が該当する場合がある。
障害者自立 支援法の活用		てんかん・ADHD・PDD ほか発達障害を含む 医療費自己負担30%→10%への軽減 （都道府県によっては医療費無料）

2015年4月からは「子ども子育て支援新制度」が始まり，さらに2016年4月に施行された「障害者差別解消法」，同年5月施行の「発達障害者支援法改正」「児童福祉法改正」の下，障害児とその家族に対して，障害児通所施設だけでなく保育所・幼稚園，児童館など子どもの生活の場にいる子育て支援者による地域支援（国際生活機能分類＜ICF＞の参加・活動を支援する「社会モデル」）が始まっている。学齢期においては，学童保育，放課後等デイサービス事業などが学校教育と連携している。

　障害の有無にかかわらず，全ての子どもが安心・安全な環境で心豊かに育つような子育て支援が望まれている。保護者と共に皆が協働して支援を行えるインクルーシブ社会の構築に向けて，関係する機関，支援スタッフが，顔の見える切れ目のない縦横連携の支援を進めていくことを願う。

[米山明]

●引用文献
1) 文部科学省「通常の学級に在籍する発達障害の可能性のある特別な教育的支援を必要とする児童生徒に関する調査結果について」2012.
2) 文部科学省「通常の学級に在籍する特別な教育的支援を必要とする児童生徒に関する全国実態調査」2002.
3) 小枝達也ほか「軽度発達障害児に対する気づきと支援のマニュアル」厚生労働省，2007.
4) Drotar D. et. al：The adaptation of parents to birth of an infant with a congenital malformation：A hypothetical model. Pediatrics 56（5）：710-717, 1975.
5) 中田洋二郎「親の障害の認識と受容に関する考察—受容の段階説と慢性的悲哀—」『早稲田心理学年報』27，83-92，1995.
6) 厚生労働省「今後の障害児支援の在り方について（報告書）〜「発達支援」が必要な子どもの支援はどうあるべきか〜」2014.

Ⅱ-1-9　自尊感情の低さ

1．自尊感情の歴史

　自尊感情の概念は1990年代にわが国に広く紹介され，一気に教育の現場を中心として広がっていった。同時に，そのころ米国で行われてきた「ほめて育てる」といった自尊感情向上運動の波が，自尊感情の概念と共にわが国に押し寄せてきた。そして，自己肯定感，自己効力感，自己有用感，自己有能感，自己受容感などの様々な概念が並行して紹介される中で，それらとの混乱も生まれていったと筆者はみている（近藤，2010）。

　また不幸なことに，90年代には日本社会を揺るがすような，阪神淡路大震災やオウム真理教事件あるいはいじめを苦にした中学生の自殺など，大きな事件や事故が相次いだ。そうした出来事は，当然のことながらその時代に生きる子どもたちを巻き込み，翻弄し，彼らを混乱した状況に陥れることになった。一方で大人たちも，そうした状況の中で，子どもをどう理解し，どう対処し，どう導いていくかといった深刻な課題に取り組まざるを得なかった。その際の道しるべとして，上述の様々な概念が大きな役割を果たすことになったのであろう。

　もちろん，それらの概念が90年代になって，初めてわが国の教育界に紹介されたわけではない。中でも自尊感情の概念は，100年以上前の19世紀末のアメリカでウイリアム・ジェームズによって定義されており（James，1890），その後わが国にも紹介されていたのは当然のことである。しかしながら，100年の時を経て混乱した社会状況の中で，あらためてその概念に注目が集まることになった，と考えられるのである。

　ジェームズが定義した自尊感情は，何かを達成したり成功した時に高まる感情である。そこでは，前提として達成するべき水準が想定されており，それを越えて一定の成果が得られると自尊感情が高まるとされている。アメリカでは80年代に，子どもたちの自尊感情の低さが問題視され，子どもたちに自信を持たせ，社会の活力を高めていくためには，自尊感情を高めることが必要であるとして教育活動が展開された。そこでは，成功し評価されることで，自分はできる，自分には価値があるという信念が強化されると考え，子どもたちを励まして育てる働きかけが展開された。

　その結果，10年ほどでその成果が表れた，と筆者はみている。ただ，その成果は教育関係者が思い描いた通りのものではなく，むしろ逆の成果といってよいものだった。つまり，ほめられ育てられた結果，自己中心的で自分勝手でわがままな，自己主張の強い子どもを育てることとなってしまったのである。もちろん，その原因のすべてが"自尊感情向上運動"の結果であるとまでは言えないにしても，この活動に対する一定の懸念が生まれたのは間違いのないことである（Dweck,1999）。

ところが，先に述べたように，わが国の社会状況に直面した子どもたちの問題は，まさに自尊感情の揺らぎの問題と捉えられていたため，アメリカで展開されたと同様な「ほめて育てる」類の教育活動が，そのまま導入され展開されることとなってしまったのである。その結果，教育活動の成果は，現在すでに身近な子どもたちの問題として，感じられるほどに顕著になってきている。

　つまり，自己主張が強く，自己中心的でわがままで，自分の主張が受け入れられないとなると一気に反発し，時に暴力的な行動に出る，そうした子どもが目に付くようになってきている。小学生の校内暴力件数が増加しているといった現状は，そうした状況を反映したものの一つであろう。また，アメリカの影響を受けて始まった「ほめて育てる」教育を受けた最初の世代は，すでに子を産み育て，子を学校に送り込む親の立場になっていることも忘れてはならないだろう。

２．自尊感情の再定義

　上述の自尊感情は，社会に生きる人として成功した時に高まり，失敗した時には低下するような感情である。そうした意味で，ジェームズが提起したこの自尊感情を，筆者は社会的自尊感情（Social Self Esteem; SOSE）として再定義した（近藤，2010）。誰でも成功し続けるわけではないし負けることもある。そうした時には，自尊感情がつぶれてしまうことになる。自尊感情，つまり自分を大切に思う感情がつぶれるということは，相当に危機的な状況であるといえよう。自分を大切に思えないわけであるから，自暴自棄になってとんでもない行動に出るかもしれない。自傷他害のようなことさえ起こりかねない危険な状況である。

　しかしながら，失敗したり負けたりしたからといって，私たちはいちいちそうした破滅的で絶望的な行動をとることはない。つまり，そうした状況においても，私たちの心をしっかりと支え，自らを保とうとする何かが作用している，と考えられるのである。それを筆者は，基本的自尊感情（Basic Self Esteem; BASE）という概念で説明してきた（近藤，2010）。

　この BASE は，その人の心の基礎を支える感情である。SOSE がつぶされ，打ちひしがれたような状況の中で，その人をぎりぎりのところで支える感情である。PTG（p. 287）との関連で考えると，それは BASE と直接に結びつくわけではないであろうが，恐らくなんらかの媒介変数を介して深く関与していると考えている。PTG が引き起こされるためには，まずはぎりぎりのところで踏みとどまることがなければならないからである。

　以前調査のためにフィンランドを訪れた際に，中西部にあるオウル大学の授業で，自尊感情やいのちの教育の短い講義をしたことがある。そのとき一人の大学院生から質問があったのを思い出す。いくばくかの質疑応答があったのち，得心したように口にした彼の言葉が忘れられない。BASE は，ぎりぎりのところで私たちの心を支えるセーフティーネットのようなものではないかというのである。まさに，そうであってこそレジリエンスにつながり，PTG にもつながっていくのであろう。

いずれにしても，ジェームズが定義し今日まで通用している自尊感情の概念を，筆者はSOSEとBASEの2領域の組み合わせによって再定義した。さらに，SOSEとBASEの組み合わせで自尊感情を測定する尺度SOBA-SET（Social and Basic Self Esteem Test）を開発した。

3．自尊感情のタイプ

現在までに，数千名に及ぶ小中学生と高校生を対象に，SOBA-SETによる調査を行ってきている。その結果を整理する一つの方法として，図に示したような四つのタイプで自尊感情の状態を分類することを試みている（図1）。

タイプSBの自尊感情は，一番安定している理想形ともいえる。本来の意味で素直な良い子であって，場合によっては大人の評価は分かれるかもしれない。好きなことには積極的に取り組むしがんばりも見せるが，疲れたら休んだり，興味を感じないことには熱心に取り組もうとしないかもしれない。つまり，いつでもなにがなんでもがんばるという良い子ではないのである。こうした子は，そのまま自由に伸ばすことが肝要であろう。

タイプsbは，とても気にかかる子どもである。誰から見ても，自信のない様子が明白で，存在感の薄い自信のない様子が顕著な子どもである。こうした子どもには，ほめる，認める，成功体験を積ませるなどの対応が有効で，即効性がある。ただ，そうした働きかけは"一時しのぎ"にしかならないので，並行して，BASEを強化するための働きかけ，つまり共有体験を積み重ねることが必要である。そうすることで，BASEをしっかりと育んでいかねばならない。

タイプSbは，実は一番心配な子どもである。このタイプは，常に完璧な"良い子"で，一見立派に見える自尊感情を示している。ただその自尊感情を維持するために，彼らは24時間365日常にがんばっている。そうしてほめられ，認められ続けることで，SOSEを大きく保っているのである。がんばることができなくなったり，

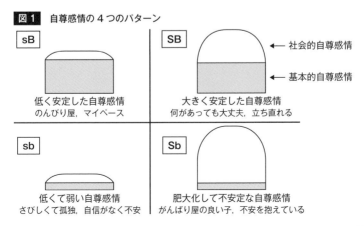

失敗したりすると,SOSEはつぶれてしまう。すると,その時にこころを支えるBASEが育っていないので,危機的な状況に陥ってしまうかもしれない。ところが,周囲の大人は,このタイプの子どもの不安定さに気づいていない。特に,このタイプの子どもに対しては,これ以上ほめ過ぎたり,がんばらせ過ぎないことが大切で,ちょっとした失敗や挫折が命取りになることを肝に銘じておかねばならない。

　タイプsBは,伸びしろの大きいのんびり屋のマイペースな子どもである。がんばることがないかわりに精神的な安定感がある。多少のことには動揺しないし,一晩寝ればケロッとしているようなタイプである。ただ,こうした子どもは"やる気のスイッチ"が入ると一気に伸びる可能性を秘めている。それまで,大した努力もせずに生きてきているので,大きな成功を経験したり,なにかで評価されたという体験がない。したがって,小さなちょっとした成功体験が,変化の貴重な機会になるかもしれない。そうした経験は,本人にとっては極めて新鮮で,そのことがきっかけで"やる気のスイッチ"が入る可能性があるのである。

4．自尊感情と周辺の概念

　自尊感情と,その周辺に位置する概念の関連性をまとめてモデル化したものが図2である。BASEとSOSEからなる自尊感情を中心として,そこに働きかけたり相互に関係を持つ概念として,自己効力感,自己有用感,自己有能感,自己肯定感,自己受容感などを示した(図2)。

　自己肯定感は,BASEとSOSEの両方と深く関係する概念であると考えられる。時に,自己肯定感は自尊感情とりわけBASEと同じように理解されることがあるが,ここに示したようにそこにははっきりとした違いがある。

　自己肯定感は,字義どおりに解釈すれば,自分を自分で肯定する感覚ということになる。何事かに挑戦した時に,うまくできた自分を自分自身で評価し,受け入れ

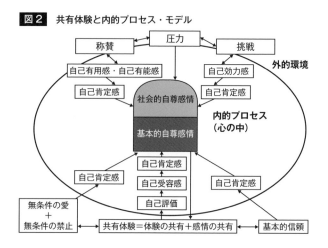

図2　共有体験と内的プロセス・モデル

肯定する感情が生まれることもあろうし，他者からの評価や賞賛を得ることで自分の価値を再確認し肯定するということもあろう。こうした過程は，SOSE と自己肯定感のかかわりの強さを示している。またそこでは，自己効力感や自己有用感・自己有能感なども関係している。自己効力感とは，文字通りに解釈すれば，何かに取り組んだり取り組もうとする際に，"できそうな感じ"がするという自分自身の感覚である。その背景となる考え方として，バンデューラの社会的学習理論が知られている。自分自身がうまくやれた過去の経験から，またできそうだという感覚や，他者がやっているのを見て，自分でも同じようにできそうだという感覚が得られることが，自己効力感を形成する機序であるという。

　何かがうまくできた時に，自己効力感が自己肯定感を促進し，その結果 SOSE を育むということになる。その逆の過程も考えられる。つまり，高まった SOSE が自己肯定感を通して自己効力感に働きかけ，その結果として新たな挑戦を生み出すといった具合である。また，何らかの挑戦の結果賞賛を浴びるようなことがあれば，それによって自己有用感や自己有能感が高まり，それが自己肯定感の高まりを促進し，SOSE を育むという過程もあろう。

　一方で自己肯定感は，BASE ともかかわりが深い。むしろこちらの方が重要であるとも考えられる。BASE を育む活動として，筆者は共有体験が最も重要であると考えている。共有体験とは，身近な信頼できる他者と，何らかの体験をした時に同じように感じる体験である。単に体験を共有するだけでなく，その際の感情を共有するのである。

　例えば，美しく輝くような満月を見上げた時に，「ああ，なんて美しい月だろう」と言葉にすることもあるかもしれないが，ただうっとりと見上げてしばし我を忘れるような時間を過ごす。その際に，身近な誰かと肩が触れるほどに近い距離に並び立ちながら，ともに月を見上げてうっとりとする，それが共有体験である。「月を美しいと感じている，今の自分の感じ方は間違っていない」だから「自分は間違っていない」そして「自分はこのままでいい」と，自分をありのままに受け入れる感情である。図2に示したように，共有体験が自己評価へと進み自己受容感を促進し，それが自己肯定感へと作用し，結果的に BASE が育まれるという流れである。

　月見や花見などの，我々の生活に深く根差した自然や風景をめでる慣習は，私たちの BASE を育む大切な生活の知恵であったのではないだろうか。何らかの条件の下で自分には価値があり，だから自分を肯定できるということではなく，条件も根拠もなく，無条件に自分を肯定し受け入れる感情が BASE である。かつては，日常の何気ない生活の営みの中で BASE は自然に育まれていたのである。

［近藤卓］

●参考文献
＊ Dweck, C.S.Caution：Praise can be dangerous. American Educator. American Federation of Teachers. Spring.1-5，1999.
＊ James W.：The Principle of Psychology. Dover Publication, Inc. 1890.
＊近藤卓『共有体験と自尊感情の心理学』金子書房，2010.

Ⅱ-1-10 低い対人スキル

1．対人スキルとは

「スキル」とは，体験などによって学んで会得する技能を言う。したがって「対人スキル」とは，対人関係を構築し，良好に保っていくために，学びによって変化しうるものを指している。では，対人スキルは，どのように習得されるだろうか。それは，見て学ぶ部分（モデリング学習）と，実行に移して会得していく部分（オペラント学習）に大きく分かれる（小林，2005）。優れたモデルの振る舞いを見て，このような場面では，こう振る舞うと成功するということを知ることや，「他山の石」のように，下手なモデルを見て，その場面で，そのように振る舞うのはまずいと知るのが，モデリング学習に相当する。これを「獲得の段階」と呼ぶ。

　一方，類似の場面で，自分が獲得したモデルを思い出しながら，その振る舞いを試すことを「遂行の段階」と呼ぶ。そして，その振る舞いがよい結果に繋がれば，その「対人スキル」は向上する。失敗すれば，その失敗から何かを学び，次の機会に工夫する。その試行錯誤で，対人スキルは洗練されていく。

　なお，対人スキルは，社会的能力とは異なる考え方である。社会的能力では，知的能力や認知的な情報処理上の偏りの特徴，つまり知的障害や発達障害の中核となる特徴などを含めて考える。社会的能力でハンディを負うのは，社会的な文脈を理解しにくい場合，理解に時間がかかる場合，見ただけで的確なスキルを学べない場合などである。この場合，「獲得の段階」でも「遂行の段階」でも，定型的な発達をしている者（通常の者）のようには上達しない。しかし，どのような社会的能力でも，その能力に応じて体験や学習に伴って対人スキルは向上する。このように，体験や学習，教育によって成長，発達をする部分が「対人スキル」である。

2．対人スキルが低いとは

　本稿では，十分な社会的能力を持ちながら，その社会的能力に見合うだけの社会的スキルを遂行ができない場合に限定して話を進める。ただし，発達障害でも，本来の社会的能力に比較して対人スキルが拙い場合や，対人スキルを獲得しているのに実行できない場合にも，本稿は十分に役立つはずである。また，発達障害の二次的障害，つまり発達障害の者が心理的な課題を抱える場合にも，本稿の解決策は有効である。一方で，一見人間関係の構築がうまそうで社会的能力が有能でも，低い対人スキルの者も大勢いるし増えてもいる。

　厳しく言えば，低い対人スキルと見なされる者を「コミュニケーション障害」や「KY（空気が読めない）」などと呼び，差別をする者は対人スキルが低いと考えられる。相手の力量や状況に応じて，的確に自分の対人スキルを駆使できないのが，

この発言に端的に示されているからである。

さて，低い対人スキルが生じるのは以下の三要因が考えられる。第一に「情動のコントロール」がうまくいかない場合である。第二に「体験の不足」，そして，第三に「誤った体験」がある。

3．情動コントロールの問題

もともと，脳には，内向—外向，神経質—鈍感という特性がある。内向とは「外部の刺激よりも身体内の刺激の安定を快適に感じる傾向」であり，外向とは「内部の刺激の安定よりも外部の刺激を快適に感じる傾向」である。神経質は「刺激に対する過敏性」である。したがって，内向や神経質は，他に比べて不快な体験をより不快に感じやすい傾向にある。

とはいえ，脳の特性以上に，情動のコントロールの問題は生まれてからの不快な感情体験を適切に関わってもらえないことで形成される要因が大きい。つまり，幼児期から不快な感情に適切に関わってもらえた体験が多ければ，感情のコントロールはスムーズに運ぶ。そして，対人スキルの向上の基礎に情動コントロールの向上は欠かせない。情動は感情の基本要素のことで，不快な情動には「嫌悪」「恐怖」「怒り」「悲しみ」「恥」などがある。これらの情動は，言語を持つ以前に周囲の者に自分の要求を伝えるために人類が得ている基本的な表現機能である。

感情とは自分の欲求を表現するためにあるので，その要求を的確に了解してもらう体験が何より重要である。そして不快な感情の背後には他者に対する強い要求があることを分かる必要がある。そのために要求をしっかりと受け取ってもらう体験が重要なのである。ここでは自分の要求が全て満たされる必要はない。要求は許容や禁止に遭ってもよいが，その前にその情動にシンクロさせ，それを了解したと伝達される体験が重要になる。

その上で，要求を的確に社会的に通用する形で他者に伝えることが，対人スキルで一番重要である。そのためにも情動や感情を上手に表現することが，対人スキルで一番基本となることである（参考；小林・宮前，2007）。

4．適切な対人関係体験の不足

対人関係の体験が不足すると対人スキルは向上しない。とくに，他者との関わりで不快な体験を味わうと，内向で神経質な場合ほど対人関係場面で恐怖や不安や緊張や嫌悪を感じる。それがあまりに不快な場合では，対人関係場面で関わろうとする意欲が削がれる。結果，対人関係場面で他者と関わる体験は不足していく。

さらに，その恐怖や不安や緊張が高まり，情動を乱していれば，的確な対人関係のやり取りを見てもそれを理解できない。学ぶ力があっても学ぶことができない。情動を乱すと，原始的な反応としては，「怒る」か「逃げる」か「固まる」かである。対人関係場面で戦闘場面のように振る舞うか，そこから逃げ出すか，その場にいて

表情と身体を硬くして立ちすくむか。これが情動コントロールを乱している状態である。これでは，いずれでも対人関係上の新たな学びはできにくい。

5．誤った体験

モデルとなる大人，特に養育者や教師は誤ったモデルを示さないように注意する。表1は，子どもに教師が関わる際の不適切なモデルの例を示している。これらの行動は子どもに学習課題を遂行させようとして教師が失敗しやすい関わりである。

情動コントロールの課題を抱える子どもに不安や緊張を煽ることは逆効果である。集中していないことを指摘したのなら，集中した時に，それを承認することが重要である。また，仲間同士で叱責に近い注意をさせるのは，仲間ができないことを叱責してもよいことを教えている。そのため，対等の関係で他者を尊重する姿勢の形成にはマイナスになる。

対人スキルは良し悪しではない。そのようにしてもらえると嬉しく，してもらえないと自分が寂しく，嫌なことと伝えるようにする。「聞いていない」姿勢を「悪い」と評価する以上に，聞いてもらえて嬉しかった体験を数多く与える。聞く姿勢ができたら，それを喜ぶ。これが適切なモデルである。

スキルの獲得は試行錯誤なので，失敗は責めてはいけないし，むしろ奨励されるべきである。であるのに，日本の学校の子どもたちは小学校中学年以上になるとなぜか挙手をしなくなる。本当に失敗が許され奨励されているなら，なぜ，多くの子どもは意見を言わない学習を加齢に伴って習得するのだろうか。学習途上の細かい過ちよりも，過去に比べて伸びていることを実感できることの方が重要なはずである。ゲームは勝つことよりも楽しむことが優先されるはずで，勝利至上主義などは生涯スポーツの妨げになる。また，何かの行動に応じないことと，存在を無視することとは違う次元の話で，存在の無視は対人スキルの学習上，もっとも避けねばならない対人モデルである。

すぐに闘いモードになる子どもは，周囲からぞんざいに扱われ，攻撃を受けた子どもと理解したい。癇癪を起こす子どもは，思い通りにならない大人に癇癪を起こされた体験がある。愛他的に関われるのは愛他的に接してもらえた体験が多く，他罰的な子どもは，他者から罰を与えられたか，そのようなモデルを見て育ったので

表1 対人スキル習得を妨げる誤ったモデル

・不安をあおる。　　　　　　　　　　　・失敗を許さない。
・急がせる。　　　　　　　　　　　　　・子どもの存在を無視する。
・集中が途切れると叱る。指摘する。しかしフォローがない。
・周りの子どもに叱責に近い注意をさせる。
・指示が伝わらない時に「聞いていないあなたが悪い」と言い，個別に教えない。

ある。他者を排斥する子どもは，自身が排斥されたり，排斥を是とする重要な他者を見たりして育った結果である。これらが誤ったモデルを見て誤ったスキルを獲得した場合である。

さらに，人から注目を浴びたくて不適切な対人スキルを身につけてきた場合もある。虚勢を張ることや，嘘をつくこと，わざと人の嫌がることをするなども，そのことで得た偽りの成功体験が生み出した悲しい誤った対人スキルの例になる。

６．愛着の問題と５つの中核的な発達テーマ

さて，低い対人スキルが顕著に現れるのが，愛着の問題を抱える場合である。虐待や DV のある家庭に育った子どもでは，情動のコントロールの上に留まらない大きなダメージを被る。また，不適切なモデルと接する中で，誤った体験から不適切なスキルを獲得しやすい。その上，適切な対人関係も不足している。近年では，発達障害と見受けられる中にこのタイプが見受けられる。これこそが，社会的な能力に見合わない，低い対人スキルの子どもの顕著な例である。そして，能力に見合うだけのレベルまで，回復が可能だと考えることができる。

ところで，深刻な愛着の個人を治療する上で，最近欧米では，NARM（The Neuro Affective Relational Model：神経愛着関係モデル）と呼ばれるモデルが提唱されている。そこでは，５つの中核的な発達のテーマが提示され，それらを獲得する必要のある適応的なサバイバルスタイルであるとしている。人生を生き残っていくためのスタイルであり，彼らが優先的に獲得する必要のある対人スキルが色濃く示されている。この最大限に深刻な場合を理解すれば，とくに低い対人スキルの子どもでも，必要かつ最低限の対人スキルと，その獲得に必要な体験も想像できる。

その５つの中核的発達テーマで示される課題は，以下の５つである。

①**関係性の課題**：世界の一貫して属していることが実感できず，他者と関わることの困難や，自身の身体や感情と思考とが繋がっている感覚を得ることが難しい。

②**同調性の課題**：自分が何を求めているのかが分からず，自分が応じるに値しないニーズを感じるのが難しい。

③**信頼感の課題**：自分以外の他者に頼ることができず，いつも自分でコントロールしようとする。

④**自主性の課題**：負担と圧力がかかっている感じがして，限界を設定したり，直截的に言ったりできない。

⑤**愛と性的関心の課題**：心と性的関心の統合が難しく，ルックスとパフォーマンスに基づいた自尊心がない。

７．中核的な発達テーマを向上させるために必要なモデルと体験

上記の５つの中核的な発達テーマの中で，ここでは思春期以前に獲得が必要になる重要な４つのテーマを取り上げる。そこで必要とされる発達テーマの中で対人ス

キルの獲得上，必要と思われる体験を以下に述べることにしたい。

（1）関係性の課題克服のための対人スキルの形成に必要な体験

　これは幼児期からの課題であり，情動のコントロールの基礎となる体験である。

○感情と身体の感覚に気づき，そこに言葉が与えられる体験

○感情を上手にコントロールして，喜ばれた成功体験

○身体の感覚を自分で調整して，認められた体験

○不快な感情や身体感覚の背後に社会的な要求があると気づく体験

○安心できる環境の中で，他者と心地よく過ごす体験

○安心できなくなった時に，その不安が収まり安定した感情になるまで，安定して，
　不安を抱かない他者に付き合ってもらえた体験

（2）同調性の課題克服のための対人スキルの形成に必要な体験

　これも感情コントロールの後半部分で，不快な感情の背後に自身の要求があることを実感する体験のことである。

○不快な感情や身体感覚の背後に社会的な要求があると気づく体験

○不快な感情の背後にある要求の言語化を受ける体験と要求の充足

○活動に選択権が与えられ，その選択を承認される体験

○何かを求めていることを表明することを評価される体験

○何かを求めて社会的に認められる行動を試みたことを高く評価される体験

○何かを得たこと（成功体験）を喜ばれる体験

○何かが得られないこと（失敗体験）を残念がってもらえる体験

（3）信頼感の課題克服のための対人スキルの形成に必要な体験

　これは自己有用感であり，社会の中で自身が必要とされている体験のことである。

○存在を気づかい適度な距離をもって関わってもらう体験

○感謝をされる体験

○何かをお願いし，それを承認される体験や応じてもらう体験

○感謝を伝える体験

○他者にほめられ，認められた体験，喜ばれた体験

○他者を認め，そのことに感謝され，喜ばれた体験

（4）自主性の課題克服のための対人スキルの形成に必要な体験

　これは主張性のことであり，自他共に生かされる形でさわやかに自己主張をしていく対人スキルを指している。

○威圧されず，温かく見守ってもらえる体験

○自分の要求を受け取ってもらえ，言葉にしてもらえた体験

○限界を示されながら，限定的に要求を満たしてもらえた体験

○上手な断りスキルを見て，学ぶ体験

○自分の存在や感情を受け止めつつ，要求を上手に断られた体験

○自分の感情を「メッセージ」で上手に伝え，理解してもらえた体験

○他者を認め，そのことに感謝された体験，喜ばれた体験

　わきまえてもらいたいのは，低い対人スキルの子どもは，問題の程度はともかく，

160

以上の体験が十分に得られないまま育ってきたと考えられることである。そして，これは，一部の子どもの課題ではないことも心得てもらいたい。ここで示したことは，現代の子どもの多くに見受けられる課題群と言えよう。仮に人間関係を構築するのが上手でも，大人の価値観に合わせすぎる場合では，自己肯定感が低下しやすい。先生の目から見てどれほど「よい子」でも過剰適応の課題を抱えており，精神衛生が極めて悪いことも指摘されている（霜村ら，2015）。この視点で見れば，(2)の同調性と(4)の自主性の課題を抱えていると言えよう。あるいは，表面的に付き合えるものの，仲間を排除する子どもは，(2)の同調性や，(3)の信頼性に課題があると言えるであろう。

　将来，子どもたち全員がセールスマンになるわけではない。表面上のやり取りだけに注目せず，その子どもが人生を豊かに生きていけるように，教師は全ての子どもにとって人生で必要な対人スキルの基本は何かを考えながら，的確な体験を与えるように研鑽していただきたい。

［小林正幸］

●参考文献
＊ Heller, L. & LaPierre：A. HEALING DEVELOPMENTAL TRAUMA：How Early Trauma Affects Self-Regulation, Self-Image, and the Capacity for Relationship. North Atlantic Books., 2012.
＊小林正幸『先生のためのやさしいソーシャルスキル』ほんの森出版，2005.
＊小林正幸・宮前義和『子どもの対人スキルサポートガイド─感情表現を豊かにする SST』金剛出版，2007.
＊霜村麦・奥野誠一・小林正幸「中学生の過剰適応とメンタルヘルスとの関連：児童精神科通院患者との比較」『東京学芸大学教育実践研究支援センター紀要』11，11-19，2015.

Ⅱ-1-11　ひきこもり

1．ひきこもりとは

　ひきこもりとは，「社会的参加（義務教育を含む就学，非常勤職を含む就労，家庭外での交友など）をしない期間が6ヶ月以上，概ね家庭にとどまり続けている状態，その原因が精神疾患が第1原因でない状態」をいう（注1）。日本でのひきこもりの生涯有病率は，1.2％である（20歳～49歳を対象としたWHOの日本調査,川上ら2010）。ひきこもりの数は，2016年の内閣府調査で15歳から39歳が54.1万人と推計され，7年以上が約35％，35歳以上が倍増など，長期化・高年齢化が指摘され，大きな社会問題となっている。

　ひきこもりは，1990年代に不登校の増加とその後について社会的に注目されるようになった（注2）。不登校の10～20％程度が，長期の社会的ひきこもり状態になると推定される。文部科学省「不登校に関する実態調査」（2011）によると，平成18年度に不登校であった生徒1,604人のうち，5年後に就学・就労していない人の割合は18.1％であった。

2．ひきこもりの理解

（1）基本的理解

　ひきこもりの人はいじめられ体験，学習での挫折感，学校の友人・教師他相談支援機関・家族とコミュニケーションが取れない等の問題がある。複数の相談機関等に相談したが，うまく解決できなかったトラウマ経験もある。その中で，もえつきや学習性無気力の状態になる場合もあり，自分の存在を，ありのままを認められるような自己肯定感が持ちにくい。他の人を信頼できず，相談しても無意味と考えて，援助を求めようとしない場合も多い。家族への暴力，自傷行為が生じることもある。学校との関わりが少なくなり，学校の支援が困難な場合が多く見られる。本人の興味の持てる趣味などの楽しいと思えることから少しずつ始めて，徐々に学習や就労につなげる支援が重要である。

注1：狭義のひきこもりは，近所のコンビニなどに出かけることができる状態，自室から出るが家から出ない状態，自室からほとんどでない状態を合わせたものをいう。「準ひきこもり」は趣味の用事の時のみ外出することができる状態である。広義のひきこもりは，準ひきこもりと狭義のひきこもりを合わせたものとなる。
注2：1990年前後に言葉が使われ始め，斎藤環『社会的ひきこもり』（1998）により専門家の注目が高まり，2000年前後のひきこもりによる事件で社会的に大きな注目が集まった。2003年の厚労省ガイドラインにより，公的支援の対象となった。当初は日本特有の状態とされ，そのままhikikomoriと海外に紹介された。

（2）理解のポイント

　こちらの姿勢が大切である。当事者本人の声に謙虚に耳を傾けること，社会常識や正論を押し付けないこと，熱意よりも穏やかな親切な姿勢，大きな変化ではなく微妙な変化を見ることである。ひきこもりに対する親や一般人の見方は，ひきこもりの生活ができるのは家族が支えているからでお金や食べ物がなくなれば働くようになる，一人で全てすべき，自立すべき，もし理由があるなら自己主張もきちんとすべきだという厳しい北風のようなものである。これでは，親や一般人との接触をより避けてひきこもるようになってしまい，逆効果である。

　親などへの暴力は否定する，こづかいも上限を設定，30代までのひきこもりが継続する場合は福祉制度の利用も検討するというように，何でも赦されるわけではなく，合理的な限界設定は必要である。しかし親や教師が正論で話をしても，当事者にとってみれば，そうは思うけれども自分にはできない，結局誰も分かってくれないと感じ，一方的な意見の押し付けのようにしか感じられないことがほとんどである。そのため，正論の一方的な押し付けや上から目線の指導でなく，お互いに同じ目線での対話（ダイアローグ）が重要であり，基本姿勢として「北風より太陽」で接していくことが，コミュニケーションの回復につながり効果的である。

　同じひきこもり状態にも様々な状態がある。全てに絶望し，なぜ自分を産んだのかと親を責める状態や，なげやりになり，生きていても仕方ないと考え，時に自殺企図をもつという緊急性が高い状態から，ブランクがあるために一歩を踏み出しにくいが，短期・短時間のアルバイトといったスモールステップで段階的な支援を行えば十分に学業や就労に復帰が可能なケースもある。就労に関しては，短時間の軽作業でノルマが課されず，コミュニケーションが多くない仕事であれば可能であるが，人とのコミュニケーションが難しく傷つきやすいため，少し注意されるだけでどう対応したらいいか分からず，迷惑になってはいけないと周りの人や家族に相談することもできず辞めてしまうことが多い。その結果ますます自分を責めて，ひきこもりが強化されてしまう。昔よりは教育や職場の選択の幅は広くなってはいるが，いったん通常のルートからそれると戻りにくいのが現代社会である。ストレート型の人が評価されがちな社会環境の影響も無視できない。

３．学校生活におけるひきこもりのきっかけ

（1）外的なきっかけ

①**同世代の人間関係**：いじめ・いじられキャラで嫌と言えずに過ごしてきた，クラスや部活での人間関係が作れない・作ってもうまくいかない，話が続かない，話題がない等のトラブルや嫌な体験である。

②**教師との関係**：教師もコミュニケーションが取りづらく，どう接したらいいか分からないため時に教師からのハラスメントにつながったり，教師の関わりも不十分となったりしがちである。

③**家族との関係**：進路，学習，生活習慣，友人とのつきあい方など考え方の違いに

よるトラブルや，時に虐待もある。

④**本人の状況**：身体疾患による長期休みからの復帰を難しく感じる，授業や学習について行けず課題や宿題が終わらない，運動ができない，朝起きられない，進路を決めることが難しい，受験や就職活動の失敗，などが複合していることが多い。

（2）内的なきっかけ

　背景に，身体的な疾患がある場合もある。起立性調節障害，過敏性腸症候群など心療内科への相談が必要な症状もある。発達障害，精神障害（統合失調症，うつなど），知的障害がある可能性も視野において考える必要がある。睡眠障害などで朝が起きられないこともある。完璧にしないと気がすまない，遅刻することに抵抗があるなどのこだわりが強い場合もある。挫折感・劣等感が重なり，生きる意欲が削がれていること，楽しいと感じられることがほとんどないこと，自分を好きになれない，将来への希望が持てないなど，様々な訴えがある。

4．ひきこもりへの対応

（1）ガイドラインにおける一般的対応

　厚労省のひきこもり対応ガイドラインにもあるように伴走型で積み重ねていき，少しずつ世界を広げていく支援が重要である（図1）。

1）家族支援

　本人と関係が取れないことが多いため，関わることができる親とまず接点を持ち，親の気持ちを整理して支援することである。家族支援では，近くにいる親による本人の状態の理解がまず必要である。本人が生きていても仕方がない，支える人が全くない状況で，死にたい・殺したいなど切迫している状況であれば，医療機関で保護するなどの緊急対応が必要となるが，さしあたって命の危険がないという状況であれば，主に親との信頼関係の再構築を目標とする。本人の変化が見られにくい時に焦ったり，無力感や自責の念を持ち孤立しがちな親を支え，親が家族会などでそう感じるのは自分のみでないと理解する機会を持たせたり，趣味や相談支援機関の

図1 ひきこもりへの段階的支援

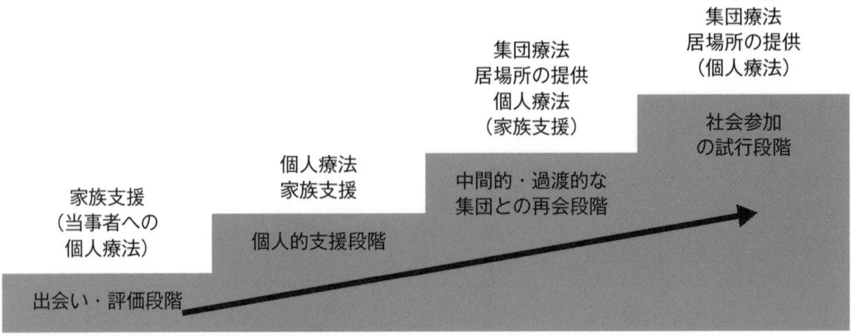

情報提供などで，親も社会とつながるための支援が重要である。

2）本人支援

　本人の動きが見えるようになり，相談に来られるようになることが基本である。本人や親の希望で訪問相談をすることもあるが，本人の気持ちを無視して無理に訪問することはしない。個別相談では，心理検査，心理療法，支援機関などの情報提供，生活保護や障害年金などの福祉的支援につなげることもある。

3）居場所支援

　人に慣れたい，仲間がほしい，今までいじめられなどで楽しいことは全くなかった，修学旅行も行ったことがないという場合は，居場所に通う中で青春の再体験をし，コミュニケーションスキルなどを身に付ける機会を作ることが望ましい。

4）社会参加支援（就学，就労，他機関連携）

　義務教育であれば，適応指導教室，教育センター，SC，SSW，高校生や大学生以上であれば，学生相談室，精神保健福祉センター，保健所，医療機関，若者サポートステーション等就労支援機関，子ども若者総合支援センター，ひきこもり地域支援センターなどと必要な連携を取る。その場合も，本人の一歩が出ないこともあるため，必要により付き添うなど本人に伴走しつつ，学校や大学への復学支援や，アルバイトや正社員としての就職や障害者枠就労，中間的就労などの就労支援を状況に合わせて行う。

5）啓発活動

　ひきこもり支援は家族のみならず，教育委員会，企業，行政など，社会全体の理解が不可欠である。世界のひきこもりの状況把握，支援効果研究，啓蒙活動，政策提言がある。

5．ひきこもりの兆候が出てきた時の対処法

（1）兆候が出る前にできること

　まずは，家庭・学校・地域に，相談できる人，ありのままでいられる居場所を見つけることである。相談相手には話せる友人・知人，担任，他教師，養護教諭，司書教諭，SC，SSW などが考えられる。クラスの中で居場所が作りにくくても，サークルや委員会活動，地域の趣味グループやボランティア，アルバイトなどで居場所を作ってもいい。

　次に，学校のイベント，授業やホームルームなどに心理教育，グループワークを取り入れることである。内容は様々なものが考えられる。いのちの教育（p. 298参照），エンカウンターグループや人間関係スキルを体験できるソーシャルスキルトレーニング（最初の声かけの仕方，話題の見つけ方），アサーショントレーニング（アサーション権，適切な自己主張の仕方，断り方，誘い方，援助の求め方），ストレス対処プログラム，怒りのコントロールなどである。現場のニーズに合わせて，様々な工夫をこらして実践してほしい。

165

（2）ひきこもりの兆候が出てきた時の対応

　不登校が始まった時の対応が重要である。基本は本人の意向に沿いつつ，無理のない対応を心がける。何に困りどうしてほしいのかというニーズは，当事者によって様々である。その聞き取りをしてから対応を考えることになる。家族支援という面からも第三者が関わっていくことが重要である。

　不登校が始まった段階で，いじめや教師のハラスメントなどの外的要因があれば，環境調整や個別相談などを行う（p. 54参照）。幻聴などの幻覚妄想がある，希死念慮，自殺企図などのうつ傾向，手を洗いすぎるなどの強迫症状，不眠など睡眠に関連する症状などがあれば，SC への相談や教育センター，発達障害者支援センター，医療機関の相談を含めて対応を検討する。明白な精神症状がある場合は，本人や親の意思を尊重しつつ医療との連携を行うことが望ましい。

　自宅などへの訪問（アウトリーチ）は，本人がかたくなに拒否しており，訪問しても逆効果になる場合は行わない。本人が明確に拒否していない時はまず親への訪問を行い，次に本人との関係作りを行う訪問を検討する。まずは親が，学校のSC・養護教諭・担任・SSW の元へ相談に来てもらうことが大切である。学習面でのサポートも必要で，担任などと連携し，配布プリントなどを渡す。ひきこもりでも学習に不安を感じている場合もあるので，心理面での配慮をしつつ家庭教師の利用も考えられる。ピアサポートとして友人に関わってもらう方法もあるが，友人の負担が過大にならないように注意する。手紙，暑中見舞，年賀状，メールによる連絡（各教育委員会により対応が異なる）も検討する。

6．ひきこもりになった時の対応

（1）不登校が長期化しひきこもり状態になった時の学校での対応

　相談を受けた担任・養護教諭・SC・SSW が，本人の状態，家族の支援能力を把握する。本人が登校しにくいケースがほとんどのため，本人と一番関係がよい人が初めに関わるようにする。主に親だが，親との関係がよくなっていくにつれて，第三者が関わりを持っていく。

　学校内の支援者の役割も検討する。例えば，親は SC が担当，本人が望めば担任や SSW による自宅訪問を行うなどである。可能であれば，自宅や近くの公的施設，または喫茶店などで本人と面接を行う。訪問の基本は，自宅であればまず親がいる時に一緒に会い，本人が望めば1対1で話しを聞く。親も最後まで一緒にいる方がよい。本人の疲労を考え長時間の面談は避ける。また，異性の児童生徒と密室で2人のみで会うことは避ける。

　高校の場合，中退後のフォローを視野に入れ，本人や家族が孤立しないように相談機関の情報提供やできれば顔つなぎも行う。個別相談，訪問支援や居場所支援が可能な機関もあるので利用を検討する。18歳までであれば，メンタルフレンドの利用も可能である。

　学校内での対応が難しい時は，学校外のひきこもり相談機関の情報を集めて対応

する。教育センター，適応指導教室，民間相談機関，医療機関，子ども若者相談機関，保健所，精神保健福祉センターなどとの連携が必要となる。精神的症状がある場合は，医療機関との連携を行う。ただし当事者の医療機関に対する抵抗感が大きいことが多く，一度うまくいかないと別の医療機関に行くハードルがより高くなってしまうため，家族のみでもまずは受診可能か確認し，家族から相談を開始する方がよい。医療機関でもひきこもりへの対応を行わない場合や，家族のみの受診を断られる場合もあるためである。

(2) ひきこもりが長引き，転校や中退する時の対応

転学後も，一定期間はフォローを行うことが望ましい。やむなく中退した場合は，別の相談機関につながることが遅くなる場合が多い。人間関係を自ら絶つことが多いひきこもりの当事者や親にとって，負担にならず，何らかの関係を持てる第三者の存在が重要である。

中学生・高校生・大学生とその家族，教職員にひきこもり支援を周知する取り組みとしては，教師へのひきこもりに関する研修，中学卒業時に，高校以降の不登校・ひきこもり支援の窓口資源情報を保護者・生徒に配布，不登校経験者への卒後１年間のフォローアップ体制があげられる。

７．今後の課題と支援の方向

(1) 効果的支援事例の情報共有や相談機関の交流

日本学校メンタルヘルス学会や日本精神衛生学会などでひきこもり対応の実践例が取り上げられている。研究者によるさらなる継続が望まれる。

相談機関としては，佐賀県のNPOスチューデントサポートフェイスが，訪問相談や家庭教師によるサポートから社会参加までの支援を実施している。和歌山大学では訪問支援や居場所支援も取り入れてひきこもり支援を行っている。医療機関でも，一般人も参加可能なプログラム付きのホテルを運営しているところや，秋田県長信田の森心療クリニックのように医療と教育との連携を行っているところもある（p. 193参照）。若者支援団体間の全国的な交流イベントも始まっている。

(2) 様々な形態の学校での支援体制の必要性

普通高校，一般大学のみならず，職業高校，高等専門学校，通信制高校，短大，専門学校，予備校，高校卒業認定試験予備校・塾，サポート校，フリースクールなどで，ひきこもり支援などの選択肢を選んだ生徒学生への支援が必要である（第Ⅰ部参照）。

(3) 就労支援の充実

中間的就労・中間労働と言われる週１日や短時間からの労働の取り組みが生活困窮者向けに始まっているが，空白のある若者のインターンシップ，トライアル雇用，ステップアップ雇用の検討や，障害者枠就労のようなインセンティブのある制度をひきこもりの若者向けにも導入することが望ましい。北欧の国営企業のように，大きな企業の支援が求められている。行政・公益法人・企業で，短時間・短期間就労，

よく知った仲間同士でのグループ就労などの就労機会を作れないだろうか。地域の企業がひきこもりなどへの理解を進め，学校が求める関わりができると支援が広がると思われる。学校と若者支援機関との連携協力もさらに広がることが望ましい。

(4) 都道府県を超えた広域のネットワークの構築

地域文化や有効求人倍率の差など特性を考慮し，お互いの特色を生かした交流の実施が望ましい。沖縄のある島では，何かあるとシャーマンであるユタさんへまず相談するという文化があり，すぐに医療機関に相談することが難しい。家族が高齢になるまでひきこもりを抱え込み事例化が遅くなるケースや，相互監視の地域の中で身動きができないケース，不登校やひきこもりの青少年が墓場（沖縄では本州より大きな墓をつくる）に一人で隠れて過ごすこともある。臨床心理士のような専門家も少なく，研修やスーパーバイズを受けるには費用もかかり機会も少ない。ひきこもり支援を行う民間団体もない。そもそも20代，30代の仕事自体が少ないなど，一般の若者支援も困難な土地である。こうした場合には，各自治体に任せるだけではなく，都道府県を越えた広域での情報交換，協働，システム構築が必要であろう。

(5) 若者支援制度や教育制度の政策面からの見直し

多職種連携が必要なひきこもりなどの若者支援では，心理学，教育学，福祉学などの実践や個別研究と，それらの総合をどう模索するかも課題である。エビデンスに基づく有効な政策提言には，教育政策，法政策，政策科学などの分野との協働も必要な時期に来ていると思われる。

[倉島徹]

●参考文献
＊齋藤環『社会的ひきこもり　終わらない思春期』PHP 新書，1998.
＊齋藤環『「ひきこもり」救出マニュアル』PHP 研究所，2002.
＊高塚雄介『ひきこもる心理とじこもる理由　自立社会の落とし穴』学陽書房，2002.
＊倉本英彦編著『社会的ひきこもりへの援助　概念・実態・対応についての実証的研究』ほんの森出版，2002.
＊厚生労働省「ひきこもりの評価・支援に関するガイドライン」2010.
＊内閣府「若者の意識に関する調査（ひきこもりに関する実態調査）報告書」2010.
＊竹中哲夫『ひきこもり支援論　人とつながり，社会につなぐ道筋をつくる』明石書店，2010.
＊花嶋裕久「ひきこもりの若者の居場所と就労に関する研究　居場所から社会に出るまでのプロセス」『心理臨床学研究』29 (5)，610-621，2011.
＊花嶋裕久「ひきこもりの若者が就労して居場所を離れるプロセス」『心理臨床学研究』31 (4)，529-540，2013.
＊社団法人青少年健康センター茗荷谷クラブ編著「ひきこもり・軽度発達障害の SST 支援プログラム集～人間関係づくりと社会参加のためのワークブックⅡ～」社会福祉事業研究開発基金助成事業，2014.
＊ Koyama A, Miyake Y, Kawakami N, et al. : Lifetime prevalence, psychiatric comorbidity and demographic correlate of "hikikomori" in a community population in Japan. Psychiatry Research. 2010, 176, 69-74.
＊宮西照夫『実践ひきこもり回復支援プログラム　アウトリーチ型支援と集団精神療法』岩崎学術出版社，2014.

Ⅱ-1-12 子どものうつ病

　近年わが国ではうつ病が急激に増加している。厚労省「患者調査」ではうつ病等の感情障害で受療している患者数が2008年には100万人を超えるまでになり，産業社会ではアブセンティズム（休職）や生産性ロスを招く職場メンタルヘルス問題として，地域社会的には自殺の問題として重大視されだした。厚労省はうつ病が誰もが罹りえる国民病であると警鐘を鳴らし，2011年には「健康日本21」施策の五疾患五事業に精神障害を組み入れ，予防活動と医療連携を包括的に推進するよう地域保健医療に提言し，2015年には勤労者のストレスチェックを産業界に義務化している。しかし社会経済ロスが大きい大人の精神疾患（うつ病や認知症）については施策の対象としていても，後の人生のDALY（寿命・健康ロス）（注1）に大きく影響する学童・学生期のこころの健康問題の予防については論及していない。

　実際子どものうつ病は，うつ病を診る目をもたなかった身体医学の小児科医療と，子どもを診る機会がなかった精神科医療のはざまで，どちらにも注目されることなく，まさに「見逃されてきた重大な疾患」（傳田，2002）でもあった。

1．子どものうつ病有病率

　最近は子どもにもうつ病が少なくないと知られるようになった。各国諸家の調査報告をレビューしたHarringtonによれば，欧米では一般人口における子どものうつ病は，12歳未満で0.5-2.5％，12-17歳では2.0-8.0％の有病率（6ヶ月）が推計されている[1]。日本では北海道3市の小学1年生から中学3年生までの生徒3,331人を対象とした，子どものうつ病質問紙法（バールソン自己記入式抑うつ尺度，DSRS-C）（注2）を使った疫学調査では，小学生の7.8％，中学生の22.8％が「うつ病のリスク状態」にあるという高頻度の推計結果であった[2]。実際に精神科外来を受診する子どもではどうだろうか。北海道大学病院精神科を受診した17歳以下の子どもの5年間の外来データでは，児童思春期症例全体の27.1％が感情障害であり，うつ病では易疲労，気力減退，興味関心の喪失，集中力の減退などの抑制症状と，不眠，食欲不振，体重減少などの自律神経症状を中心とするうつ病像を報告している[3]。筆者が院長を務める長信田の森心療クリニック11年間の精神科外来でも，小

注1：DALY（Disability Adjusted Life Years；生涯調整生命年，通称寿命・健康ロス）とは，病気や事故などがどれだけ社会に損失を与えているかを測る指標。病気などにより死が早まることで失われる生命年数YLL（Years of Life Lost 寿命ロス）と，健康でない状態で生活することによって失われている生命年数YLD（Years Lived with Disability 健康ロス）の合計で算出される「寿命・健康ロス」を年数で示す。

注2：DSRS-Cは，バールソンが開発した子どものうつ状態のスクリーニングテスト。日本版は村田豊久訳。18項目からなる質問紙法で，フルスコアは36点だが，カットオフ・スコアは16点である。

学生患者の約10%，中学生，高校生以上の十代では約３割がうつ病と診断されており，子どもにも少なくないのが実態である（p. 106図３参照）。ちなみに小中学生の，うつ病のほとんどが登校困難を併存しており，不登校の患者の約３割がうつ病でもあった。

２．子どものうつ病事例

【事例１：小学校５年生（女子）】

　Ｘ年２月下旬に初診。「朝食，給食がムカムカして食べられない」「朝から疲れていて」断続的な不登校に陥っているという主訴で母親に連れられて受診。母親によると，前年12月の冬休み前あたりから笑わなくなり暗い表情で無口，生き生きさがなくなり，少しやせて「風船が窄んだみたい」と形容する。本人によると，美味しく食べられていた給食が12月頃から「美味しくない」「無理して食べると喉につかえる感じ」，教室が「食事のニオイで気持ち悪く」食べられない。冬休み中は体がだるくミニバスケットボールの活動も休んでいた。かかりつけの小児科では低血圧症という診立てで昇圧剤処方，内服しているが，「だるく疲れる」という訴え。年齢相応に見て比較的大柄，自分の不調をよく言語化ができる子だが，のろく力のない語り口。学校では同級生の信望も厚く生徒会役員などを担当している成績優秀児。几帳面，生真面目，誠実タイプで頑張り屋。一見して，疲れた表情，学校日の有無にかかわらない不調，夕方には軽快する日内変動。家族：両親と祖父母が同居する一人っ子，祖母がうつ病治療歴あり。

【事例２：小学校５年生（男子）】

　Ｘ年６月中旬ごろから断続的不登校，８月下旬の夏休みに母親に連れられて初診。少年サッカーの選手として活躍する活発な子なのに，母の目からも朝からだるそうにぐったり横になっていて，朝食を取らず痩せてきた。「疲れた，疲れた」を連発するようになった。本人によると「すごくだるく，疲れる」「無理をすると頭がグラングランして，立ちくらみもある」。夏休みの前半は友達と少しは遊べたが，後半には外出もしなくなった。かかりつけ小児科の診断は貧血と低血圧症で昇圧剤内服中，貧血については成長に因る生理的なものといわれて処方はなし。夏休み宿題は全部済ませてあるが，二学期学校へ行けるか不安だという初診。まじめで，人に優しい，しっかり者，几帳面で完璧主義的という母親による子ども評。疲れた表情で，しかも貧血様顔貌，低血圧（90/58），やせ型（32kg/144cm）。同伴した弟（小３）によると「お兄ちゃんは，午前中はダラーンとしていて蛇みたい」だが，夕方になると公園でキャッチボールなどして「遊んでくれる」という日内変動。家族：父（会社員）・母（主婦）と弟の四人家族。

　どちらの事例でも易疲労感，倦怠感，不活発といった抑制症状に，食欲不振，めまい等の自律神経症状が朝から午前中に強く，夕方ころから軽快するという症状の日内変動が明らかであり，しかも夏休み冬休みという長期の学校休業日でもその病

態は変わらないところから，子どものうつ病と診たて治療開始。学校が始業してからも抑制症状はすぐには改善せず，規則的な登校が可能となるまでは2～3か月間を要した事例である。

3．子どものうつ病の特徴

　低年齢のうつ病は大人と違って憂うつ，悲哀，不安といった気分症状が目立たず，精神運動の抑制と自律神経症状を前景とするので，にわかにはうつ病と診断はできない。子どものうつ病は，大人の目には「だらけている」「怠けている」「さぼっている」などと誤解されるかもしれない，不活発さが特徴である。したがって学校ストレスや家庭内葛藤等の社会心理的状況要因からの逃避，回避行動とみられなくもない。しかし普段の学校生活は活動的調和的であり，むしろ課外学習や部活にと大人顔負けの勤勉さとがんばりを発揮していた子であり，疲弊しているように感じられたらうつ病を疑うべきである（図1）。朝眼覚めても体がだるく重く，起きづらい，まだ寝ていたい気分，朝食は摂れず，午前中に倦怠・疲労感を引きずり，休日も趣味のゲーム遊びもせず，好きなアニメも観ずに無気力にだらだら過ごすか横臥している家庭生活になりがちで，このような精神活動・身体活動の低調が，午後や夕方あたりから幾分かは軽減するような「症状の日内変動」が認められれば，うつ病は確定的といえよう。精神運動エネルギーの消耗を，子どもには「がんばり過ぎで『電池切れ』になっている」と喩えて説明すると，多くの場合納得してもらえる。

　病初期には自律神経系の身体症状から小児科，内科等を受診するので，自律神経失調症，起立性調節障害・低血圧症と診断されて昇圧剤を処方されている場合が多い。児童思春期のうつ病は攻撃性，自傷行動といった外在化症状を一過性に派生する特質から，初診時にうつ病と診立てても治療経過途上に躁転する双極性感情障害の潜在可能性[4]を常に念頭におく丁寧な治療，とくに抗うつ剤の薬剤選択と処方量には慎重を要する（図2，p.172）。

図1　ライフサイクルとうつ病のタイプ

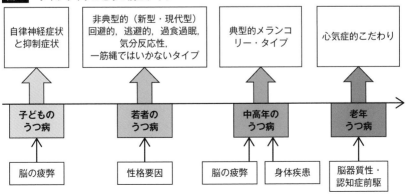

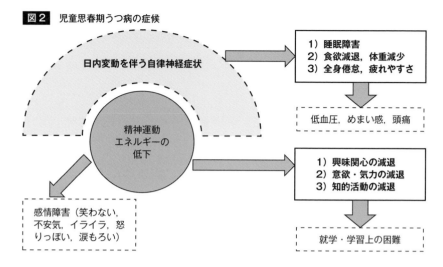

図2 児童思春期うつ病の症候

4．早期発見のサインと早期治療の意義

　学校では朝から疲れた顔，授業中にぼんやり，給食を残す，遅刻しがちといった兆候を，家庭では疲れ感を訴えて朝起きられず，朝食を食べなくなった，帰宅しても好きなゲーム遊びもしなくなった，小児科で起立性調節障害と言われ昇圧剤処方されている，などが早期発見のサインとなろう（表1）。また学校保健では，保健室を訪ねる不調生徒の問診項目の参考として，あるいは集団検診の際の健康調査としてバールソン抑うつ尺度（DSRS-C）を活用されたい（表2）。

　子どものうつ病を早期発見し早期治療に結び付けられる学校メンタルヘルスは生徒の社会的予後に大きく貢献できる有用性がある。

　まずは①うつ病の早期治療は不登校の続発を予防する，また不登校期間を短縮し生徒の学習機会を失わせないで済む効用。②不安やうつ状態の生徒への学校の心理支援は，後に続発しやすい自傷行為，自殺企図等の外在化症状の防止[5]になる有用性。③思春期に発症しやすい統合失調症では前駆状態（Prodromal Symptoms）にうつ病症状がもっとも多く[6]，発症前の学童生徒期には不定なうつ状態を遷延させていると診てよい。学童生徒のうつ病・うつ状態に対する学校メンタルヘルスは統

表1　教師・保護者が気付く子どものうつ病兆候

［学校では］	［家庭では］
●朝から疲れ顔，眠そうな寒そうな顔 ●授業にぼんやり ●給食を残す ●遅刻しがち ●不活発になった	●疲れ感で朝の起床困難 ●朝ごはんを食べなくなった ●ゲーム遊びもしなくなった ●小児科で起立性調節障害・低血圧と診断され昇圧剤処方

表2 バールソンの DSRS-C（日本版・村田豊久訳）

	わたしたちは，楽しい日ばかりでなく，ちょっとさみしい日も楽しくない日もあります。みなさんがこの1週間，どんな気持ちだったか，当てはまるものに○を付けてください。良い答え，悪い答えはありません。思った通りに答えてください。			
		いつもそうだ	ときどきそうだ	そんなことはない
1	楽しみにしていることがたくさんある	0	1	2
2	とてもよく眠れる	0	1	2
3	泣きたいような気がする	2	1	0
4	遊びに出かけるのが好きだ	0	1	2
5	逃げ出したいような気がする	2	1	0
6	おなかが痛くなることがある	2	1	0
7	元気いっぱいだ	0	1	2
8	食事が楽しい	0	1	2
9	いじめられても自分で「やめて」といえる	0	1	2
10	生きていても仕方がないと思う	2	1	0
11	やろうと思ったことがうまくできる	0	1	2
12	いつものように何をしても楽しい	0	1	2
13	家族とはなすのが好きだ	0	1	2
14	こわい夢を見る	2	1	0
15	ひとりぼっちの気がする	2	1	0
16	落ち込んでいてもすぐ元気になれる	0	1	2
17	とても悲しい気がする	2	1	0
18	とても退屈な感じがする	2	1	0

合失調症発症の予防には非力であったとしても，前駆状態の期間中に支援的に関わった信頼関係は後の統合失調症治療の社会資源になり得る。

[児玉隆治]

●引用文献

1) Harrington, R.：Affective Disorders. In Rutter, M., Taylor, E., et al (Eds). Child and Adolescent Psychiatry. Blackwell Science, Oxford, pp330-350, 1994.
2) 傳田健三・加古勇輝ほか「小・中学生のうつ状態に関する調査—Birleson 自己記入式抑うつ尺度 (DSRS-C) を用いて」『児童青年精神医学とその近接領域』45，424-436，2004.
3) 傳田健三・佐々木幸哉ほか「児童・青年期の気分障害に関する臨床研究」『児童青年精神医学とその近接領域』42，277-302，2001.
4) Ratheesh, A., et al：A Systematic review and meta-analysis of prospective transition from major depression to bipolar disorder. Acta Psychiatrica Scandinavica. 135, 273-284, 2017.
5) Moran, P., et al：The natural history of self-harm from adolescence to young adulthood；a population-based cohort study. Lancet, Published online Nov.17, 2011.
6) Cotton, S. M., et al：Depressive symptoms in first episode schizophrenia spectrum disorder. Schizophrenia Res. 134, 20-26, 2012.

●参考文献

＊傳田健三『子どものうつ病—見逃されてきた重大な疾患』金剛出版，2002.
＊傳田健三『子どものうつ—心の叫び』講談社，2004.

Ⅱ-1-13　ジェンダー・アイデンティティ

１．性別違和とは

　性別違和とは,「指定されたジェンダー」と「本人が体験しているジェンダー」
が一致しない状態のことを言う。例えば,戸籍上は男性でも,自分自身では男性で
あることに違和感を抱いている状態のことである。

　DSM（Diagnostic and Statistical Manual of Mental Disorders）は,アメリカ精
神医学会による精神疾患の診断と統計マニュアルであるが,2013年に改訂された第
5版DSM-5[1]においては,「子どもの性別違和」「青年および成人の性別違和」につ
いて,診断基準を定めている（巻末資料２,巻末資料３,p.321参照）。

　ところで,「性別違和」,「性同一性障害」は,「病気」なのだろうか？　それとも
「個性」なのだろうか？　この問題は,これまでにも様々な議論がなされてきた。

　世界保健機関による国際疾病分類 ICD-10[2]では,「性同一性障害」を「精神およ
び行動の障害（Fコード）」に分類しているが,現在改訂中のICD-11では,「健康
状態に影響を及ぼす要因および保健サービスの利用（Zコード）」に分類され,病
名が与えられない状態とする案が検討されており[3],病気ではないが,医療サービ
スを必要とする利用者として捉えていく傾向になりつつあると言える。しかし,い
ずれにしても少数派であることには変わりなく,社会の中で生きにくい状況におか
れていることは確かである。

２．性の４つの構成要素

　「性同一性障害」と「性的指向」はどう違うのか？　「性同一性」と「性役割」は
どんな関わりがあるのか？　性に対する概念を考える時,混乱してしまった経験を
持つ方も多いのではないだろうか。

　また,「LGBT」というコトバは,様々なメディアを通して近年よく耳にするよ
うになった。「LGBT」とは,Lesbian（レズビアン:同性愛女性）のL,Gay（ゲイ:
同性愛男性）のG,Bisexual（バイセクシャル:両性愛者）のB,Transgender（ト
ランスジェンダー:生まれた時に割り当てられた性に対し,それは間違いであると
か,自分自身の本来のありようとは別だとして違和感を覚える者）のTの頭文字
をつなげたものである。1990年代半ば以降,当事者が自分自身を定義する用語とし
て,欧米社会で使われるようになり,日本では,2014年東京レインボーウィーク
（LGBTの人々が前向きに生活できる社会の実現を目指したイベント）が注目され
て以降,セクシャル・マイノリティの人々を示す用語として,頻繁に使われるよう
になった。

　しかし,セクシャル・マイノリティについて考える時,LとGとBとT,また,

その重複だけで，理解することができるだろうか？

そこで，このような混乱や疑問を解消するために，佐々木[4,5]が提示する「性の4つの構成要素」という視点を紹介したい。

①**身体的性別**：性染色体，生殖腺，ホルモン，内性器，外性器などの身体上の性的特徴のこと。

②**性同一性（ジェンダー・アイデンティティ）**：女性，男性，あるいはそのどちらとも規定されない性別に対する主観的な統一性，一貫性，持続性の感覚のこと。

③**性役割**：性別に割り当てられた役割や行動のこと。社会や文化，時代によって異なるだけでなく，個人によってどの範囲で性役割をとるかは異なるという特徴がある。

④**性的指向**：恋愛や性愛の対象となる性別のこと。

第1に，以上の性の4つの構成要素は，いずれも独立した概念であることを認識する必要がある。例えば，「性役割」と「性同一性」に対しては，妊娠出産という女性役割行動を経験したことのない女性でも，女性アイデンティティが強い女性もいる。また，トランス男性（出生時に女性と割り当てられ，男性に移行している人）の中には，妊娠中でも自分は男性だという気持ちを安定して持っている人もいる。

第2に，図1で示すように，それぞれの構成要素は濃淡（グラデーション）で表すことができる。まず，自分自身のセクシャリティについて，①身体的特徴，②性同一性，③性役割，④性的指向の4つの構成要素において，それぞれグラデーションのどのあたりにいるのか考えてみよう。すると，4つの構成要素の濃淡の組み合わせは千差万別であり，2人として同じ濃淡の組み合わせを持つ者は存在しないことが実感できるであろう。つまり，4つの各要素をどの程度の濃淡で持っているかがその人のセクシャリティの個性であり，セクシャル・マイノリティの人達のみならず，セクシャル・マジョリティの人達も，多様な性を持っていることが明らかになるのである。

図1 性の構成要素[4]

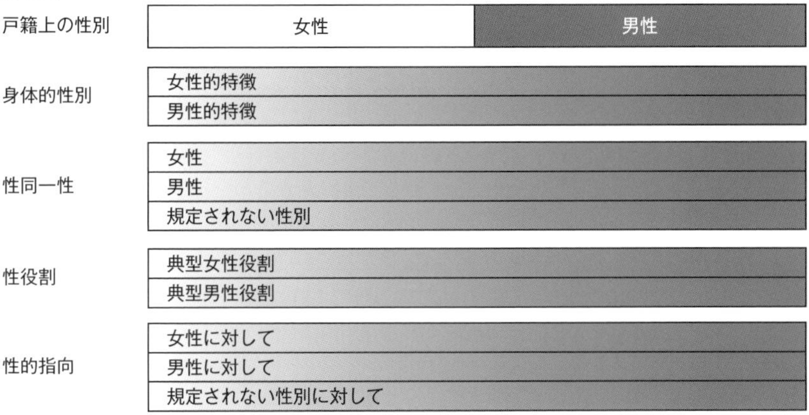

戸籍上の性別	女性	男性

身体的性別	女性的特徴
	男性的特徴

性同一性	女性
	男性
	規定されない性別

性役割	典型女性役割
	典型男性役割

性的指向	女性に対して
	男性に対して
	規定されない性別に対して

3．ジェンダー・アイデンティティの確立

　Money[6]は，ジェンダー・アイデンティティ(性同一性）を，「自分自身の心理社会的な性に対する自己認識で，その人が生きていく中で獲得されるものである」と定義している。また，Erikson[7]は，人生を8つの段階に分け，青年期（12～18歳頃）の発達課題を「同一性」の獲得としている。「同一性」とは，自分のジェンダーも含めて，“私は何か？”という問いに答えるものであり，“自分の底にあって，いつでも何をするのでも，その点からしか人生のすべてのことがらを見ることができないほど，個人に強い影響力をもっているもの”である[8]。

　ジェンダー・アイデンティティの確立が，青年期の発達課題であるのなら，それ以前の乳児期，幼児期，遊戯期，学童期の子どもたちはジェンダー・アイデンティティを模索する時期である。また，いったんジェンダー・アイデンティティが確立した後の，青年期以降の若い成人期，成人期，老年期においても，ジェンダー・アイデンティティは発達していくと考えることができる。

　つまり，ジェンダー・アイデンティティは，常に発達していくものであると考えてもよいのではないだろうか。

4．学校における対応

（1）基本的な姿勢

　学校における性同一性障害の児童生徒への支援についての社会の関心が高まり，その対応が求められるようになってきた中，文部科学省では，2010年「児童生徒が抱える問題に対しての教育相談の徹底について」を発出し，性同一性障害の児童生徒に対する十分に配慮した対応を要請した。その後，2014年には，全国の学校における対応の状況を調査し，それを受けて，2015年「性同一性障害に係る児童生徒に対するきめ細かな対応の実施等について」[9]という通知を出した（巻末資料4，p. 322参照）。

　その中では，性同一性障害に係る児童生徒だけでなく，「性的マイノリティ」とされる児童生徒もその対象としている。つまり，前述した「性の4つの構成要素」のすべての要素を考慮に入れた視点を備えており，「多様な性」と向き合う教育の必要性が感じられる。

　このような現状を受けて，「性の多様性」を扱う授業は少しずつ増えてきており，人権教育における効果も実証されつつある[10]。それでは，「性の多様性」を学ぶ授業では，どのようなテーマがより効果的なのだろうか？　「性的マイノリティに対する差別・偏見をなくす」という目的で，彼らの悩みや生きづらさの理解を促す授業が一般的に行われている。しかし，このような授業では，性的マイノリティに対する「同情」が喚起されて，“かわいそうな人たち”という見下ろす態度が形成されたり，逆に，社会的に成功している性的マイノリティ当事者を取り上げた授業では，「性的マイノリティには芸術的才能がある」「男女両方の気持ちがわかる」など，

性的マイノリティを不自然に持ち上げる態度が形成され[11]，結局，性的マイノリティのみならず，性的マジョリティも含んだ「性の多様性」を学ぶことにはならない事態に陥りかねない。

また，現状においては，「性同一性障害」が授業テーマとして扱われることが多い。「性同一性障害」は「障害」であり，医学的な概念と言える。しかし，前述したように，今後の医療診断基準の改訂により，「性同一性障害」は「病気でない」とみなされることが予測される。とすると，「性同一性障害」という「障害」を理解する授業から，「性同一性障害」も「性の多様性」「個性」として捉え，尊重していく授業に変化していく必要があるのではないだろうか。

ところで，「性の多様性」を教え，また，実際に性的マイノリティの児童生徒に対応している教職員が，まず，現場で押さえておきたいことはどのようなことだろうか。佐々木は，「性はグラデーション」であり，自分自身のセクシャリティがこのグラデーションのどの範囲かが自覚できることこそが大切だと述べている[5]。つまり，まずは，自分自身が前述の性の4つの構成要素（①身体的性別，②性同一性，③性役割，④性的指向）をどれくらいの強弱でもっているか（図1のグラデーションのどのあたりか）を自覚することである。そうすることで，性的マイノリティだけではなく，性的マジョリティも含めて，誰もが各要素において強弱をもっていること，つまり，グラデーションのどこかにいることが実感できるであろう。

(2) カミングアウト時の対応について

児童生徒から自分のセクシャリティについて，カミングアウトされた場合，教職員はどのような対応をしたらよいのだろうか。児童生徒が他の教師や友達に秘密にしていることを，自分だけに話してきたのであれば，それは，相当に勇気の要ることだったであろうし，また，その児童生徒が，確固たる信頼を自分に寄せていることが想像できる。そこで，まず「話してくれて，良かった」という気持ちを伝えること，そして，次に「自分に何ができるか？」「一緒に考えていこう」という，支え，寄り添う姿勢を示すことが大切なのではないだろうか。また，カミングアウトした範囲を確認しておくこともアウティング（本人の了解を得ずに，公にしていないセクシャリティ情報を漏らすこと）を防ぐためには必要と言える。

また，他の教職員との間で情報を共有する必要があると感じた場合，「なぜ共有する必要があるのか？」その根拠を明らかにしなければならないと思われる。「何かが起こったら…」という"漠然とした不安"が理由なのではなく，明確な根拠があれば，情報を共有する理由を具体的なレベルでその児童生徒に説明し，同意を取ることができるのではないだろうか[11]。

(3) 各段階における対応

第二次性徴が「性の4つの構成要素」に与える影響の大きさを考えて，ここでは，第二次性徴が発現するまでの小学校低学年，第二次性徴開始から一応の落ち着きを見せる思春期（小学校高学年，中学校），それ以降の青年期（高校生，大学生）に分けて，その対応について考えたい。

1）小学校低学年（第二次性徴発現前）

　この時期の子どもは，性別安定性（性別が時間を経ても安定していること）は習得できていても，性別恒常性（表面的な特徴が変わっても性別は変わらない）を習得していない場合がある。つまり，「女の子はお母さんになり，お父さんにはならない」ことは理解できても，「男の子が長い髪をしてスカートを履き，女の子のように見えたとしても，男の子は男の子のままである」ことは理解できていない段階の子どももいるのである。このような場合，「女の子の格好がしたいから，私は女の子だ」「無理に女の子の服を着せられるのがイヤだから，私は男の子にならなければ」と思うなど，「性同一性」と「性役割」の混乱が見受けられる。

　しかし，この混乱は，性別恒常性を習得するとともに解消されてくる。「男の子の行動を取りたいからといって，男の子にならなくてはいけないということはない」ことがわかってくるのである[12]。

　よって，この時期の子ども達に対しては，

①性に関する認知発達のレベルを十分アセスメントして，その子どもがどの段階にいるのか把握する。

②すぐに「性同一性障害」と決めつけず，一過性かもしれないし，一過性でないかもしれないという流動性を保障する（実際，先行研究においては，小児の性同一性障害をもつ子ども達の多くは，青年期以降も性別違和を持続させることは少ない[12]）。

ことが大切なのではないだろうか。

　「性同一性は発達していくものである」という視点をしっかり持ち，「今」の状態に右往左往せず，デンと腰を据えて，「女の子としてのその子を認める」でも，「男の子としてのその子を認める」でもなく，「女の子であろうが男の子であろうが，その子を認める」という寛容な態度が望まれる。

2）思春期（小学校高学年・中学校）

　この時期は，性ホルモンの上昇により身体に様々な変化が生じ，性衝動が高まってくる。突然しかも自分の意志とは無関係に，自分の身体やこころが今まで全く経験したことのないような状態になることに対して，相当な不安や混乱が生じるのは当たり前のことである。また，自分が望まない性別の性的特徴が際立ってくれば，嫌悪感が高まり，ますます混乱してくるのも当然であろう。まずは，この不安や混乱をしっかり受け止めることが大切と言える。

　あまりの不安の強さから，曖昧な状態に耐えられなくなり，男か？女か？すぐに白黒つけたがり，それに困った教職員は「まずは，専門の病院に行きなさい」と言ってしまうかもしれない。

　しかし，児童生徒の性別違和感を減らすための環境調整が先決ではないだろうか。制服ではなく体操服を着ることでだいぶ不快感が減るだろうし，教職員用のトイレを使うことで少し気持ちが落ち着くと思われる。どのようにしたら性別違和を減らすことができるのか？　日々の小さなことから具体的に，生徒と一緒に色々考えていく姿勢が大切なのである[13]。

3）青年期（高校・大学）

Erikson[7]によれば，この時期の発達課題は「アイデンティティの確立」である。そして，この発達課題を達成するためには，色々な形で，色々な人に同一化してみる実験的同一化が必要であるとしている。

性に関しても，同様に，「ジェンダー・アイデンティティ」確立のためには，自分にしっくりくるセクシャリティのあり方をいろいろ試してみる実験的同一化の段階が必要なのである。

また，日本の現状では，性の4つの構成要素のうち，「性同一性障害」ばかりがクローズアップされている。セクシャリティに関する問題が生じると，まずは，「性同一性障害」を連想し，「自分は性同一性障害に違いない。すぐ医者に行って，診断・治療を受けなくては」「早く性別を変えなくては」と焦り，「性別を変えさえすれば，すべてが解決する」といった短絡的な考えに陥ってしまう危険性がある。

そこで，生徒・学生には，自分にゆっくり向き合い，「性同一性」だけでなく，他の性の構成要素（「身体的性別」「性役割」「性的指向」）も含めたすべてについて，丁寧に検討し探索する時間と空間を保障する必要がある。その際，「男（女）になるって，あなたにとってはどういうこと？」など言語化を促す問いかけも，効果的と言える[12]。

5．臨床現場から

日頃の心理臨床において，LGBTのクライアントは少なくない。そして，筆者は，LGBTのクライアントに対して全く特別扱いはしない。女性であれ，男性であれ，トランスジェンダーであれ，その人を認め，受け入れ，その人の気持ちを尊重することに変わりはないからである。学校現場においても，前述の文部科学省の通知に過剰に反応してオロオロすることなく，①セクシャル・マイノリティのみならず，セクシャル・マジョリティも「性の4つの構成要素」のグラデーションのどこかにいること，②「性同一性」は発達するものであり，子どもは，その発達過程の真っ只中にいることを念頭に置いて，柔軟な考え方，寛容な姿勢を保持することを心がければよいのではないだろうか。

男女カップルでの行動が基本の欧米文化に比べ，女性同士，男性同士に寛容で，また，歌舞伎や宝塚歌劇のような独自の芸術を生み出した日本文化においては，欧米とは違った「性の多様性」の考え方があるのではないだろうか。日本の独自性を活かした方法の模索が，今後の検討課題と言える。

［森美加］

●引用文献

1) American Psychiatric Association：Diagnostic and Statistical Manual of Mental Disorders. Dsm-5. Arlington, VA. American Psychiatric Publishing, 2013（日本精神神経学会日本語版用語監修，髙橋三郎ほか訳『DSM-5精神疾患の診断・統計マニュアル』医学書院，2014）

2) World Health Organization：ICD-10 Classification of Mental and Behavioral Disorders. Clinical Description and Diagnostic Guidelines. Geneva. World Health Organization, 1992（融通男，中根允文，小宮山実訳『ICD-10　精神および行動の障害：臨床記述と診断のガイドライン』医学書院，1993）

3) Drescher J, Cohen-Kettenis PT, Reed GM.：Gender incongruence of childhood in the ICD-11： controversies, proposal, and rationale. Lancet Psychiatry vol.3, pp297-304, 2016.

4) 佐々木掌子「セクシャル・マイノリティに関する諸概念」『精神療法』Vol. 42 No. 1，2016.

5) 佐々木掌子「多様な性と向き合う教育へ」『社会科教育を考える　階』No 23，2013.

6) Money J, Tucker P.：Sexual signatures on being a man or a woman. Little Brown and Company, Boston, 1975.

7) Erikson E H, Identity and the life cycle. Psychological Issues no.1, International University Press, New York, 1959.

8) 西平直喜「アイデンティティ」『青年心理』第 7 号，165-166，1978.

9) 文部科学省「性同一性障害に係る児童生徒に対するきめ細かな対応の実施等について」27文科初児生第 3 号，2015年 4 月30日.

10) Shoko Sasaki.：The educational effects of Gender and Sexual Diversity Classes on homophobia and transphobia for junior high school students. The 31st International Congress of Psychology 2016（ICP 2016），Yokohama, Japan, 2016.

11) 佐々木掌子「「性の多様性」教育の方向性─人権の視点から─」『法律のひろば』 7 月号，2016.

12) 佐々木掌子「性別違和を持つ子どもへの心理的支援」『精神療法』Vol. 42 No. 1，2016.

13) 佐々木掌子「性的マイノリティの子どもたちの現状と課題」『高校保健ニュース』 6 月号，2014.

Ⅱ-1-14 　自傷行為

　自傷行為，つまり自らの身体を意図的に傷つける行為は，近年若者の間ではあたかもポップな流行のように蔓延し，学校精神保健や精神科臨床の問題となっている。

　自傷行為は不安や恐怖，孤立といった危機的状況を訴える行為であり，救いを求める叫びでもある。一方で自傷は，内在する攻撃性が周囲を不安，困惑に陥れるから，振り回される周囲はしまいには無力感から忌避感情，怒りへと陰性の逆転移を抱かせる，関係破壊的な行動でもある。

　自傷行為は心理学的には自我の機能不全を意味するのだが，臨床的には精神障害発症の予兆でもあり得るので，早期介入すべき学校精神保健の重要な課題である。

1. 自傷行為の概念

　自傷行為は古くは自殺企図との関連から理解されてきた。メニンガーは希死念慮に潜む「生きたい欲求」を感じ取り，自傷は自殺願望を身体の一部へと無意識に限局化することで「全体としての自殺」を回避する手段になっていると捉えて，「局所的自殺」（Menninger,K.A.1938）と形容した。その後，身体を自虐的に損傷する行為が欧米で問題視されるにつれ，自殺企図の心理とは無縁な自傷，つまり「自殺を目的としない自傷」を，故意性・非致死性の意識に力点を置いて「リストカット症候群」（Rosenthal,R.J.1972），「故意に自分の健康を害する症候群（deliberate self-harm, DSH）」（Morgan,G.H.1976）などと定義づけられるようになった。それでも嗜癖的喫煙，薬物乱用，過量飲酒といった慢性的で間接的な身体損傷や，タトゥー，ピアスなどの文化的に容認された自傷との境界があいまいなため，今日わが国では「自殺の意図なしに，自ら故意にかつ直接的に，自分自身の身体に対して非致死的な損害を加えること」[1]と定義づけられている。

2. 子どもたちに瀰漫する自傷行為

　学校における自傷行為の把握率を調査した日本学校保健会の報告[2]によると，生徒1,000人当たりの発生事例数は小学校で0.2人，中学3.7人，高校3.3人に過ぎなく，学校臨床の印象からは少な過ぎるように思う。実際に処置する立場にある養護教諭に対する自傷対応の経験（過去1年間）を問うと，小学校で約6割，中学高校では9割以上もの養護教諭が処置を経験している[3]。一方中学生への意識調査ではリストカット等の「切る」経験が3％〜5％と多く，しかも保健室の処置を求めないであろう「打つ」「引っ掻く」「噛む」「刺す」「頭突き」などの自傷経験はさらに多いのが実態[4,5]であり，意外にも男子にも少なくないことが分かる。

181

図1 自傷行為経験と精神保健上のリスク（左：中学生，右：高校生）[6]より作図

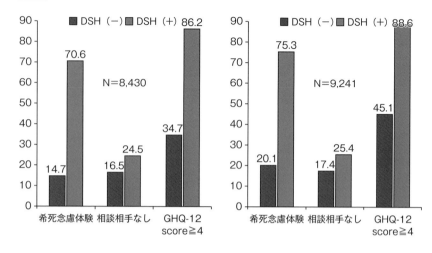

　もっとも直近で，複数の都市をまたぐ広範囲な中高生を対象とした18,104人もの大規模な調査では，過去一年間に中学生の3.3%，高校生の4.3%が自傷経験を有しており，女子は男子の4〜5倍も高い頻度で発生している[6]。また自傷生徒は過去に希死念慮を体験しているものの相談相手はいず，薬物の気晴らし乱用の経験率が高く，GHQ-12（注1）でも不安・抑うつ気分を抱える精神健康度が低いこと[6]から，自傷行為は精神保健上の重大な危機サインといえる（図1）。

3．自傷行為の意味―危機の叫び

　自傷行為の心理的動因は，単純一様ではない。①苦悩・葛藤からの逃避手段，②自己否定感から生きている実感を確認する手段，③孤独や不安を癒すケアを求める欲求・助けを求める叫び，④他者への働きかけ（アッピール），⑤緊張解放（カタルシス）の手段，⑥自己感覚を回復する手段等[7]まちまちだが，一つの心理的動機によるというよりも，これらが複合的に絡んだ行為である。
　自傷はその攻撃性を帯びた性質から周囲に不安・恐怖を与え，繰り返されると多分に挑発的に感じられて，人はとかく怒りや忌避感を抱きやすい。しかし自傷は心の痛みを誰にも打ち明けられない孤立無援の叫びでもあるのだから，まずは自傷の「気持に寄り添い，こころを聴く」関わりから，安心のある関係を築き上げていく支援が大切である。

注1：General Health Questionnaire；全般健康調査票。ゴールドバーグが開発した12項目法。GHQ は精神障害を診断する心理検査ではなく，精神健康度，ストレスの度合いを測る質問紙法であり，自覚の度合いを0-0-1-1点で採点し，点数が高いほど精神健康度が良くない状態とみなされる（巻末資料5，p. 325参照）。

4．自傷生徒に対する介入と心理支援

　まずは，①言下に咎めず，罰せず（怒りにまかせて説教したり，「死ぬ気もないくせに」などと挑発しない），②手厚く処置をしながら，③切りたい気分を受容的に聴く。④過剰に共感・憐憫し，不幸な身の上に巻き込まれ（逆転移）ないように心理的距離（親でも恋人でもない自分の立ち位置）は意識しながら，⑤否定的自己感情には共感をしても自傷という周りを不安にさせる行動は否定的に説諭し，⑥自傷衝動に走らせる気持ちを別な方法で表現できないかを一緒に考える（たとえば自虐気分を「書く」「描く」などを提案．そして援助者はその作品を「読む」「観る」相互性）。⑦繰り返す自傷に援助者は無力感に陥ってしまうが，信頼関係が不安定な証と自省しつつ一貫性をもって関わりたい（図2）。

　学校の不安を少しでも軽減するには，問題の共有が重要である。教師間，そして保護者との問題意識の共有である。

　担任が問題を単独で抱えて自己完結的に解決しようとしない。校内に事例検討会等を設け，管理職，同僚の理解や協力が得られれば，少しは楽に生徒に向き合えよう。さらには，自傷を子どもの危機的な心理問題として親に共有してもらうことが大切である。多くの場合，親への告知を生徒は抵抗するが，それは自傷を知った親の否定的な反応を恐れているのであって，けっして自分の不安や絶望感を親に分かられたくないという拒否ではない。むしろ分かってくれない親への反発，憎悪であるのだから，ていねいに説明すれば生徒の同意は得られよう。告知の場はかならず生徒同席とするのが，生徒からの信頼感獲得につながる。

　繰り返される自傷に振り回されると，援助者は不安のあまり自傷生徒を精神科へとリファーしたくなるかもしれない。あるいはリファーが自傷生徒に支援関係の切断・「見捨てられ感」を与えて事態の悪化を招く危惧から逡巡するかもしれない。まずは援助者がスクールカウンセラーや学校医，精神科といった第三者にコンサルテーションを求めるのがいい。コンサルテーションから少しでも不安が軽減されれば，振り回され感なく一貫性をもった指導・関わりが可能となろう。

図2　自傷行為に対する対応の心得

①頭ごなしに叱らない（メッセージを否定しない）
②手厚い傷のケアを（味方になれるメッセージ）
③節度ある対応を（逆転移・心理的距離の意識）
④内面を傾聴する
⑤自傷衝動に至る気持ちの明確化
⑥その気持ちを別な方法で表現できないかを一緒に考える
⑦信頼的な関係性ができれば，振り回され感なく，楽に向き合えるものと心しよう

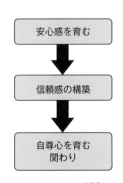

５．事例から─学校の不安

【事例：中学３年生（女子）】：統合失調症

　病初期の情動不安定（暗く緊張した怯えの表情）などを学校は感じ取っていたが，自傷行為については家族も気づいていなかった事例。

　担任教師と母親に連れられて受診。過敏性を漂わす冷たく硬い表情，拒絶的な態度で無口，自閉的構え。母親によると元来おとなしく引っ込み思案の子，勉強は苦手で成績は下の上。中学２年秋頃より一層無口，暗い表情になったが登校はしていた。担任によると中学３年春頃より学校では周囲に対する過敏さ，拒否的姿勢，暗い表情の中に時に怯えたような普段と違う変容を感じ取っていた。夏休みは自室にこもりがち，二学期は登校するも半日で早退するようになり，担任の面接で級友による「いじめ」被害からクラスが怖くて早退していたこと，自宅ではリストカット自傷を繰り返していたことを告白されて，受診となった。

　本人が「いじめ」と称する体験は，ていねいに聴くと実は孤立するクラス状況での誹謗中傷的内容の幻聴体験であり，さらに「自分の考えや気持が周りの生徒に分かられている」という筒抜け体験も人への不信を増幅させている拒否的不登校と把握。治療により幻聴等の病的体験は消退していくが，高校では人間関係の構築ができず孤立し幻聴体験，被害妄想の再燃，多重人格，自傷行為も伴うようになり就学困難となり中退。精神科デイケアの利用で社交・社会性を育む療育から次第に自立的となり，成人した現在は老人保健施設で介護ヘルパーとして勤続を維持している。

【事例：高校１年生（女子）】：解離性障害

　情動不安定，衝動行動が続き，高校１年春に母親に連れられて初診。ふてくされ無愛想，不機嫌そうにぶっきらぼうな語り口だが，児戯的で未熟な人格像であり病的体験は認められない不安定気分の訴え。

　部活の人間関係のこじれから中学２年秋頃より不登校に陥り，抑うつ・不安，自傷，親の気を惹くかのごとく窓から飛び降りようとする自殺企図で中３の秋には３日間地元総合病院精神科に入院。退院後も周囲を振り回す不定な問題行動続きで当科へ転医。入学した高校でも不登校断続，学校では関係性は作れずに周囲を不安にさせる様々な問題行動（トイレに逃げてリストカット，出血を見せびらかす，脱力・失立発作,失声,過呼吸など）の頻発にて高校は震撼する事態に陥り，密接なコンサルテーションを高校に要した事例。WISC-Ⅲ:IQ=77境界域知能。

　高１留年,退学。学校葛藤が外れると行動化は幾分落ち着き，短時間アルバイトに就くほどに成長したが，職場でも対人関係上の困難に直面すると容易に希死念慮を口にし，自傷に走る言動で周りを不安に陥れる操作性。外来面接では「お姫様」「良家のお嬢様」の人格に解離する児戯性。現在アルバイト等の社会化体験を支援し，支持的カウンセリングで自我強化を育成中。

6. 自傷は精神障害の予兆か

　自傷行為は診断特異的な症状ではない。統合失調症，感情障害，ストレス障害，発達障害等，すべての精神・行動障害に随伴しうる行動上の症状である。
　いずれも自我機能の脆弱さ（未成熟あるいは低下），つまり自我心理的には①衝動統御力の弱さ，②感情調整力の弱さ，③低い自尊心・ネガティブな自己像，そして社会心理的には④孤立無援状況などをベースとした刺激反応性の行動化と理解される（図3）。したがって，低い自尊感情と大人不信を基底とする反抗挑戦性障害や素行障害，愛着欲求と自己像の忌避感を病理に抱える摂食障害などにもよく並存する衝動行動である。

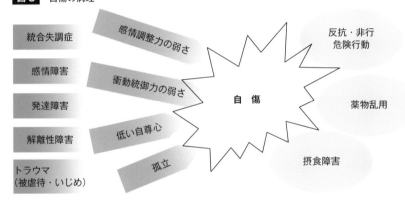

図3 自傷の病理

　自傷を触発する刺激は，ごく日常的な出来事の，しかも些細な人間関係の傷つき体験であるから，周囲も気づかないでいる場合が多い。拒否，否定，無関心に傷つくのである。ある少女は自作のアニメ画をSNSにアップしたのだが，友人の誰からも「いいね」のレスポンスがないという理由だけで自傷に走っている。コンプリメント（賛辞）願望を断つ無反応は，描画の評価を支えにしてきた少女には存在否定に等しいものだった。

7. 自傷の予後

　自傷行為は関係希求の手段である。もし大人が子どもの自傷行為を無視したり，あるいは叱責と禁止の関わりしかしなければ，子どもは大人への不信と自己否定をさらに深め，自傷行為は自殺行動へと傾斜されよう。
　自傷の予後評価は一定しない。自傷行為自体は年齢とともに鎮静していても，不安障害，感情障害，自殺行動へと症状移行していくので，楽観はできない。たとえば1,943名の中学3年生に対し途中面接を繰り返して15年半追跡した調査では，自

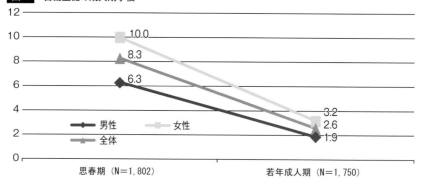

図4 自傷生徒の成人期予後[8]より作図

傷は成人期には大方消退していて，予後は悪くはないように見える（図4）[8]。
　一方で16歳時の質問票調査で自傷行為があった4,799名のコホート研究では，18歳時の面接調査でうつ病・不安障害などのメンタルヘルス問題，薬物乱用，自傷のリスクが増大しており，自殺念慮のあった自傷事例では自殺念慮のない自傷に比べて感情障害のリスクが4倍も高く，学業成果も不良になっている[9]といった予後不良の結果である。
　自傷の予後は，基礎となる障害の症状経過に左右されるので，今後は精神障害別に診た長期的な予後調査が待たれる。いずれにせよ子どもの自傷行動への心理治療的介入は，成人後に続発する可能性がある精神障害や自殺の防止に貢献しうることを示唆している。

［児玉隆治］

●引用文献
1) 松本俊彦・山口亜希子「自傷の概念とその研究の焦点」『精神医学』48 (5), 468-479, 2009.
2) 日本学校保健会「保健室利用状況に関する調査報告書（平成18年度調査結果）」97, 2008.
3) 松本俊彦・今村扶美ほか「児童生徒の自傷行為に対応する養護教諭が抱える困難について—養護教諭研修会におけるアンケート調査から」『精神医学』51 (8), 791-799, 2009.
4) 松本俊彦・今村扶美「思春期における「故意に自分の健康を害する」行動と「消えたい」体験および自殺念慮との関係」『精神医学』51 (9), 861-871, 2009.
5) 岡田涼・谷伊織ほか「中学生における自傷行為の経験率—単一市内における全数調査から」『精神医学』52 (12), 1209-1212, 2010.
6) Watanabe, N., et al : Deliberate self-harm in adolescents aged 12-18 ; A cross-sectional survey of 18, 104 students. Suicide & Life-threatening Behavior, 42, 550-560, 2012.
7) 林直樹「自傷行為への対応・治療の基本」『こころの科学』127, 70-75, 2006.
8) Moran, P., et al : The natural history of self-harm from adolescence to young adulthood ; a population-based cohort study. Lancet, Published online Nov.17, 2011.
9) Mars, B., et al : Clinical and Social Outcomes of Adolescent Self-harm ; Population Based Birth Cohort Study. BMJ（Clinical research ed.）. 349 ; g5954, 2014.

●参考文献
＊B.W. ウォルシュ・P.M. ローゼン著，松本俊彦・山口亜希子訳『自傷行為—実証的研究と治療指針』金剛出版，2005.
＊林直樹『リストカット—自傷行為をのりこえる』講談社現代新書，2007.
＊松本俊彦『自傷行為の理解と援助—「故意に自分の健康を害する」若者たち』日本評論社，2009.

II-1-15　自殺・自死

1．未成年の自殺の実態

(1) 用語の定義と数の推移

　最初に用語の定義をする。自殺企図（suicide attempt）とは自分の生を終わらせようとする意図的な行為，自殺念慮（suicidal ideation）とはその根底にある「自殺したい」という気持ちである（希死念慮ともいうが，これだと厳密には"漠然と消極的に死を願う場合"も含むことになる）。自殺企図は，自殺未遂に終わる場合と，既遂（死）に至る場合がある。医学用語や法律用語では自殺だが，遺族等からは自死と呼んでほしいとの声もある。本稿では自殺と表記するが，使い分けに格別の意図はない。一方，自らの身体を傷つける行為はすべて自傷（または自損）であり，必ずしも死を目的としない場合もある。救命救急などの現場では，死を目的としない自傷と自殺企図を区別しがたい場合も多い。強いストレス・苦悩等を感じた人の一部が自殺念慮を抱くようになり，その一部が自殺企図に及ぶのであって，この過程はいくつかの危険因子（例えば孤立）によって加速される。

　未成年の自殺はセンセーショナルに報道されやすく，報道を見て多いとか増えたとか錯覚しやすいが，日本の10〜19歳の自殺（図1）は年間500〜600人で（10歳未満はきわめて稀），数十年に渡り顕著な増減はない[1]。日本の自殺は1998年に中高年男性を中心として急増し，2010年代に入ると減り始めたが，この間10〜29歳の自殺はあまり減っていない。自殺は隠される場合があるので「統計は信用できない」との声もあるが，数えられていない自殺者数（暗数という）が自殺者数の何倍も多いとは考えられず，暗数率が変化してきた証拠もないので，統計から読み取った上の傾向に大きな誤りはないだろう。なお，1950年代後半に若者の自殺が多かったことは，近年あまり知られていない（当時の激しい増減の理由は今も不明）。

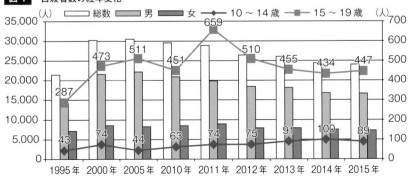

図1　自殺者数の経年変化[1]

（2）自殺の動機

詳しく見ると，児童生徒学生の自殺は例年4月の第1週や夏休みの終わりに多く，新学期・新学年の影響が考えられる[1,2]。警察庁が報告する自殺の動機，つまり"自殺との関連が考えられる背景"を見ると，19歳以下の自殺の約3割には学校での問題が存在し，健康問題がこれに次ぐ。進路問題や家族との葛藤も多い。これらが真の動機かどうかはわからないが，少なくとも，しばしば言われるように「いじめ」だけを自殺の原因と考えると，他の重要な問題を見逃すおそれがあることは認識すべきである。そもそも未成年者では自殺動機が推測しにくく，一見些細な動機で自殺したように見えることも多い[3,4]。従って，前もって自殺危険度を評価することは容易でないが，あえて当事者の背景や特徴を挙げるとすれば，精神障害，孤立，喪失体験，他者の死，被虐待経験，自殺未遂歴，自己の安全や健康を守れない行動などがあると言われる[3,4]。

自殺念慮や未遂行動についての報告を見ると，例えば一般学童の約1％に自殺企図歴，約2％に「自殺する」という威嚇行動，約9％に希死念慮がみられ，また中高生の1割に自傷経験があり，しかし教師はその30分の1程度しか把握していない[5,6]。救急車搬送された自殺未遂・自損者の数は，19歳以下の女子で自殺既遂者の12倍，男子では2倍であり，若年女子には自殺未遂が多い[7]。明確な「死ぬ意図」がないのに繰り返される自傷（リストカットなど）は，"自分でも無効なコーピングだとわかっているのに繰り返してしまう行為"なので，一種のアディクション（嗜癖）に等しいが，これを繰り返す人の将来の自殺リスクは高い[5,6]。他にも，薬物嗜癖や自暴自棄な暴走行為などは「沈黙の自殺」と呼ばれ，リピーターは将来の自殺リスクが高いので，死に直結しなくとも，静観してよい問題ではない。

２．学校メンタルヘルスにおける自殺対策の重要性

（1）3つの大きな理由

自殺予防学的に見て，未成年の自殺には未解明の点が多い[6]。それにもかかわらず未成年者の自殺対策が重要であり，学校メンタルヘルスの重要課題だと言えるのは，以下の理由による[2]。

1）自殺は15〜19歳の死因の第1位，10〜14歳では第3位

他の病気による死亡が少ないこの年代での高順位は重要である。また若年者では，一例の自殺が報じられると，これを模倣するかのような連鎖（群発自殺）を生じやすく，特に性・学年などの背景が似る子に多い[6]（80年代にアイドル岡田有希子さんの死後，女子中高生による似た方法での自殺企図が続いたのが典型例）。

2）「自殺は固い決意によるので他人には防げない」という誤解

自殺企図者も「本当は生きたい」のであり，直前まで生と死の間で激しく揺れ動いているが，医学的に言えば心を病んだ状態（うつ病・統合失調症等）や酩酊状態で冷静・合理的な判断ができず，つい死に向かって踏み出してしまうのである。それは「意思が弱いから」ではない。人生経験が少ない未成年者は，自ら環境を造り

かえたり人生を切り開いたりする力が弱い（発達途上にある）ことにも留意したい。

3）「自殺予防教育で寝た子を起こす必要はない」という理解不足

　自殺という単語を出さずとも，困難な時や悩んだ時にどう対処すべきか，どのような時にSOSを出すべきか，そういう子が身近にいたら仲間（ピア）としてどう関わるべきか，というテーマを取り上げることは自殺予防教育である[5,8,9]。彼らが死を選ばずに生き抜くことができる力を育てることは，教育全体の大目標である。

(2) 自殺対策の三段階

　WHOや厚労省（自殺総合対策大綱）では，自殺対策の戦略を三段階に整理している：a）コミュニティの構成員全体を対象とする全体的予防介入，b）自殺リスクが比較的高いグループに対する選択的予防介入，およびc）自殺未遂者など自殺リスクがきわめて高い個人に対する個別的予防介入。これを前述の2）3）と比較すると，児童生徒ら全体を対象にした介入は，従来の学校教育でもある程度行われてきた。これだけでも，おそらく児童生徒の約9割は，一生自殺企図などしない可能性が高い[5]。しかし残りの児童生徒は，自分が大切にされていると感じる経験が少なかったり，自尊感情が低かったり，適切な対処方法を身につける機会が乏しかったり，これらと関係する何らかの障害やハンディキャップを背負っていたりして，環境によっては自殺リスクが高まる可能性がある[6,9]。したがって，彼らに対する自殺予防には＋aの配慮が必要である[6,8,9]。

　ここで，"うちの学校では従来から「命の授業」や「道徳の授業」をやっているから大丈夫だ"という声もあるが，これが自殺予防の役に立つ可能性は低い[6]（この種の授業が無意味だというわけでなく，自殺予防効果が低いというだけである）。「命の貴さ」のメッセージが自殺予防に有効なのは，「自分は一人の人間として家庭や学校で尊重されている」と感じている児童生徒である[9,10]。だが，自分が大切にされた経験が乏しく自尊感情が低い児童生徒にはこのメッセージが届きにくく，絵空事と思う可能性が高い。かえって疎外感と孤立感を強めるだけかもしれない[6,9]。すべての児童生徒に生きる力を育て，特に自尊感情が低い子らを守り育て，自尊感情を養うことは，社会全体の責任であるが，特に学校関係者の責任は大きい[2]。

　改めて考えると，我々は自殺について思う時心が強く揺さぶられ，「なぜ防げなかったのか！」と自責感を覚えたり，自分の死生観が問われているように感じたりする。「できれば考えずに済ませたいテーマ」に向き合う時，人間は不安から逃れるため無意識に防衛機制を働かせるので，結果として誤解や逃げの姿勢が生じるのだろう。だが少なくとも教師にとって，生きる力を育てるつもりがあるのならば，自分の死生観や自殺観と向き合っておくことは必須の課題である[11]。

3．学校での包括的な自殺予防プログラム

(1) 教師の研修と意識変容

　学校で児童生徒らに生きる力を育て，自尊感情を養うことは自殺予防のために有益だが，「命の授業」ではなく包括的な自殺予防プログラム[8,10,12]を考える必要があ

り，それにはまず教師の研修と意識変容が必要である[9,13]。教師が理解しなければ
ならないのは，ア）全体的予防介入が児童生徒全体の生きる力を育むための教育活
動と一致すること，イ）特に配慮が必要な児童生徒への選択的・個別的予防介入が
従来からの特別活動・生徒指導・保健室活動等の延長上にあること，ウ）したがっ
て従来からの学校教育活動に"自殺予防という視点"を加味することから始めるべ
きであって，新たなプログラムを大量に導入する必要はないことの三点である。こ
うした教員研修を大規模に始めている都道府県では，予想以上に参加希望者が多い
と報告されており，ニーズの高さを示している[13]。

(2) 全体的介入

　学校での包括的自殺予防プログラムのうち，全体的介入に相当するのは，特に次
のような教育活動である[2,8,9]。第一に，日常のすべての活動を通して，児童生徒が
クラスや友だち集団等への所属感を高めること。第二に，自己効力感や自尊感情を
獲得する機会を増やし，児童生徒が「自分もここにいていいのだ」と思えるように
すること。第三に，他人を頼ることを，児童生徒が学習できるようにすること。

　これらの活動では必ずしも，自殺という言葉を使う必要はない。基本は通常授業
や日常のコミュニケーションの中で行うべきであり，したがって自殺予防以外の目
的でも有意義な活動でなければならない。ただし，児童生徒の発達段階に配慮する
必要があり，彼らの価値観に沿ったものでなければならない[2,10]。授業としては中
学高校の保健体育でこころの健康やストレスマネジメントについて扱う時間があり，
国語・社会・技術家庭科や道徳などの授業も内容次第では上の目的に適合する。小
学校では保健学習と他教科や道徳・ホームルーム活動・学校行事などの時間を活用
したり，スクールカウンセラーと協働したりする試みが，成果をあげている[9,10]。

　この他，児童生徒を支える相談機関や社会資源の情報を提供することも有意義で
ある。地域行政で自殺予防を担当する保健師の応援を仰ぐことも役に立つ[13]。さら
に，子どもが日常生活範囲で「困ったら相談できる大人」を複数知っていて，クラ
ス担任，養護教諭，部活指導者，家族などの大人に援助希求行動を取れるようにな
ることも大事である[9,13]。子どもたちへのメッセージとして，「誰にも相談しないこ
とは最悪の自傷行為」[5]だと伝える必要もある。彼らに「信用できない人や，この
話題は話せないと思う人もいるだろうが，信用できる大人もいて，友だち以上に力
になってくれる場合がある」と伝える必要がある。

(3) 選択的・個別的予防介入と養護教諭

　選択的・個別的予防介入に相当する自殺予防プログラムでは，その入り口として，
自殺リスクが高い児童生徒をどのように特定するかが問題となる。一つの鍵は，保
健室活動にある。保健室には様々なメンタルヘルスの問題を抱える生徒や，それら
の問題をメンタルヘルスの問題として自覚できないまま身体化させていたりする児
童生徒が集まりやすい。そこで養護教諭が彼らの自殺危険度を察することができれ
ば支援の発端になれる。とはいえ，観察だけで自殺危険度を評価することは困難で
ある。躊躇せず「生きていたくないと思うことがある？それって，死にたいという
こと？」と質問するのが早道である。この質問が自殺企図への動きを加速すること

はなく，むしろ自殺念慮を言語化できれば動きは減速することを知っておきたい。

　質問をする際の留意点を，カナダの専門家たちは TALK の原則と呼ぶ。心配していることを言葉で伝える（Tell），死にたい気持ちについて率直にたずねる（Ask），絶望的な気持ちを傾聴する（Listen），安全を確保する（Keep safe）の頭文字である[6]。子どもが自殺念慮について話してくれたなら，丁寧に傾聴し，いままでの労苦を労わり，他の対処法を共に考える。自殺準備が具体的なほど危険は高いので，まずは死なない約束をし，必要に応じて自殺手段（刃物等）を預かる。「他の人には言わないで」と言われることもあるが，危険が切迫しているほど関係者といち早く援助ネットワークを構築すべきなので「こんな重大なことは他の人に黙っていてはいけないと思うのだけど，あなたの味方になってくれる人たちに伝えてもいいかな」と確認を取って伝える。自殺予防の先達の言葉「自殺の危険が切迫しているほど援助者に専門性が必要ない」（シュナイドマンの法則）から勇気を受けて，向き合わなければならない。これ以降はケースバイケースである。傾聴して絶望感を低減させ，背景を探り，対策を考えたり，他の教職員や保護者や医療機関・相談機関につないだりする。ただし養護教諭は，「これは生徒指導の問題であるかもしれないが，同時にこころの健康問題なのだ」というスタンスを保つ必要がある。

(4) 人的資源の活用

　特定のテーマに関する教育プログラムを展開しながら，自殺リスクが高い生徒らがSOSを出しやすい雰囲気を醸成することもできる。例えば，若者の自殺について，自殺の危険を示すサイン，アルコール・薬物問題，友だちが深く悩んでいたり自殺を考えていたりした時どう関わるか，地域の自殺予防活動などを取り上げながら，話したいことがあれば聴くという姿勢を示す。地域行政の保健師など校外の人的資源を活用することは有益である[13]。

　友だちの相談や悩みを聴いて支えること（ピアサポート）を奨励するのもよいことだが[2,9]，自殺リスクのような深刻な問題を抱えている場合では，聴いた友だち（ピア）が一人で抱え込まず，安心して話せる大人に"つなぐ"べきことを知らせておく必要がある[5]。教師でも友だちでも，自殺の危険に"気づき""つなぎ""見守る"ことができれば理想的である。この役割を担う人を，WHO や厚労省は，自殺対策のゲートキーパーと呼んでいる。

　なお，学校で自殺予防というテーマを取り上げることに否定的な保護者もいるので，ある程度深く取り上げる場合は，前もって保護者を対象とした研修ができるとよい[4,9]。PTA として取り組んでもよい課題である。ただし，自殺リスクが高い子どもの背後には自殺リスクが高い親がいる可能性，つまり家庭全体にメンタルヘルスの問題が存在する可能性にも留意しなければならない[6,13]（p. 14参照）。

(5) 自殺者が出た場合の対応

　児童生徒の自殺や自殺未遂が万一発生した場合に備え，学校が緊急対応をシミュレーションしておくことも重要である。なお「命を粗末にする人が自殺する」わけではない。これをわきまえない学校長が緊急時であれ平時であれ，体育館で全校生徒に「命の貴さ」を訴えるならば，「死者は命を粗末にした人である」という無礼

な見解を述べることになるので注意が必要である。

　事後対応で重要なのは，群発自殺や自殺企図再発生の防止である[2,4]。周りの児童生徒の動揺や，心身の健康と生活への影響を小さくすることが，次の目標となる。その子どもの家族や，関わりが深かった教職員，遺体の発見者などへの配慮も必要であり，時にマスコミ対応も必要になる。地域によっては教育委員会が，重大な事故や犯罪が発生した学校に学校CRT（Crisis Intervention Team）を派遣して，数日間に渡り学校の教職員をサポートする備えをしているが，まだ全国的な体制ではない。CRTが活用できる地域では，活用方法を日ごろからシミュレーションしておくことである。

　一連の事後対応で考えるべきは，関係者が理解を共有すること，地域の精神保健機関等への援助要請をためらわないこと，出来事をロマンティックまたはセンセーショナルに取り上げないこと，遺された者に起こりやすい心理反応や心身の症状を説明することなどである。周りの子への影響には個人差が大きいが，亡くなった子と接点が多いほど影響は大きい（ただし一見してわからないこともある）。そこで，全校生徒を一同に集めるようなことはせず，担任が教室で簡潔に淡々と事実のみを伝え，勝手な憶測を戒めつつ，児童生徒らの様子を観察することが望ましい。そして，特に辛い人や心身に不調を感じた人は担任や保健室に申し出るよう伝え，観察して気になった子にはこちらから声をかけ，観察を継続する。葬儀や追悼集会等に適切な形で参加することは，故人への感情を整理する作業（喪の作業）の助けになる。ご家族に対して気の利いたことを言おうと考える必要はない。悲しい，故人を忘れないと伝え，家族の健康と日常生活を気づかうだけで十分である。ただし，学校側の責任を免れようと防衛的になりすぎて，家族の感情を逆なでしないことが大切である。

[影山隆之]

●引用文献
1) 厚生労働省『平成27年版自殺対策白書』2016.
2) 影山隆之「青年期における自殺予防」『保健の科学』54 (3)，185-189，2012.
3) シンシア・R・フェファー著，高橋祥友訳『死に急ぐ子どもたち―小児の自殺の臨床精神医学的研究』中央洋書出版部，1990.
4) 高橋祥友編著『新訂増補 青少年のための自殺予防マニュアル』金剛出版，2008.
5) 松本俊彦編「問題に「気づき」「かかわり」そして「つなぐ」」『中高生のためのメンタル系サバイバルガイド』日本評論社，2012.
6) 松本俊彦「子どもの命を救うために～大人が，社会がするべきこと～」『地域保健』2月号，40-47，2014.
7) 影山隆之「大分県において「自損行為」で救急車が出動した事例の発生率と性・年齢分布」『自殺予防と危機介入』32 (1)，53-59，2012.
8) 文部科学省『子供に伝えたい自殺予防（学校における自殺予防教育導入の手引）』2014.
9) 窪田由紀編『学校における自殺予防教育のすすめ方―だれにでもこころが苦しいときがあるから』遠見書房，2015.
10) 得丸定子編著『学校での「自殺予防教育」を探る』現代図書，2009.
11) 影山隆之「最近20年間の日本における青少年の死生観・自殺観に関する研究」『こころの健康』18 (2)，70-76，2003.
12) ダグラス・ジェイコブほか著，松本俊彦監訳，今村扶美ほか訳『学校における自傷予防「自傷のサイン」プログラム実施マニュアル』金剛出版，2010.
13) 影山隆之・今川洋子・中村加奈重「子どもの自殺予防対策を考える」『地域保健』2月号，12-39，2014.

Ⅱ-1-16 家庭内暴力

　家庭内暴力（Family Violence）とは，家庭内で起こる，家族に対する暴力的言動や行為の総称である。そこには幼少児に親が暴力を振るう児童虐待，配偶者に対して暴力を振るうドメスティックバイオレンス（DV）なども含まれるが，本項では，不登校・ひきこもりなど学校・社会不適応のプロセスにおける「親に対する暴力」に関して，筆者の臨床的経験知を論ずる。

1．不適応初期の家庭内暴力

　子どもが学校に行けなくなった比較的早期に家庭内暴力に至るケースがある。この場合，子どもの状況理解，心情把握のズレが大きく影響しているケースが多い。
　「皆が当たり前に行けている学校に行けない自分」。この認識が生み出す焦り，不安，絶望感はとてつもなく大きなもので，激しい混乱を引き起こす。本人も自分を責めるが，どうにもできない状況下に置かれているのである。こんな時に，「どうして学校に行かないのか」「なぜ行けないのか」等々問い詰めることは，ただ単に子どもを精神的に追い込むという結果しか生み出さない。また，親としての焦り・混乱を「登校するのが当たり前」「お前は逃げている」「お前はダメな奴だ」という正論でぶつける時，子どもには「わが子より世間体を大切にする親」等の否定・批難のメッセージとして伝わり，親に対する強い不信，不満，怒りの感情を引き出すことになる。このような状況でも，多くのケースでは「親との交流を避ける」「物に当たる」などの行為で直接的な暴力の抑制を図ろうとするが，それでも執拗に問い詰めるなどの親の無理解な言動が続けば，衝動的な暴力を生み出す結果となってしまう。この際の暴力は，不信，不満，怒りの感情はもちろんだが，自分をわかってくれない，わかろうとしてくれない「寂しさ」「悲しさ」の発露でもある。いずれにせよこの時期に重要なのは，事の善悪に捉われるのではなく，子どもの思い・心情をより正確に把握し，寄り添えるかということである。

（1）昼夜逆転の問題

　不登校・ひきこもり状態になってしばらくすると，昼夜逆転を起こすケースが少なくない。彼らの多くが，夜中から明け方にかけてゲームあるいはパソコンに没頭し，朝起きられず，昼過ぎあるいは夕方ごろに起きてくるという生活を繰り返す。親からすれば，好きなゲーム・パソコンに夢中になり，生活のリズムを崩し，肝心な学校・会社にも行けない，わがままで自堕落な子にしか見えなくなるだろう。そのため正論を並べ立て，ゲーム，あるいはパソコンを取り上げることとなる。しかし，このような対応は正しい心情理解に基づいた適切な対応と言えるのだろうか？多くの場合，不登校・ひきこもり傾向が現れる初期に，子どもは心因性の身体症状（頭痛，腹痛，動悸など）を呈する。これにより登校できないことが周囲に受容さ

れ始めると身体症状は軽減し，それに取って代わるように昼夜逆転が起こることが少なくない。これまで筆者がかかわった不登校・ひきこもり経験者のほとんどが，同様の体験を口にしている。生育環境，趣味趣向など異なる若者たちが，なぜ同じような体験に行き着くのか？そこにはあるメカニズムが働いていると考えられる。

(2) 防衛機制としての眠りとゲーム

　不登校・ひきこもり状態になり日中部屋にいる時，彼らは非常に強い罪悪感に襲われている。当たり前に学校に行き，あるいは仕事をし，生産的に生きている同世代と比べ，すべてに挫折し無目的にただベッドに横たわっている自分。この現実は，どこまでも自己否定感を助長し，罪悪感を強めさせるだろう。自らを無価値化させるこの状況に対し，心は防衛機制を働かせる。それが「眠る」ことである。罪悪感・自己否定感が最も強くなる日中に眠ることで，それらを感じず，考えずに済むのである。しかし，人は24時間眠り続けることはできない。夕方には目が覚め，現実と向き合わざるを得ない状況が生まれる。起床後にゲームやパソコンに没頭するのは，意識的に現実逃避を図っているのである。

　しかし，こうした彼らの生活様式は，現状を受け入れ，いずれ前を向くために必要なプロセスなのだと考えられないだろうか。昼夜逆転という現象を，わがままで自堕落なダメ人間の行為と見るか，現状に苦しみ，自己否定感・罪悪感を強めているわが子と見るかは大きな違いだと思う。起こっている状況をただ善悪で判断するのではなく，そうせざるを得ない子どもの心情をどう理解し，寄り添えるかを考えるべきである。

　不適応初期に生じる家庭内暴力は，根深い恨みつらみという感情がベースにあるのではなく，ある面衝動的な暴発と考えられるケースが多いように思う。子どもが置かれている状況や心情に対する無理解が，結果的に「火に油を注ぐ」対応となっている可能性を否定できない。よって不適応初期には，一方的に現状を批判し追い込むのではなく，本人の心情を汲むかかわりが求められるのである。

２．家庭内暴力の慢性化

(1) 親の奴隷化

　不登校・ひきこもりが長期化してくると，親に対する恨みつらみの言動が増え，自分がこのような状況に陥ったのはすべて親の責任であると声を荒げ，問い詰めてくる。親として子育てを振り返った時，「あの時○○してあげれば良かった」「○○できなかったことが申し訳なかった」など反省的な思いになるのが当たり前で，自らの子育てに関して満点を付けられる親など存在しない。しかし，わが子から親としてのかかわりを責められ，生きづらい原因が親にあると迫られることは非常に辛く，苦しいことである。自らの中にある負い目を強く刺激されるため，自責的な親は，その言葉を素直に受け止め償おうと努める。子どもから過去の寂しさを訴えられれば，今からでもその時間を取り戻そうと仕事を辞め，子どもとの時間をつくろうとする。過去の様々な対応に対し責任を取るよう求められると，只々窮し，謝罪

194

を繰り返す。その結果，気が付けば子どもの支配下に置かれ，日常が奴隷化していくのである。

子どもの要求は日々エスカレートしていく。無理難題をけしかけ，そこに従わせることである種の万能感を得ようとするのである。そして，親がそれに従わなければ暴力により制裁を加える。このような負の連鎖はあっという間に広がり，家庭内での暴力が慢性化する。

(2) 子どもの退行現象

家庭内暴力には，親子の関係性の問題が絡むことも少なくない。病院や施設に長期間入院している患者が退行（赤ちゃん返り）してしまうのと同様に，閉ざされた空間の中で強い依存関係が存在している時退行が生じる可能性が高いと示唆されている。不登校・ひきこもりの長期化による閉塞的な親子関係の力動の中で退行を生んでいると考えられる。

親に暴力を振るう一方で，過度なスキンシップを求めたり，小さな子どものように甘えるといった退行現象が報告されることは少なくない。結果，親は子どもから離れられないという状況が生まれてしまう。退行現象に伴い，こころも赤ちゃん返りするということは，理性的なコントロールが極めて弱くなることを意味する。通常子どもが親に暴力を振るうということには強いためらいと罪悪感が伴うものである。しかし，理性のコントロールが弱くなるとこういった歯止めが利かなくなり，あたかも物を叩くかのごとく無慈悲に暴力行為が繰り返される。このような形で慢性化している暴力を断ち切っていくことは容易ではない。筆者の拙い経験ではあるが，当事者のみの力でこの関係を断ち切っていくことはほぼ不可能であると感じている。

(3) 第三者の介入

家庭内暴力が慢性化した場合は，閉ざされた心理空間に風穴を開けるために第三者の介入を求めるべきである。警察の介入を求めることも現実的な手だてである。もちろん，犯罪者として子どもを検挙してもらうことが目的ではなく，一つの対処パターンを明確にするためである。実際に警察を呼んでも，子どもは警察の前では真面目な好青年を装うことがほとんどであり，警察もそれ以上取り調べることはなくひと言ふた言注意を与え立ち去ることになる。しかし，毅然とこの対応を繰り返すことが重要である。

本人に，暴力に対しては明確に断ち切る対処をするということを示すことが求められる。次に暴力行為に至った場合は警察を呼ぶということを事前に伝えておき，行為があった場合，迷わず警察を呼ぶ。警察が来れば本人は平静を装うことだろう。そして警察が立ち去ると逆上し，さらに親に対する暴力をエスカレートさせるかもしれないが，その際も躊躇なく警察を呼ぶのである。ひるまず，暴力に対しては徹底して第三者介入を図るということを本人に植え付けていくことが必要なのである。

この程度が暴力になるのかならないのかという議論は無用である。事の程度で対応を変えるのではなく，暴力と断定される行為に対しては必ずこうなるというパターンを徹底的に学習させることが重要なのである。しかし，親自身が繰り返し警

察を呼ぶことに抵抗を示すことが少なくない。警察沙汰になっているということを近所に知られたくない，知られればここに住めなくなる，子ども自身の将来にも傷がつくのではないかなど，先に対する不安とためらいを口にする例が多い。慢性化した暴力を断ち切るには，家族としても相当な覚悟が求められる。

（4）組織的なかかわり

　本人が何らかの病的症状を呈している場合は，治療につなげる意味でも組織的にかかわることが有効である。以前，筆者がアルコール依存症の治療に携わっていた際，家庭内で暴力を振るう夫に対し，保健所，警察，医療との連携で入院治療に導いたケースがある。この時は保健師に夫にアルコールの問題があることを理解してもらい，警察との連携を図ってもらった。警察が介入した際，もちろん本人は素面を装い暴力を否定するが，室内の損傷などから問題性を明確にしてもらい，次回同様なことがあれば，医療に繋げるといった約束ごとを重ねた結果，医療に結び付けることができた。

　この場合は，アルコール依存症という病気が根底にあったため，そのゴールを入院治療に置くことで，家族の分離・治療的枠組の構築ができたが，病気が根底にないケースでは介入の糸口が掴みづらいのが現状だろう。もちろん，家庭内暴力自体は病名（病気）ではない。中には精神疾患が絡んでいるケースも認められるが，多くの場合その可能性は少なく，治療の対象になりづらいため入院治療をゴールとすることは難しくなる。物理的に距離を置くということに特化すると，避難は有効な手段だが，その場所をどう確保するか，現実的課題は多い。近場に親族等が居て，継続的に柔軟に避難することが可能な状況があれば有効に機能すると考えられるが，そうではないケースがほとんどだろう。安定した避難場所が確保できない中では，問題解決に至る前に対処の継続自体が難しくなる。このように，慢性化した家庭内暴力に対しては，決定的な解決策を見出すことは困難に思われる。

（5）本質を見極める

　解決が困難だからこそ，不登校・ひきこもり状態でなぜ家庭内暴力が起きるのか，その本質を見定めることが重要になってくる。先にも述べたように，筆者はこの家庭内暴力の本質を，家族に対する深い恨みつらみだとは考えていない。むしろ，子どもはこころの奥底では親への感謝の念を抱いており，故に申し訳なさを感じているケースも少なくない。彼らの怒りの矛先は，実は自分自身に向いているように思う。八方塞がりの現状の中，何もできていない自分，変わらなければとわかっているが一歩踏み出せない自分，そして変えられない・変わらない"いま"に強い怒りと絶望を感じているのである。家庭内暴力と言えば，どうしても親子の関係性に着目し，その再構築を図ることに着手しがちだが，家庭内暴力の本質は病理的なもの，親子間の深い歪みなどに起因していると見るより，本人の生きづらさの発露と見るべきではないだろうか。だとすれば，本人の"いま"をどうつくり出し，納得できるものにするかということが解決のテーマになるのだと思われる。

３．家庭内暴力解決の糸口

　筆者が勤務するクリニックには，不登校・ひきこもり経験のある若者が多く集ま
る（県外の若者はクリニックに併設されている若者宿に滞在し，活動を行ってい
る）。彼らの多くが，ひきこもる中で家庭内暴力に至った経験を持っている。クリ
ニックに来た段階で物理的に親との距離が離れるため，危機的状況が回避できてい
るということもあるが，たとえ家庭内暴力の問題が顕著で進行形であっても，親と
の関係性や問題解決に直接介入していくことはほとんどない。あくまでも本人と向
き合い，"いま"に納得させ，"いま"を輝かせるよう支援し続けている。

　その中で少しずつだが本人の自尊感情が回復し，自らの夢や目標を描けるように
なり，一歩を踏み出して行くのである。その段階で親元に戻るケースが多いが，
戻ってから家庭内暴力が再発したという話はほとんど耳にしない。八方塞がりの状
態を打ち破り，自らが進むべき方向性と，納得できる"いま"を勝ち取った時，親
に暴力の矛先を向ける必要性はなくなるのだろう。そして親自身もわが子の思いを
受け，応援しようとする時，親子の関係，家族の在り様は大きく変わっていくので
ある。

　家庭内暴力を起こしている子どもを親元から離すことは，一見困難なように思え
る。しかし，本人自身，今の状況には満足していない。どこかで罪悪感を抱え，い
まを変えなければと考えている。暴力によって親を支配下に置き，家を占拠し，居
心地のいい環境にはまっていると思われる若者でも，本心はこれでいいとは思って
いない。変われる可能性を示し心情に寄り添う説得を続ければ，"いまを変えたい"
という思いで，親元を離れ，変わるための一歩を踏み出すのである。

　「あの苦しい時期があって本当の家族になれた気がする。ひきこもったわが子に
感謝している。」平穏な生活を取り戻した家族の多くが口にする言葉だ。ありがた
いことに筆者は，このような言葉を何度となく聞かせてもらえている。互いのこと
を思い合いながらも，ある時期ボタンを掛け違えてしまう家族。しかし，様々な葛
藤を通し，互いの思いを見つめ直し，同じ方向を向くことで家族として成長してい
けるのだろう。だとすれば，そのプロセスにこそ問題解決の本質，糸口があるのだ
と考える。

［水野淳一郎］

Ⅱ-1-17　非行

1．非行とは

（1）非行の定義

　非行とは，一般的には「道義にはずれた行為」「不正な行為」のことをいうが，法律的には少年法第3条に示されている「審判に付すべき少年」を非行少年（女子を含む）といい，その行為を非行と呼んでいる。すなわち，非行少年とは，20歳に満たない者で，①罪を犯した少年（犯罪少年），②14歳に満たないで刑罰法令に触れる行為をした少年（触法少年），③保護者の正当な監督に服しない性癖のあること，正当の理由がなく家庭に寄り附かないこと，犯罪性のある人もしくは不道徳な人と交際し，またはいかがわしい場所に出入すること，自己または他人の徳性を害する行為をする性癖のあること，のどれかの事由があり，その性格または環境に照らして，将来，罪を犯し，または刑罰法令に触れる行為をするおそれのある少年（ぐ犯少年）のことであり，非行とはそのような少年の行為（犯罪行為，触法行為，ぐ犯行為）のことを指す。また，これに未成年者の飲酒，喫煙，深夜徘徊などの犯罪には当たらない「不良行為」を含めて，非行と呼ぶこともある。

（2）非行の分類

　非行は，殺人，強盗，放火などの凶悪非行，暴行，傷害，恐喝などの粗暴非行，窃盗，詐欺，横領などの財産非行，強姦，強制わいせつなどの性非行，覚せい剤取締法違反などの薬物非行，道路交通法違反などの交通非行などに分類される。法務省犯罪白書平成28年版（2016）[1]によれば，このうち，最も多いのは窃盗で全体の約60％を占め，これに横領（盗まれて放置してある自転車やバイクの横領が多い）および詐欺を含めた財産非行は全体の75％となっている。また，暴行，傷害，恐喝，器物損壊などの粗暴非行が次に多く，全体の約15％を占めている。これに対して，殺人，強盗，放火などの凶悪非行や強姦，強制わいせつなどの性非行は全体の1～2％と件数こそ少ないが，被害者や社会に与える影響は大きい。

2．非行の変遷と現代の非行少年の特徴

（1）非行の変遷

　図1[1]は，戦後日本の少年非行検挙人員の推移を示している。これを見ると，1951年（昭26），1970年（昭45），1983年（昭58），2003年（平15）をピークとする4つの波があることがわかる。

　第1期は，1945年（昭20）から1959年（昭34）ころまでで，この時代の少年非行は「貧困型非行」を特徴としており，戦後の貧困を背景に，窃盗を中心とした生活のための非行が多発した。

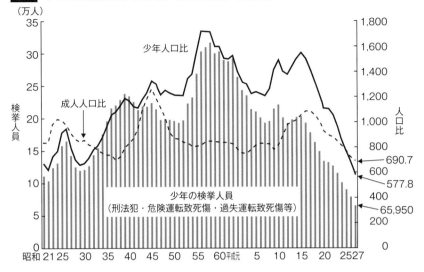

図1 少年による刑法犯等 検挙人員・人口比の推移（法務省）[1]

　第2期は，1960年（昭35）から1975年（昭50）ころまでで，この時代の少年非行は「反抗型非行」を特徴としており，高度経済成長の中で遊ぶための金品窃盗や，学園紛争を背景とした権威や権力に対する反抗を示す非行が多発した。

　第3期は，1976年（昭51）から2000年（平12）ころまでで，この時代の少年非行は「暴力型非行」を特徴としており，経済不況⇒バブル経済⇒バブル崩壊という急激な経済変動の中で，遊び型非行や校内暴力が多発した。しかし，後半には校内暴力が力で抑えられたことから，少年たちの攻撃性の質が変化し，陰湿ないじめや「普通の子」がいきなりキレて暴力を振るうなどの事件が起きた。

　第4期は，2001年（平13）から現在までで，この時代の少年非行は「ネット型非行」を特徴としている。パソコンやインターネットの普及により，出会い系サイトや学校裏サイトなどのインターネットに関連した非行やいじめが多くなり，また，インターネット上で募集される危険なアルバイト（詐欺の受け子など）を気軽に行う傾向も見られる。

（2）現代の非行少年の特徴

　図1が示すように，非行の件数は減少傾向にあるが，現代の非行少年には特有の難しさがあると言われている。

　第一に，現代の非行少年たちは，欲求不満耐性が弱く，行動化しやすい傾向が強い。生島（1999）[2]は，現代の少年たちを「悩みを抱えられない少年たち」と呼び，思い通りにならない現実からくる葛藤を悩みとして抱えることができず，一気に問題解決を図ろうとして行動化してしまうことを指摘している。室城（2005）[3]はさらに，その背景として，家庭や学校，社会もまた少年たちを抱えられず，少年たちの安全空間になっていないことを指摘している。

第二に，現代の非行少年は，罪障感に乏しい傾向がある。その原因としては，現代の少年たちのモラルの低下が指摘できるであろう。その背景には，親や教師がきちんと道徳を教えなくなっていること，さらには社会全体のモラルの低下が影響しているとも考えられる。また，村尾（2008）[4]は，少年自身が親に虐待されたり，教師に不当な扱いをされて傷ついたりしており，「自分は不幸である」「不運である」「不当な扱いをされている」という被害者意識が強いため，加害者でありながら他罰的になり，罪障感が薄いことを指摘している。

3．学校メンタルヘルスと非行

　図2[1]は，少年の刑法犯検挙人員の就学・就労状況別構成比（触法少年を除く）である。これを見ると，中学生と高校生が全体の約65％を占めており，非行が学校現場における大きな問題であることを示唆している。喫煙，怠学などの「不良行為」とともに，学校で問題になりやすい非行として，万引きと校内暴力が挙げられる。

(1) 万引き

　万引きとは，窃盗の手口の一種であり，商店などで品物を盗む行為である。万引きは，文房具やアクセサリーなど比較的安価なものを盗むことから始まることが多いため，軽く考えられてしまう傾向もあるが，それが見つからずに成功したり，見つかっても見逃されたりすると再犯につながりやすく，また，周りの生徒が真似をしたり，集団で行われることも少なくないため，学校全体に影響を与える可能性がある重大な非行である。万引きは様々な動機で行われるが，須藤（2012）[5]は万引きに至る動機として，①功利型（お金を払うのがもったいない等，金の損得に基づく），②同調型（友人から誘われ，皆がやっているからと合理化して），③代償型（満たされない親からの愛情の埋め合わせとして），④関心喚起型（問題を通して親や教師の関心を引こうとするもの），⑤情緒表現型（いじめや受験等のストレスの発散や，持って行き場のない怒りの表現として）の5つを挙げている。万引きと同じ

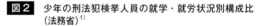
図2　少年の刑法犯検挙人員の就学・就労状況別構成比（法務省）[1]

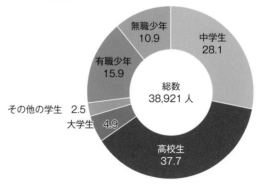

ように，軽い気持ちで行ってしまいやすい非行には，自転車盗やバイク盗がある。

これらの非行に対しては，初期の対応が重要となる。周囲が軽く考えて見逃したり，軽い処罰で済ませたりせず，厳重に対処することが，再犯の防止につながると考えられる。

(2) 校内暴力

校内暴力とは，一般に，学校生活に起因する児童生徒の暴力行為を指し，対教師暴力，生徒間暴力及び学校の施設・設備等の器物損壊の3形態をいう（文部科学省，1984）[6]。内閣府「子供・若者白書平成28年版」（2016）[7]によると，校内暴力の発生件数はここ数年おおむね横ばいであるが，中学校における発生件数の占める割合が多く，また，小学校では増加が続いているという。

室城（2016）[8]によれば，校内暴力の原因としては，①児童生徒の個人的要因，②家庭的要因，③学校や社会などの環境的要因が考えられ，それらが相互に影響し合って少年の中にストレスや反発，自己顕示欲などの準備状態が作り上げられ，教師からの指導や他の生徒との言い争いなどが引き金となって，それらが暴力という形で噴出するものと考えられる。

校内暴力は，学校の安全と秩序を脅かす行為であるため，学校メンタルヘルスにおいて非常に重大な問題である。後述するように，生徒指導とカウンセリングの協働，さらには関係機関との連携によって，効果的な対応を行うことが求められる。

4．非行の要因

非行は単一の要因によって起きるのではなく，個人の要因，家庭の要因，社会の要因などの様々な要因が複雑に絡み合って起きると考えられる。

第一に個人の要因としては，①自我機能の未成熟（欲求不満耐性の低さ，衝動統制力の低さ，幼児的万能感，社会性や規範意識の乏しさ，問題解決能力，対人関係能力，言語によるコミュニケーション能力の未成熟，共感性の乏しさなど），②発達上の要因（思春期，青年期という不安定な時期を背景に，精神不安定になったり，反抗的になったり，交友関係の影響を受けやすくなったりすることなど），③能力面の要因（知的能力や学習能力の問題，発達障害や精神障害が影響している場合など），④被虐体験の反動形成（虐待，いじめなどを受けた経験から，逆に自分を強く見せることで守ろうとする傾向）等が挙げられる。

第二に家庭の要因としては，親の死や離婚などの構造的欠損，親の失業やそれに伴う貧困，親の養育能力や指導力の低下，親子間のコミュニケーションの不足などの機能的問題，身体的虐待や性的虐待，ネグレクト（養育放棄）などが挙げられる。また，親自身の反社会的傾向や精神障害などが影響しているケースも見られる。

第三に社会の要因としては，学校における学力偏重主義や教師の指導力の低下，差別的な対応などの問題が挙げられる。また，携帯電話やインターネットの普及，欲しいものがすぐに手に入る「コンビニ文化」などの社会環境の変化も，少年たちの欲求不満耐性の弱化，努力をせずに結果だけを得ようとする傾向，現実と非現実

の境界の曖昧さ，安易な犯罪文化への接触などに影響を与えていると考えられる。

5．非行への対応

　非行への対応には，生徒指導的側面とカウンセリング的側面の両方が必要になる。また，学校の中だけで解決しようとせず，関係機関と連携を図ることも重要である。

(1) 生徒指導的側面

　生徒指導的側面としては，危機介入と教育的介入が重要である。危機介入としては，例えば学校内で暴れている生徒がいた場合，まずはその生徒の行動を抑え，安全を確保する必要がある。そのためには，学校全体が協力し，複数の教師等のチームで対応することも重要である。また，教育的介入としては，その生徒の行動が許されるものではないことをハッキリと伝え，その理由をその生徒にわかるように説明することが必要である。その際，必要であれば罰を与えるなど，毅然とした態度で臨むことが大切である。

(2) カウンセリング的側面

　非行への対応にはこのような厳しい態度が必要である一方で，カウンセリング的な側面が必要とされる。上記のように，非行の要因は多様であり，場当たり的なものからこころの深い傷の表現である場合まで様々である。そのため，特に背景に様々な要因が考えられる場合には，生徒指導的な介入だけでは解決につながらない場合も少なくない。個々の非行少年が抱えている特有の要因を理解し，それに応じた対応をしていく必要がある。例えば，問題解決能力の未熟さを抱えた少年であれば，心理教育的な働きかけが必要になるし，家庭の問題が大きな要因になっている場合には，ケースワーク的な働きかけが必要となる。親に虐待を受けてきた少年であれば，その傷を癒すことが必要になるであろう。そのため，非行への対応には，少年や親，その他の関係者の話をよく聞きながら，問題がどこにあるのかを探求していくカウンセリング的な姿勢が求められる。村尾（2008）[4]は，この点について，非行臨床家は，非行少年に罪意識を自覚させる側面と被害者意識の核となるこころの傷を癒す側面のダブルロールを担う必要があることを指摘している。また，近藤（2013）[9]は，「非行少年は家庭や社会場面で感じる寂しさや不満等の感情を意識化できないまま，非行によって発散させている場合が多く」，少年を理解する際には「少年の生きる世界を内側から理解するように試み，非行が本人にとってどのような意味を持つのかを明らかにしていくことが求められる」と述べている。

(3) 関係機関との連携

　わが国では，20歳未満の非行少年は，原則的に刑事裁判によって裁かれることはなく，14歳未満の非行少年は児童相談所で優先的に扱われ，14歳以上20歳未満の非行少年は家庭裁判所で扱われることになっている。これは，14歳未満の子どもの非行については，本人の責任を問うよりも，保護環境を整える福祉的な措置が必要であり，14歳以上20歳未満の子どもたちについても，まだ発達途上であることを考慮し，本人の責任を問うだけではなく，教育的な処遇を行うことで，子どもたちの社

会適応力を高めることが重要であるという考えに基づくものである。

このような考えから，児童相談所では少年や保護者に対するケースワーク的な関わりを重視しているし，家庭裁判所や少年鑑別所，保護観察所，少年院などの司法機関では少年や保護者に対する教育的な働きかけを実施している。また，これらの機関では，その専門的な機能や権威的な機能など，学校とは異なる機能を活かして少年や保護者と関わることが可能である。そのため，非行に対しては，学校だけで対処しようとせず，専門機関のこのような機能を活かしながら，連携して対応していくことが効果的な場合も多い。例えば，家庭裁判所で試験観察（処分を保留して少年の様子を見た上で，処分を決定する制度）を行なうことで，少年の緊張感を維持させながら，学校で指導を行うなどがその例である。

［室城隆之］

●引用文献
1) 法務省『犯罪白書＜平成28年版＞再犯の現状と対策のいま』2016.
2) 生島浩『悩みを抱えられない少年たち』日本評論社，1999.
3) 室城隆之「非行と家族と学校」小谷英文編『現代のエスプリ別冊　心の安全空間─家庭・地域・学校・社会』至文堂，2005.
4) 村尾泰弘編著『Q&A 少年非行を知るための基礎知識』明石書店，2008.
5) 須藤明「万引きを繰り返す子どもにいかに寄り添うか」『教育と医学』60（5），2012.
6) 文部科学省「校内暴力に関する調査について（昭和59年7月11日文部省初等中等教育局中学校課長通知）」1984.
7) 内閣府『子供・若者白書＜平成28年版＞』2016.
8) 室城隆之「校内暴力」『犯罪心理学事典』丸善出版，2016.
9) 近藤淳哉「非行・犯罪者の心理アセスメント」『コンパクト犯罪心理学─初歩から卒論・修論作成のヒントまで』北大路書房，2013.

Ⅱ-1-18　依存

1．依存の医学的定義と関連する障害

(1) 中毒，依存，乱用の区別および最新の分類

　WHO の依存症候群の定義（ICD-10, 2003）は，「一連の行動，認知および身体現象である。物質の反復使用の後に現れ，典型的には，薬物摂取の強い渇望があり，その使用についての制御が困難になり，有害な影響があるにもかかわらず持続して使用し，薬物の使用に対しては，その他の活動や義務よりも一層高位の優先権を与え，耐性が亢進し，時には身体的離脱状態を示す（以下，省略）。」[1,2]となっている。すなわち学業や仕事，家庭，財産を犠牲にしたり法を犯したりしても（社会的障害），何が何でも薬物，物質を手に入れようとし（渇望と薬物探索行動），反復使用しているうちに心地よさ，快感を得られる摂取量が増えていき（耐性の亢進），身体依存が形成されると血中に薬物がなくなることによる離脱症状としての病的な各種身体症状が時に出現する，というものである。

　上記の物質には，アルコール，アヘン類，大麻類，鎮静薬または催眠薬，コカイン，カフェインを含む他の精神刺激薬，タバコ，揮発性溶剤（シンナー，トルエン，ガソリンなど），多剤およびその他の精神作用物質がある。これらの物質は直接的に脳の報酬経路の活性化を引き起こし，それは正常な活動が無視されるかもしれないほど強烈で依存を形成する。

　依存症候群（以下，依存）は，意識レベル，認知や知覚，感情，行動の障害などの一過性の機能障害である「急性中毒」，また自己注射による肝炎，大量飲酒によるうつ病エピソードなど身体的または精神的な障害をきたす「有害な使用」と区別される。有害な使用は，乱用 abuse ともいうが，これは医薬品を医療目的外に使用すること，または医療目的にない薬物を不正に使用することである。ちなみに覚せい剤など取締法の対象となる違法性薬物の使用も乱用（濫用）と呼ばれる。

　なお最近の研究や診断分類[3]では，「乱用」と「依存」の診断を分けず，「物質使用障害群」の基準を設け，依存 dependence の用語ではなく慢性中毒，嗜癖 addiction が使用されている。

(2) 精神作用物質使用による離脱状態，精神病性障害

　離脱状態には，けいれんやせん妄（幻覚や錯覚を伴う一過性の意識障害）を伴うことがある。アルコールなどの精神作用物質（以下，物質）を使用中か使用に引き続き生じる精神病性現象は，幻聴などの幻覚，被害妄想の他，精神的興奮や気分の高揚，意識の障害がないのに意志の表出や行動が全くみられなくなる，強度の恐怖から恍惚状態になる異常な感情などである。物質の直接的効果が作用期間を過ぎてもなお精神病性現象がみられることもある[3]。たとえば，大麻や覚せい剤をある期間使用（乱用）し，数か月間その使用がなくても何らかのストレスなどを契機に精

204

神病性障害が生じたりする。

（3）物質使用に関連する他の精神疾患

双極性障害群（いわゆる躁うつ病），抑うつ障害群，不安症群，強迫症および関連症群，睡眠障害，性機能不全群，せん妄，健忘症候群などがある。ちなみにカフェインは中毒，離脱症状のみ，睡眠障害，タバコは離脱と睡眠障害のみである[3]。

（4）物質に関連しない依存（ネット依存など）

ゲームやインターネットの急速な普及により，物質依存によく似たゲームやネット依存が注目されている。アメリカ精神医学会の最新疾患分類 DSM-5（2013）では，「非物質関連障害群を含む物質関連障害および嗜癖性障害群」と一括分類されたが，非物質関連障害群にギャンブル障害だけが含まれた。これは，ギャンブル行動が乱用薬物によって活性化されるのと類似の脳内報酬系を活性化させ，この項に含まれる十分なデータがあるからと説明されている。インターネットゲームのような他の過剰な行動様式や症候群を同等の精神疾患と認めるまでには至っていないが，今後の研究用診断としてカフェイン使用障害，インターネットゲーム障害が設定されている[3]。

２．わが国の青少年における薬物乱用の実態

薬物別に「生涯経験率」（これまでに1回でも薬物を経験したことがある者の率）を他国と比較すると，日本は主要な欧米諸国に比べ非常に低い水準にある（大麻ではフランス32.1％に対して日本は1.2％）[4]（表1）。ドイツ，イタリア，イギリスはフランスやアメリカとほぼ同程度なので表に示さなかった。

わが国の青少年の実態であるが，10年前の厚生労働省調査（和田清，勝野眞吾ほか）を紹介する。大麻に関しては中学生0.3−0.5％，高校生0.4−1.0％，大学生を含む18−22歳で1.4％が，それぞれ乱用している。これはアメリカの同世代の経験率（13歳15.7％，15歳31.8％，17歳42.3％）に比べても低率である。しかしながら，違法薬物乱用経験者数の推定値は，大麻に関しては中学生約1万6千人，高校生では約2万5千人，18−22歳では約10万人であり，覚せい剤に関してはそれぞれ約1万5千人，約1万8千人，約3万8千人にものぼる[5]。近年の危険ドラッグの蔓延を考えると，これまで以上に早期からの保健教育を含む薬物乱用対策の手を緩めること

表1 薬物別生涯経験率[5]（厚生労働省資料より一部抜粋，早川作成）

国別	調査年	対象年齢	生涯経験率（％）			
			大麻	覚醒剤	MDMA	コカイン
フランス	2010	15-64歳	32.1	1.7	2.4	3.7
アメリカ	2010	12歳以上	41.9	5.1	6.3	14.7
日本	2011	15-64歳	1.2	0.4	0.1	0（誤差内）

はできない。とはいえ，わが国の青少年における薬物乱用水準の顕著な低さは，もっと注目されてよい。

３．依存の成因[6]と治療，予防

（1）依存の成因
1）薬物（物質）の特性
　快感が大きく，速効性（コカインなら鼻から吸引すれば速く脳に到達する），短時間作用（血中濃度の半減期が短い薬物は依存を生じやすい），不快な副作用がない物質は，一次的精神依存を生じやすい。耐性形成が強い物質は，身体依存を生じやすく，離脱症状を避けるために生じる二次的精神依存も起きやすい。

2）性格要因
　性格特徴としては，依存的，受動的，逃避的，意志薄弱，非社交的，情緒不安定，自己中心性，衝動性などが目立つ傾向があり，対人適応や調和のとれた生活ができにくいという問題点をもっているとされる。

3）環境要因
　若年者では，家庭環境として両親の放任，欠損家庭，家庭内の精神的軋轢が強い者が多いとされる。社会的環境としては承認欲求，創造性を高める欲求などが依存の成立に関係するとされ，流行性薬物依存では社会文化的背景がある。

（2）治療，予防
　治療には，専門の治療プログラムを持つ施設での精神科治療（外来治療，入院治療，集団療法など）の他，回復後の再発予防のためのアルコール依存症の断酒会（AA），薬物依存症の自助グループであるダルク（DARC）がある。予防として学校内外での乱用防止教育はこれまでもよくなされてきたし，今後も重要である。厚生労働省地方厚生局の麻薬取締部に防止教育の講演を依頼するのもよい。

　筆者はかつて，エクスタシーや当時取締対象になかった MDMA が流行り始めた頃，大学入学者対象の健康情報パンフレットや保健授業の中で，薬物の乱用・依存の問題を盛り込んだが，そうすると，相談に訪れる学生が不眠や情緒問題の訴えに絡めてドラッグや精神安定剤（向精神薬）の知識を求めてくるようになった。告白こそしないが，学内カウンセリングを利用して薬物乱用を自ら思いとどめようとしていると感じられることがあった[7]。最近ではインターネットで SSRI などの向精神薬を購入し，自己流で情緒問題を解決しようとする学生が見られるようになったが，これも学校内での心理相談や連携しやすいクリニックへの紹介で予防的対応は可能である。

４．ネット中毒・依存

　近年注目されてきたいわゆるネット依存であるが，まれに相談室やクリニックを学生やその家族等が訪れるようになった。生徒・学生に対するネット依存傾向の調

査は，総務省や国内外の研究者による大規模調査も実施されているが，精神疾患としてのネット依存とまで踏み込んだ調査ではない。

ネット依存は確かに物質依存類似の状態が認められることも多々あるものの，疾患としての依存症候群と診断すべきかについては，いまだ専門家の間で一致をみていない。しかしながら，学校教育と青少年の健全育成，メンタルヘルスの立場からは放置できない現実問題であり深刻化する前に予防的対策を講じる必要があろう。

アメリカ，台湾，中国などで大学生対象に行われたインターネット中毒の有病率は，1997~2005年の間では5-20％の範囲にあったが，2006年に行われた韓国における高校生の調査では，39.6％と異常に高かった。これらの調査結果をまとめた佐藤らは，日本の学生対象の2004年調査で有病率が9.1％であったのが，2009年調査では40％を超えたと報告し，人と人とのかかわりの障害とされる発達障害の増加との関連に言及している[8]。

これらの疫学調査で抽出された学生すべてを疾患と診断することはできないが，少なくとも学業，対人関係に支障をきたしかねないネットへの依存傾向にある学生が確実に増えたということは言えるだろう。

［早川東作］

●引用文献
1) 厚生労働省大臣官房統計情報部編『疾病，傷害および死因統計分類提要 ICD-10（2003年版）準拠』厚生統計協会，2006.
2) 融道男・中根允文・小宮山実監訳『ICD-10 精神および行動の障害－臨床記述と診断ガイドライン－』医学書院，1994.
3) 高橋三郎，大野裕監訳『DSM-5精神疾患の診断・統計マニュアル』医学書院，2014.
4) 厚生労働省「現在の薬物乱用の状況」(http://www.mhlw.go.jp/bunya/iyakuhin/yakubuturanyou/torikumi/)
5) 勝野眞吾「青少年の薬物乱用の実態と予防対策」『大学と学生』2月号，2009.
6) 太田保之，上野武治編『学生のための精神医学　第2版』医歯薬出版，2006.
7) 早川東作「薬物依存から学生を守るために－若者風俗と大学生－」『大学と学生』8月号，2004.
8) 佐藤武，木道圭子「ネット中毒・依存の現状とその要因・大学のメンタルヘルスの現状と課題，そして対策」『全国大学メンタルヘルス研究会報告書』37，148-157，2015.

Ⅱ-1-19 摂食障害

1．摂食障害とは

　摂食障害は，以前は思春期の疾患と考えられていた。しかし近年は，発症の低年齢化や高齢化など，年齢層が幅広くなっており，小学生でもみられるようになっている。摂食障害は大別すると，神経性やせ症（anorexia nervosa: AN, 拒食症）と，神経性過食症（bulimia nervosa: BN, 過食症）に分かれるが，2013年制定のアメリカの診断基準 DSM-5[1,2]では，それまで特定不能の摂食障害の一部だった過食性障害（binge-eating disorder: BED）が独立した（表1）。これは，過食はみられるものの BN にみられるような代償行動は少なく，肥満の原因にもなるものである。摂食障害は，個人的な要因，家族的な要因，社会的文化的な要因が絡み合って発症すると言われている。

2．早期発見のために

　小学校，中学校，高校でみられるのは AN が多く，BN は高校〜大学において増加する。小学校〜高校での AN の発見は，まず定期健診の体重や，成長曲線を活用し，体重の減少や成長の伸びの悪さを見ると良い。17歳までは標準体重，それ以上の成人では BMI を用いるのが一般的である（図1，表2）。

　また，AN 傾向の生徒は，給食の時間に皆と食べることを拒否したり，ごく少量しか食べたりしないなど，食事場面を観察することも重要となる。

表1　摂食障害の主な分類

名称	病態	特徴
神経性やせ症 （AN, いわゆる拒食症）	頑固なやせと食制限。①摂食制限型と，②過食・排出型に分かれる。制限型は小中学生に多く，高校生・大学生になると，むちゃ食い／排出型が増える。	10〜19歳に多い。やせを指摘しても，自分は太っていると信じ，太ることを極端に嫌う。頑張り屋で，過活動が多く，頑固さが目立つ。
神経性過食症 （BN, いわゆる過食症）	一定時間に大量の食物を食べ，抑制できない。体重は標準以上のことが多い。過食症は，週1回以上の過食と，代償行動があるものを指す。	20〜29歳に多い。太らないために，嘔吐や下剤，絶食，過剰な運動などの代償行動を行う。気分変動が多い。
過食性障害 （BED, 代償行動のない過食症）	最低週1回の過食があり，代償行動はみられない。過食に対する苦痛，罪責感がある。	やせ願望は，AN や BN ほど強くない。肥満の原因にもなる。

図1 肥満度，BMI 算出方法

◆肥満度（%）＝〔実測体重（kg）−標準体重（kg）〕÷標準体重（kg）×100
◆BMI（kg/m2）＝実測体重（kg）÷身長（m）÷身長（m）

表2 AN のやせの重症度

	標準体重（肥満度）	BMI-SDS	BMI
軽度	75% 以上	−2.5SD 以上	$17kg/m^2$以上
中等度	65% 以上75% 未満	−4.0SD 以上−2.5SD 未満	$16～16.99kg/m^2$
重度	55% 以上65% 未満	−6.5SD 以上−4.0SD 未満	$15～15.99kg/m^2$
最重度	55% 未満	−6.5SD 未満	$15kg/m^2$未満

表3 SCOFF 日本語版（注1）

1	あなたは心地よい満足感を超えて食べてしまい，吐いたりすることがありますか？
2	あなたは食べる量について，コントロールができてないと心配になりますか？
3	最近3か月で6.3kg の体重減少がありましたか？
4	あなたは，他の人に痩せすぎだと言われるが，自分が太っていると思っていますか？
5	食べ物があなたの生活を支配していると言えるでしょうか？

※それぞれの質問に対する答が「はい」ならば1点。2点以上で AN か BN の可能性あり

　BN や BED は定期健診で発見することは困難で，自ら訴えてくることも少ないのが現状である。他の相談にのっていて，食生活を尋ねてみてわかることがある。早期に発見する方法として，過食症質問票（BITE）[3]，EDI-2日本語版（Eating Disorder Inventory-2）[4]といった質問紙はあるが，いずれも質問数が多いため，スクリーニング目的では，海外では，SCOFF（Morgan, 1999）[5]という5問からなる簡便な質問紙も用いられている（表3）。まだ日本語の標準化版が制定されていないが，5問の質問に「はい」と答え，1つ1点とし，2点以上が AN か BN の可能性があるとされる。筆者は，大学の健診で，現在 BMI=17.5以下のやせの学生と，SCOFF が3点以上の学生を呼び出して面接している。

3．学校での対応

　小学校〜高校では，養護教諭やスクールカウンセラー(SC)，校医，担任などが，大学では，保健センターや学生相談室の体制がかなり異なるが，医師（精神科医，内科医），看護師，カウンセラー，指導教員などが主に関わることが多いだろう。

注1：翻訳は，バックトランスレーションを実施し，原著者の了承を得たものである。日本人の点数分布や他の尺度との関連については今後調査を進め公表の予定である。

（1）本人への対応

　ANの場合，やせていることを否認する生徒にカウンセリングや病院に行くことを勧めるのは非常に難しいが，じっくり向き合って話をすると，困っていることが浮かび上がることが多いものである。やせていることを気づかせようとするよりも，まず胃腸の不調や，低血圧，ふらつき，低体温，無月経等，話題にしやすい身体面の不調を調べてもらおうと勧めるのが良いだろう。標準体重の30%以下になる場合，急激な体重低下や全く飲食をしなくなった場合，ふらつきや転倒がある場合などは，早急な医療機関への受診が必要となる。その場合でも，やせを強調するよりも，「このままでは心臓が止まることもある」「学校に来ることができなくなる」等，できなくなることを話題にした方が本人の耳に入るようである。BNやBEDの場合，緊急性はないことが多いが，長期的にみて，過食や嘔吐の時間のためにやりたいことが妨げられていたり，気分の変動によって学業に支障が出ていたりする等の困っていることを共有するようにして，病院受診を勧める。

（2）保護者への対応

　ANへの場合，本人への対応と同様，話題にしやすい身体面の不調から報告をする。摂食障害という病気を認めたくない保護者も多いため，拒否的な保護者に対しては，まずは内科での検査が必要と勧めるのも一つだろう。緊急性がある場合は，できるだけデータを見せて伝える。その後，内科から心療内科や精神科の専門医を紹介してもらえると良いが，紹介がない場合は，学校側（主に養護教諭）で，専門の治療機関を紹介できるよう，SCや学校医，保健所の保健師に尋ねるなど，事前に情報を集めておく。見つからない場合は，保護者に保健所に相談に行ってもらうことも一つである。BNやBEDの場合，緊急性はなくとも，過食や嘔吐，または気分の変動によって，生活や学業に支障が出ていることなどを保護者に丁寧に説明し，治療の必要性について伝えられると良いだろう。保護者へ話す時は，本人の同意を得てからにするよう気をつける。

（3）医療機関との対応

　ANの入院適応基準は，体重は，軽症中等症でも急激な体重減少がある場合，また重症例は早期の入院，そして超重症例は緊急入院が必要となる。体重以外では，① AST200 U/L以上，ALT300 U/L以上，② CPK400 U/L以上，③血糖60mg/dL未満で意識障害を伴う場合，④低ナトリウム血症（130mEq/L以下），⑤ BUN40mg/dL以上の脱水，⑥不整脈を伴う低カリウム血症，または高ナトリウム血症（150mEq/L以上），⑦意識障害，⑧歩行困難，⑨急激な浮腫に伴う安静時心拍が+30以上の急上昇などの症状がある際は，入院治療が必要である。このような知識を持って，できるだけ保護者同伴で病院受診するよう促す。外来か入院かの判断を，学校側がする必要はないが，学校で知り得た情報を，できるだけ紹介状や手紙で医療機関に伝えたい。治療法には，ANの低体重に対する入院治療の他に，認知行動療法，対人関係療法，集団療法，家族心理教育，家族療法，再養育療法，薬物療法，セルフヘルプ等があり，これらを組み合わせるのが一般的である。治療が始まった後も，必要時は，医療者，保護者，学校側との関係者ミーティングに参加

し，情報交換ができると望ましい。

4．おわりに

　摂食障害の治療がようやく始まったとしても，改善には時間がかかることが多く，かえって今まで隠れていた感情が出たために，本人の症状や言動，家族関係が一時悪化することも多くみられる。学校側はそれを理解し，本人と保護者のゆっくりとした変化に寄り添えるよう，「慌てず，焦らず，あきらめず」という姿勢が保てると良いだろう。

［大森美湖］

●引用文献
1）American Psychiatric Association（APA）：Diagnostic and statistical manual 5th, 2013.
2）高橋三郎，大野裕監訳『DSM-5 精神疾患の診断・統計マニュアル』医学書院，2014.
3）Henderson, M. Freeman, C. P.：A self-rating scale for bulimia. The "BITE". British Journal of Psychiatry. 150. 18-24, 1987.
4）David M Garner,：Eating Disorder Inventory-2 professional manual, Odessa, Psychological Assessment Resources, 1991.
5）John F Morgan et al.：The SCOFF questionnaire assessment of a new screening tool for eating disorders, Bretish Journal of Psychiatry. 319. 1467-1468, 1999.

●参考文献
＊渡邉久美・高宮静男・岡田あゆみ監修「摂食障害の子どものこころと家族ケア～保健室でできる早期介入～（暫定版）」コミュニティー家族ケア研究会，2012.
＊日本小児心身医学会『小児心身医学会ガイドライン集改訂第2版』南江堂，2015.
＊日本摂食障害学会『摂食障害治療ガイドライン』医学書院，2012.

Ⅱ-1-20　虐待

1．児童虐待の概要

(1) 児童虐待とは
1) 児童虐待の定義

「児童虐待の防止等に関する法律（以下，児童虐待防止法）」の定義をまとめると，「児童虐待」とは，「保護者（現に監護をする者）がその児童（18歳に満たない者）について，身体的虐待，性的虐待，ネグレクト，心理的虐待を行う行為」ということになる。司法の立場から別の見方をすると，「『親から子どもへの不適切な力の行使』であり，『子どもにとって不適切な，権利が守られていない状況』のことである。したがって，親の"愛情の有無"や"意図"，"有責性"などから見るのではなく，保護者が子どもの権利を守れなくなっている状況であり，社会が子どもを守らなければならない。」となる[1]。

2) 虐待の種類
①身体的虐待

殴る，蹴る，階段から突き落とす，刃物で切りつける，熱湯やたばこの火でやけどさせる，風呂で溺れさせる，首を絞める，ロープなどで縛り拘束する，など様々である。また，乳幼児揺さぶられ症候群（体・頭を揺さぶられることによって頭の中に出血や脳の損傷などが生じる病態で死に至ることもある），代理によるミュンヒハウゼン症候群（意図的に子どもを病気にさせる養育者の精神病理）という形をとるものもある。身体的虐待の影響で，痛みに対する子どもの感覚が乏しくなり，自傷行為や危険な行為が日常となる場合もある。

②性的虐待

性的暴行，性交，性的行為の強要，性器を触る・触らせる，性交やポルノグラフィティを見せる，ポルノグラフィティの被写体にする，などである。家族やその他の身近な養育者から性的な虐待を受けることは，非常に大きな問題を生じる。虐待加害者は，父親（実父，養父，継父）や内夫（婚姻関係のない同居する男性）によることが多いが，祖父，兄弟や母の場合もある。被害は女児だけではなく男児も少なくない。性的虐待を受けた者は，性化行動が顕著になりがちである。性的なニュアンスを帯びた馴れ馴れしい身体接触が不自然に多い。精神医学的に重症のPTSDや解離症など，多くの病態を抱えることが多い。

③ネグレクト

子どもにとって必要な世話がされない状態である。ネグレクトを受けた児に多く見られるのは，着ているものが毎日同じで洗濯がされていない，髪をいつ洗ったか分からない，熱が続いていても病院には連れて行ってもらえない（医療ネグレクト），下の子の面倒を見させるために学校に行かせてもらえない（教育ネグレクト），

三度の食事を与えられていないなどである。

ネグレクト状況の長い子どもの中には、1対1であやしてもらったり世話されたりしたことがなく、言葉も遅く、視線も合わせず、勝手気ままに行動するように見える子どもも多い。そのため、注意欠如・多動症（AD/HD）や自閉スペクトラム症（ASD）などと診断されてしまうことも多々あるので注意が必要である。また、生活場面での様々な知恵や常識などを教えられていないことも多く、知能検査も本来の能力はあるのに低く結果が出てしまうことも医療・心理・教育関係者はよく知っておくべきである。

④心理的虐待

心理的虐待は、養育者から汚い言葉で罵られたり暴言を言われたりする場合であり、「バカヤロウ」「てめえ」「出て行け」「産むんじゃなかった」「死んでしまえ」などである。また、刃物で脅される、無視される、きょうだいで極端に差別される、なども心理的なダメージを与える虐待である。心理的虐待を日常的に受け続けた子どもは、非常に自尊感情が低く自信がなく、自己表現が苦手なことが多い。

近年ようやく、養育者間のドメスティック・バイオレンス（以下DV）に曝される（目撃したなど）ことも心理的虐待として扱われるようになった。

(2) 日本の児童虐待の現状

2015年度の「全国児童相談所における児童虐待相談対応件数」は、初めて10万件を超えた（103,260件：速報値）。児童虐待防止法制定の前年（1999年）の10倍、統計を取り始めた1990年の実に100倍である。

それまで虐待として通告されていなかったものに目が向けられるようになったこと、夫婦喧嘩として警察に通報された際にDVの疑いも考慮し、その家庭に子どもがいる場合は子どもに対する心理的虐待として警察から通告されるようになったことも統計上の増加の原因である。

しかし、虐待（不適切な養育）そのものの増加も確実にあると考えられる。片親世帯を中心とした子育て世代の貧困の増加、周囲のサポートが得られない孤立した子育ての増加、子どもの福祉や虐待防止の施策・予算の薄さ、虐待その他の小児期の逆境的な体験（ACE：後述）が虐待や貧困の世代間連鎖や将来精神障害を持つことにつながることなどが、親世代の"子育て困難"な状況を引き起こし、今後も増加するしかないと思わせる原因となっている。

2．児童相談所・市町村の対応

(1) 通告と一時保護

何らかの虐待やネグレクトが疑われる場合、通告をすることになる。子どもの様子を普段から把握している学校では、異変に気づくことが求められる。前日になかった痣や傷がないか、朝から元気がない様子はないか、表情に暗さや変な明るさはないか、給食でやたらお替わりをしないか、身長や体重の増加が止まっていないか、やせが進行していないか、原因がはっきりしないあるいは不審な休みが続いて

いないか，などである。児童相談所や福祉事務所への通告や情報提供は，子どもの安全が優先されるため，守秘義務に係わる規定違反とはならない（児童虐待防止法第6条，13条）。

　家庭で生活することが子どもの安全安心につながらない場合，一時保護をすることになる。その場合，児童相談所にある一時保護所で行う場合と，他機関へ一時保護を委託する場合がある。どうしても家庭で生活することができない子どもは，里親や施設等で生活することになる。詳しくはここでは省略する。一時保護所では学校に通えないため学習支援の充実を図っている。このため，一時保護中でも学校は出席扱いとなるよう配慮されるようになった。

　なお，週明けに子どもの異変になんとなく気づいていても，確認を躊躇し，週末になって初めて重大な虐待の存在が明らかになり，金曜日に児童相談所に通告するという場合がある。また，朝から気づいても管理職が不在等のために，夕方になってからの通告するということもある。児童相談所がそれから動くにしても，学校訪問や他機関からの情報の収集ができにくい時間帯となる。「通告」ではなく「相談」という形でいいので早めに連絡していただきたい。

(2) 通所・訪問

　児童福祉司指導（措置による：行政処分）あるいは継続指導（措置によらない）という形で，養育者に定期的に通所してもらうことになる。不適切な養育，すなわち子どもがこころと体の傷を負わないで済むようにするにはどうしたらいいか共に考えていく。その中で，児童福祉司は児童心理司（臨床心理士）と協働して，判定や子どものトラウマやアタッチメントの問題，保護者自身の抱えた過去の被虐待体験などの心理的治療も行っていくこともある。通所ができない場合は，家庭に訪問して指導する。家庭訪問は子どもの安否確認の目的で行われることもある。

(3) 要保護児童対策地域協議会（子どもを守る地域ネットワーク）

　要保護児童対策地域協議会（要対協）は，児童虐待の予防のために，地域である市町村で子どもを守るためのネットワークである。

　対象は，①要保護児童とその保護者，のちに②要支援児童とその保護者，③特定妊婦が加えられた。このことにより，虐待を受けている子どもの保護だけでなく，不適切な養育となることを未然に防ぐために，「生まれる前の胎児と妊婦」から「生まれた子どもとその養育者」までのすべてに支援をする形ができたと言える。

　要対協は，基本的に，個別のケースに関して直接関与している関係機関が集まって協議する「個別ケース検討会議」，日頃から連携が必要と思われる機関の"実務者"が集まって，対応困難事例の検討や進行管理，市区町村民への啓発などを行う「実務者会議」，それらの機関の"代表者"が集まって協議会全体の運営などに関して検討する「代表者会議」の三層構造になっている。実務者会議の進行管理を別の会議として分けているところもある。

　会議の中で最も重要なものは「個別ケース検討会議」である。進行の仕方として，まず，調整機関が司会をし，要対協の法的な位置づけ・守秘義務などの説明，メンバーの自己紹介を行った上で，ケースの概要と経過説明，各機関の関与状況などの

情報を共有し，アセスメント，支援計画，役割分担の確認などを行い，最後に次回の会議のおよその日程を決めて終了する。

　学校が個別ケース検討会議の場所に選ばれることも多い。学校は地域のネットワークの中で最も子どもに近い立場として，協議に積極的に参加していただきたい。

　なお，要対協の会議では守秘義務が課せられており，罰則規定もある。一方，各機関が持つ個人情報を提供することができ，学校以外の公的機関や医療機関などの守秘義務のある機関も守秘義務違反には問われない（児童虐待防止法第6条，児童福祉法第25条）。

3．虐待・DV に曝された子ども

（1）子どもへの心理学的な影響

　虐待に曝されてきた子どもたちは，①身体的発達（身長・体重，運動発達など）や心理学的発達（言語発達や知的発達，学習，社会的コミュニケーション能力など）への遅れを生じるほか，②虐待によるトラウマの影響，③アタッチメント（愛着）形成の問題，④暴力的な対人交流（暴力や支配に関する誤学習），などが見られる。実際の症状・行動として多いのは，多動，衝動性，注意力の低下，音や接触に過敏・鈍麻，意欲低下，暴言暴力，自傷行為，万引き・盗み・金銭の持ち出し，キレる，破壊行動，薬物濫用・依存，性的逸脱行動，相手の気持ちを考えない行動，何でも人に従う傾向，表情が乏しい，自己評価が低い，知的能力は高いのに勉強はできない，大人に対する不信感，不登校，ひきこもり，など様々である。

　こうした子どもたちは，必ずしも養育者を嫌っているわけではない。多くの子どもたちは，「叩かれるのは嫌だけど好き」とか，「自分がダメだから親が叩くのも当たり前」「自分のせいで親は児相や警察から叱られている」などと思っている。

（2）脳科学的な知見[2]

　不適切な養育環境による様々な脳の変化が分かってきている。

　第一に，暴言虐待によって，側頭葉聴覚野の一部（特に左脳の聴覚野の上側頭回灰白質）の変形が認められる。第二に，過度の体罰を受けると，右前頭前野内側部（感情や思考のコントロール），右前帯状回（集中力・意思決定・共感），左前頭前野背外側部（物事を認知する働き）が萎縮する。第三に，性的虐待では，左半球の視覚野（細部をとらえる働き）が萎縮する。顔の認知にかかわる紡錘状回であり，詳細な画像を見ないですむ適応と推測されている。第四に，虐待・ネグレクトなどで，生後すぐから形成されるべき愛着がうまく形成されない（反応性アタッチメント障害）と，苦痛がある時でも安らぎを求めない，対人交流や情緒的表現が乏しいなどの症状を呈する。その脳ではドーパミンの出る線条体の活動が落ちており，それが高い報酬があっても（褒められても）あまり反応しない・がんばろうとしないことにつながっていると推察されている。第五に，両親のDV目撃では，身体的DVよりも言葉によるDVを目撃してきた方が，より脳のダメージは大きく，後頭葉の視覚野（舌状回）が萎縮し，知能，語彙力にも影響する。

第Ⅱ部

第1章　子どものメンタルヘルス

215

(3)「発達性トラウマ障害」について[3)4)5)]

　虐待やネグレクト・DVへの曝露などの不適切な養育の中で生きてきた子どもたちも，年齢相応に必要な発達が何らかの形で阻害されている場合がほとんどである。

　覚醒レベルの制御の問題として，恐怖，怒り，忍耐などの感情のコントロールができなかったり睡眠や感覚の過敏・鈍麻あるいは感覚がなくなったり（解離）する。注意の持続や学習，ストレス対処の問題として，自暴自棄やスリルを探求する傾向，自傷行為の反復。自分や他人に対する意識の問題として，自責感，無力感，無能感，否定的自己感，親しい関係の中での不信感や反抗，暴力，暴言，PTSDの症状，など様々な問題が生じることを，米国の精神科医ヴァン・デア・コーク van der Kolk が，「発達性トラウマ障害」としてまとめている（巻末資料6，p. 326参照）。

　つまり，不適切な養育環境で育ち，アタッチメント（愛着）の問題を抱え，トラウマの影響を受けて，いわゆる"発達障害"と言われるような症状を呈する状態に陥っているといえる。鑑別は非常に困難である場合も多く，知的発達症（知的障害），注意欠如・多動症（AD/HD），自閉スペクトラム症（ASD），学習症（LD）だけでなく，反応性アタッチメント障害，反抗挑発症，素行症，うつ病，双極性障害，摂食障害，心身症，不安症，パニック症，解離症，心的外傷後ストレス障害などと診断されることが多い。その他にもリストカットをはじめとする自傷行為や万引き・金銭持ち出しなどの窃盗行為，家出，性的逸脱行動等々，問題は様々である。

４．虐待（不適切な養育）をしてしまう養育者[6)]

(1)「虐待」から「子育て困難」へ

　本来"子育て"は親のみで行えるものではない。家族や親類，隣近所，ひいてはその地域全体で子どもを守り，教育し，育てるものである。しかし，最近はそうではない。

　養育者が自分1人で子どもの面倒を看ていて，子どもが泣いたりぐずったり言うことを聞かなかったりした時に，たまたま何か他のストレスがあって，その怒りを子どもにぶつけてしまうこともある。また，養育者自身が幼少期に親から愛着をもらっていないため，どういう風にして子どもと接していいか分からず，不安・焦りの感情を子どもに向けてしまうこともある。「虐待」というより「子育て困難」な状況にあると考え，場合によっては「あなたのせいではないですよ」という言葉かけを行うことが，非常に意義があることもある。児童虐待を扱い映画にもなった小説『きみはいい子』の中の「べっぴんさん」という言葉も同様である[7)]。

(2) ACE study[8)]

　近年の多くの研究において，精神障害発症の要因が解明されつつある。米国疾病管理センターでは小児期の逆境的体験（Adverse Childhood Experiences：ACE），つまり親の離婚・別居，家族の精神疾患・物質依存，服役，配偶者間暴力，そして児童虐待などが，多くの精神障害の発症に関与していることを明らかにしている。ACEスコアが高いほど，うつ病，摂食障害，アルコール依存・物質乱用，境界性

パーソナリティ障害，身体症状症，解離症，PTSD，統合失調症，発達障害様になり，自殺未遂，逸脱した性交渉，喫煙，肥満，運動不足，性感染症を生じるリスクも高まることが分かっている。

（3）精神障害と不適切な養育の関係

孤立した子育てや精神障害を持つことは虐待を行うリスクである。しかし，そういう虐待者自身が ACE を持っていることが多い。ACE のために精神障害を持つことになり，かつ，被虐待を含めた ACE が多くあるがゆえに世代間連鎖により子どもに虐待（不適切な養育）をしてしまう，あるいは子育て困難になっていると考えるべきである。精神障害を持ちたくて，あるいは虐待（不適切な養育）をしたくて生まれてきた人はいない。

５．おわりに

児童虐待は決して子どもだけの問題ではない。虐待や不適切な養育を受けたことにより，将来にあるいは生涯に渡って影響し，その後遺症（精神障害，世代間連鎖）が現れることにもなる。自分の子どもを持つことになり，後遺症から適切な養育ができず，自分の子どもに対して ACE を与えてしまう恐れもある。そういう世代間の連鎖が，延々と続いていくかもしれない。

すべての学校関係者は，まずは実態を知らなければならない。そして，他の機関と協働して，その対処の方法を知恵を出し合い考えていかなければならない。

マザー・テレサは，「"愛"の反対語は，"憎しみ"ではなく，"無関心"である」と語った。要対協に深く関わっている一精神科医である澤田修は，「虐待を知ったからには，関わらないわけにはいかない。」と語っている[9]。

[山下浩]

●引用文献

1) 小坂淳子「児童虐待防止と精神科治療における法的問題」第110回日本精神神経学会学術総会（シンポジウム），2014.
2) 友田明美『新版 いやされない傷—児童虐待と傷ついていく脳』診断と治療社，2011.
3) ベッセル・ヴァン・デア・コーク著，柴田裕之訳『身体はトラウマを記録する—脳・心・体のつながりと回復のための手法』紀伊國屋書店，2016.
4) van der Kolk, Developmental trauma disorder : Towards a rational diagnosis for children with complex trauma histories. Psychiatric Annals, 35 : 5, 2005.
5) van der Kolk, Pynoos RS,et al. : Proposal to include a Developmental Trauma Disorder diagnosis for children and adolescents in DSM-V, Trauma center org, 2009.
6) 山下浩「心の病をもつ親と子どもの虐待」『教育と医学』63（8），2015.
7) 中脇初枝『きみはいい子』ポプラ社，2012.
8) Centers for Disease Control and Prevension（CDC）: ACE study.
9) 澤田修「要保護児童対策地域協議会に参加して—精神科医として考えること—」第12回日本トラウマティック・ストレス学会学術集会（シンポジウム），2013.

| Ⅱ-2-1 | 教師のメンタルヘルスの現状と背景 |

1．文部科学省の発表から

　文部科学省によって毎年発表される全国公立学校教師の精神疾患による病気休職者数は，2009年をピークに毎年5,000人前後で推移しており，2015年度は2年連続で微減し5,009人，在職者数の約0.54％であった。20年前の1995年度に比べると約4倍であるが，10年前に比べると1.2倍で，かつての上昇傾向には歯止めがかかったかに見える。しかし，他職種の統計と異なり教師の場合は自治体ごとに設定された3か月以内もしくは6か月以内の病気休暇者は計上されない。このため，実際に長期に休業している教師の総数は発表された数値をはるかに上回ると考えられ，表面化しない現場の実態はより深刻だとの懸念がある。

　精神疾患による休職者の割合は，学校種では中学校，特別支援学校で高く，高等学校，中等教育学校では低くなっている。職種では，校長が低く，教諭等が高くなっている。これらは2013年から2015年の過去3年間でおおむね同様の結果である。

　また，2015年度の1年間の条件附採用者で，退職などにより2016年度に正式採用とならなかった316人中病気を理由に退職した者は92人で，うち79.3％にあたる73人が精神疾患であった。この割合は近年9割前後を占めていたが，今回は減少していた。全国公立学校教師の病気休職者と同じく条件附採用のいわゆる新採教師についても，精神疾患による退職者がこのまま減少に向かうかどうかは，今後の推移を見守る必要がある。

2．三楽病院精神神経科初診者の集計調査から

（1）初診者の状況

　三楽病院精神神経科では，初診の現職教師について診療録による後方視的調査に以前から取り組んできた。ここでは，2011年に当科の初診した教師248名についての調査から，結果の一部を呈示する[1,2]。なお，当科は病院設立の経緯及び立地から，受診する教師は東京都公立学校勤務者がほとんどである。このため，東京都公立学校教師全体を母集団と仮定し，以下に「母集団」と表記した。

　性別は，母集団に比べわずかに男性の比率が高かった。年代は，母集団における20代40代はともに21％を占めていたが，初診者ではそれぞれ26％，27％と，母集団よりやや高い割合であった。校種では，小学校の初診者が母集団よりやや高い割合を示し，高等学校はやや低かった。初診者の38.7％は現任校への異動1年目に受診し，1年目の初診者が受診前後に休業（病気休暇あるいは病気休職）した割合は52.0％に達していた。そして異動後2年以内の受診者が過半数であった。疾患では「適応障害」の割合が高く58％に上った。初診者の発症に関連したストレス要因で

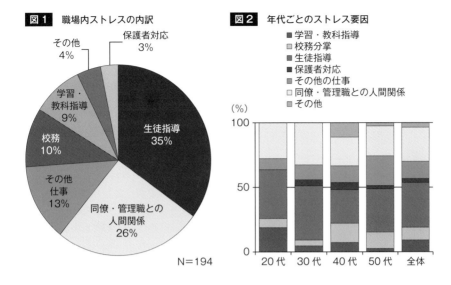

は，いわゆる職場内ストレスが78％を占めた。職場内ストレスの内訳を主要因1つに絞った場合，「児童生徒への指導（以下，生徒指導）」によるストレスが35％と最多を占め，次いで「同僚・管理職との人間関係（以下，同僚等との関係）」が26％であった。やや意外なことに「保護者対応」を主要因とする割合は3％と，多くはなかった（図1）。以前の調査に比べると，「学習・教科指導（以下，教科指導）」の割合が今回は若干増え，「生徒指導」「保護者対応」の割合がやや減った。この原因として考えられるのは，母集団および初診者に共通する，年齢構成の経年変化である。

年代ごとのストレス要因を見ると（図2），はっきりした特徴を示しているのが30代で，「生徒指導」と「同僚等との関係」がそれぞれ42％，32％と多く，他の項目は少なかった。次いで特徴的なのは40代で，「生徒指導」「同僚等との関係」がともに20％台と比較的低く，「校務分掌」は15％と年代別割合では最も高く，他世代と比べると様々なストレス要因がまんべんなく見られる結果であった。また，20代は「教科指導」と「生徒指導」がそれぞれ19％，38％となっており，2割弱は授業内容，4割弱は指導に悩み，合計57％は教師としての業務自体に悩む結果となっていた。20代の「保護者対応」は0％であったが，これは先輩や上司が代わりに対応しているケースがあることが考えられた。50代は，40代との比較で見ると，「生徒指導」と異動によるギャップや多忙さ等を含む「その他の仕事」の割合がより多かった。以上をおおざっぱにまとめると，教師としての業務に悩みを抱えやすい20代，現場の最前線で生徒指導に当たり同僚との連携の質も問われる30代，現場の柱として様々な役割を担う40代，生徒とのジェネレーションギャップや時代による業務変化の影響をより強く受けかつ種々の裏方的業務も多い50代，という世代ごとの特色が垣間見える。

(2) 初診後休業者の状況

次に，初診後に休業した114名について見ると，学校種は初診者全体とほぼ同じ比率であったが，年代は40代，50代の割合がやや大きくなっていた。職場内ストレスの割合は75％と初診者全体での結果と近かったが，職場内ストレスの内訳では，「同僚等との関係」が少なく，「教科指導」「保護者対応」「その他の仕事」などの割合が大きくなっていた。また，2016年の調査時点での職業的転帰は，1回の休業後復職しその後休まなかった者（調査時点以前に治療終了した者を含む）が49％，2回以上休んだ者が11％，退職した者が22％などとなっていた（図3）。復職前のリハビリとして実施が推奨されている教育委員会規定の「職場復帰訓練」及びそれに準じたリハビリ出勤についての取り組み状況をみると，休業者114名のうち43％が何らかの職場復帰訓練（以下，訓練）を実施し，実施しなかった者（以下，未実施者）44％とほぼ同率であった。しかし，訓練実施者と未実施者での職業的転帰の状況はかなり異なっていた（図4）。ただし，訓練未実施者は，休業開始後訓練の適応となる前の早い時期に退職を決意した者がより多い可能性がある。このため，復職を果たした前述の68名に対し，訓練実施者と未実施者とのそれぞれについての再休業割合を比較してみると，訓練実施者の12％が再休業した一方，未実施者では26％と，より高い割合となっていた。

一医療機関の受診者という限定された条件下で，かつ症例数が限られた中での比較であり，これをもって早急に結論づけることはできないが，産業保健領域でしばしば取り上げられるいわゆるリピーター問題改善の一案として，リハビリ的な取り組みの有用性を支持する結果とも考えられる。

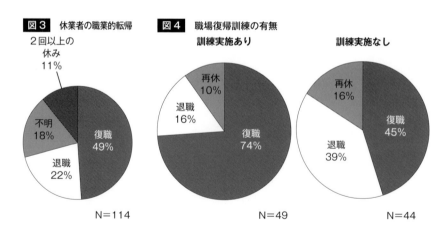

(3) 休業後退職者の状況

また，休業後退職した者は25名であった。初診者，休業者についての結果とやや異なるもののみ以下に挙げるが，症例数が少ないため特徴はあくまで参考所見と考えていただきたい。退職者の年齢構成は，50代が最多で48％，次が20代の32％であっ

た。学校種では，小学校が60％，次いで中学校が28％で，義務教育課程の教師が約9割を占めた。発症に関連したストレス要因は，職場内が80％で，その内訳では生徒指導が45％，教科指導が25％，保護者対応が15％と比較的多く，同僚等との関係は5％と極めて少なかった。

(4) 再任用と燃えつきについて

先ほど見たような急速に世代交代が進む現場では，ベテランの経験知を生かし次世代に継承しやすくなる点で，再任用制度が有意義なものとなる可能性がある。文部科学省の発表によれば，2014年以降再任用で勤務する教師は，年々増加している。しかも，パートではなくフルタイムで勤務する教師のほうが多い。管理職も合わせると2016年度は全国で15,000人近くの教師が，再任用によりフルタイムで勤務している。ただ，懸念される点もある。激務で知られる副校長・教頭の再任用が非常に少ないのである。2016年度にフルタイムで再任用された元校長は1,204人，うち561人が再任用後も校長職である一方，元副校長・教頭のフルタイムでの再任用は548人と少なく，さらに再任用後の職が副校長・教頭職である者は71人しかいない。各学校に校長は1人，副校長・教頭は1人ないしは2人程度と考えると，再任用を希望する副校長・教頭の少なさが際立つ。退職後，再度学校現場に勤めようという意欲を阻喪するほど疲労困憊している副校長・教頭の厳しい状況がうかがわれる。そしておそらく，副校長・教頭に限らず現場の第一線で重責を担った挙句，何らかのきっかけで燃えつき状態に陥った教師もまた，再任用を希望することなく静かに学校から立ち去っているであろうと思われる。

病院の調査結果で，退職者の約半数が50代の教師であったことは前述の通りだが，調査年以降の診療の印象でも，50代半ば過ぎの教師が受診後休業すると，療養による回復後復職を考えずに退職を選ぶことが珍しくないと感じる。個別の事情もあるが，多くの例で共通するのは，教師としての経験年数を重ねるとともに子どもや社会，学校の変化に違和感を抱く場面が増えること，長年の蓄積疲労，休業に至る経緯での心労と不調に陥ったこと自体への抵抗感，そして，中でも大きいのが復職後に想定される業務の責任の重さと量である。長年教師として活躍してきた人ほど，復職のハードルは高くなる。子どもの前に立つことを思うと，それまでと同程度のパフォーマンスを維持できなければ，自他ともに良しとすることができない。その自信が持てないと，自ら退職を選択する例が多い。その中には，退職後も非常勤などの立場で現場に関わることを選ぶ人もいるが，もう金輪際教育や学校とは関わりたくないと断言する人もいる。勿体ないと思うこともあるが，本人の人生でありやむを得ない。現場ではどうしても力量がある人に困難な仕事が回ることが多いが，ベテランとはいえ数年に一度は少し楽な配置にできるゆとりがあれば，もしかすると摩耗しきらずに済んだかもしれない，と考えさせられることがある。

(5) 若手の退職について

また，退職者のもう一つのピークは20代であった。採用初年度あるいは採用後数年で退職を選ぶ場合，担任としての学級運営に悩む例や，前年度まで学習支援員として学校に関わっていた立場から採用後子どもとの関わり方に変化が生じ自らの職

務適性に疑問を感じた例，本来目標とした職ではなかったが経験を広げるために教職に就きイメージと現実の違いに失望した例，子どものみならず先輩や管理職との関係にも摩擦が生じて悩んだ例など多様であるが，職業としての教師の在り方に悩んだ例が多い。できればこれからの長い職業人生を見据え，その人なりの教師像を見出して適応を図ってほしいと残念に思うこともある。しかし一部には，子どもの思いが理解できず子どもとの関係に摩擦が生じたり，思考の柔軟性が乏しく他者とのコミュニケーションが不得手すぎるなど，教師として必要な対人関係が苦手なケースもあり，転職に有利な若いうちに退職して新たな進路へ転身を図ったほうが良いと思うこともある。文部科学省のデータでは，教師採用1年目に当たる条件附採用者の1年後の離職割合はここ3年間約1.2〜1.0％であり，厚生労働省による民間企業等に2015年度採用された大卒者の1年目離職率が11.8％であるのに比べ，非常に低い割合となっている。離職割合が低いこと自体は職としての安定性があると言え必ずしも問題ではないが，教師という特殊な専門性が必要な職務に，もし適性が乏しいにも関わらず職の安定性だけで仕事を続けることがあるとしたら，本人にも教わる子どもたちにも不幸な事態だと思われる。

3．教師の多忙緩和に向けた私案

　2012年度に文部科学省によって開催された教職員メンタルヘルス対策検討会議には，主に教職員から様々な意見が寄せられた。その中で，職位や学校種の違いを超えて共通する意見が一つあった。現場の人手不足である。子どもや保護者の実態やニーズの変化，教育実践の多様化，高度情報化した社会の変化に伴う子どもの生活状況の変化など，児童生徒の数に応じて教師数が決められた当時とは学校をめぐる状況が著しく変化しており，現場は圧倒的な教師不足にあえいでいる。筆者が診療場面で出会う管理職も，ほとんどが現場を守るため欠員が生じないよう懸命であり，その心情は非常に理解できる。近頃「持続可能な社会」という言葉をよく耳にするが，社会を持続させるのは人間である。将来の社会を担う人間教育には，もっと資源を投入すべきではないかと思うのだが，現行制度自体の変更が困難であるとすれば，人手不足解消のための改善策は大きく二つが考えられる。

　一つは，学校の機能を思い切って削減し，例えば学校での指導はほぼ学習・教科指導に限定し生活指導は学習上必要な最小限のみとするなどである。教科・学習指導に生活指導は不可分なため，いくら最小限としたところで結局は変わらない，という意見もあろう。実際，診療現場には，規律を維持するのが難しい学級運営に悩む教師が非常に多く訪れ，評価されていた教師が燃えつきるケースも少なくない。しかし，2013年に行われたTALISの調査結果によれば，「授業を始める際，生徒が静かになるまでかなり待たなければならない」と答えた日本の教師は14.7％だったのに対し，参加国平均は28.8％，「生徒が授業を妨害するため，多くの時間が失われてしまう」と答えた教師は，日本では9.3％であるのに対し参加国平均は29.5％，「教室内はとても騒々しい」と答えた教師は日本では13.3％，参加国平均は25.6％で

あり，世界的に見ると日本の学校は「比較的静か」な状態にあるといえる[4]。同じ調査で，日本の教師は自己効力感が参加国平均に比べて低くなっており，この理由として目標とするレベルが高い可能性や，謙虚さによる可能性が考えられている。こうした心情を抑えて割り切ってしまえば，授業およびその際の生活指導だけに業務を限れば，相当な心理的・時間的な負荷が減り，教えるプロフェッショナルとしての教材研究に専念できるのではないだろうか。

しかし，とはいえこの案の実現可能性は相当低いと思う。学校に多様な取り組みが求められ，「ビルドアンドビルド」とも称される現状と完全に逆行し，学校に対する社会的要請に反していると思われるからである。人間が育つ場としてこれだけでよいのか，という問題提起も起こるだろう。

そこでもう一つ考えられるのは，教師が担う部分を減らすのは前者と同じだが，学校に要請される他の教育機能を，移行期間を設けて，徐々に教師以外の専門職に委ねる取り組みである。すでにスクールカウンセラーやスクールソーシャルワーカーが導入されつつあるが，学校の教育機能をさらに専門分化し，それぞれ専門領域の異なる多種多様な職種（以下，多職種）がこれまで以上に深く教育活動に責任を持って関わり，多職種連携の下に広範な教育活動を展開するのである。これが果たして可能か，また現状を改善する手段となり得るかは，最大の問題は経済的な裏付けが可能かであるが，現場の教師側から見ても，複数の障害が予想できる。まず，教師自身がこのような体制を受容できるかの問題がある。多かれ少なかれ，これまでのようなやりがいは減ずると予想されるからである。また，子どもにチームで関わることになれば，教師にも大人同士の集団育成力がこれまで以上に求められる。子どもとの関係と大人同士の関係は質的にかなり異なるので，優秀な教師でも変化になじまない人はいるだろう。新規参入する多職種にも，教育現場の職員にふさわしい配慮や専門性が必要である。

これまで学校では，教師が広範な教育活動のほぼ全領域を，一手に担ってきた。それを変えるのは，心理的にも抵抗が大きいと思う。しかし，あまりの多忙さで教師が消耗するリスク，子どもや保護者との人間関係が何らかのきっかけによって亀裂を生じやりがいが反転すると教師を追い詰め精神疾患を発症させるリスクとなることは，多数の事例で経験されてきた。皆一様に，「自分がこころを病むことはないと思っていた」と口にする。また，子どもとの関係の密接さが密室性に変わると，熱意が嵩じていつの間にか行き過ぎた指導が行われるリスクもあり得る。学校に要請される役割は増大する一方であり，それとともに批判も強まりがちな昨今，学校も教師も，新たなあり方に舵を切る時期が来ているのではないだろうか。

［真金薫子］

●引用文献
1) 文部科学省「教職員のメンタルヘルス対策について（最終まとめ，参考資料）」2013.
2) 真金薫子「教員における精神面の問題—早期発見の意義と問題点」『精神科治療学』28 (11)，2013.
3) 真金薫子「職場の良好な人間関係で『心の変調』予防を」『教育と医学』65 (4)，2017.
4) 文部科学省「OECD 国際教員指導環境調査（TALIS, 2013）」2014.

Ⅱ-2-2 　教師と子どもの関係

　ここでは，教師のメンタルヘルスに対する基本的認識を踏まえ，教師のストレス研究に関する知見を基に，教師と子どもの関係に焦点を当てるとともにストレス軽減及びバーンアウト予防の観点から，教師のメンタルヘルスに必要である職場の環境整備及び教師として必要な志向・態度・スキルについて述べる。

1．教師のメンタルヘルスに対する基本的認識

　教師のメンタルヘルスは，教師個人の単なる健康状態ではなく，授業や学級経営など日々の教育活動に影響を与えるものである。文部科学省[1]によると，精神疾患を理由とする病気休職者数は5,009名（2015年度）であり，在職者数に対する比率は0.54％であった。そして，精神疾患による病気休職後に復職できた割合は4割に満たない。このように教師のメンタルヘルスは危機的な状況にある。

　こうした教師のメンタルヘルスの状況は，決して一部の教師だけの問題ではなく，最近の教師の個人的要因でもないという認識に立つことが重要である。

　精神疾患による病気休職者数の比率である0.54％というのは，186人に1人の割合である。しかし，これらは精神的な不調を訴えている者の氷山の一角である。年次休暇を最大限利用して凌いでいる者，年次休暇を使い果たして病気休暇で凌いでいる者なども数多くいる。これらに関する報告はないが，相当な数であり割合であることは想像に難くない。国公私立の小・中学校における不登校児童生徒の出現率1.3％（2015年度）[2]を，80人に1人の問題として捉えている教育関係者はいない。全ての児童生徒が不登校となる可能性があるという認識に立っている。これと同様に，全ての教師が精神的不調に陥り病気休職となる可能性があるという認識に立つことが重要である。

　また，教員養成系大学における学生のメンタルヘルスについて，23年間の経年変化を検討した宮下ら[3]は，教師を目指す学生のメンタルヘルスは近年悪化しているとは言えず，むしろ教育関係に就職した学生のメンタルヘルスは高い可能性があるとし，近年の教師のメンタルヘルスの悪化は教師の資質そのものの変化ではなく，制度や仕事内容の変化が大きな影響を及ぼしていると報告している。すなわち，教師の精神疾患による病気休職者の急増は，教師の個人的要因ではなく，学校という組織や制度の問題，職務内容の量的・質的な変化などが要因である可能性が大きいという認識に立つことが重要である。

２．児童生徒への指導が教師の一番大きなストレス要因

　現在の学校教育の状況は厳しいものがある。複雑化・多様化・困難化する様々な生徒指導上の問題（暴力，不登校，いじめ，発達障害，貧困等々：第Ⅱ部第１章参照）への対応が教師に求められている。また，保護者からの過度の期待や要求への対応に悩み苦しむ教師も多い。

　真金[4]は，精神神経科を初めて受診した現職教師を対象とした調査を行ったところ，発症の原因または増悪因子となった職場内ストレスの内訳は，「児童生徒への指導」が42%（第１位），「同僚・管理職との人間関係」が24%（第２位），「保護者対応」が6%（第４位）であり，人間関係ストレスが7割強を占めていた。

　新井[5]は，長期派遣等の現職教員を対象に３年間調査を行った。その中で，学校現場におけるこころの危機の経験とその原因を尋ねた結果（複数回答可），「手に負えない児童生徒に振り回される」が41%（第１位），「職員間の共通理解や協力が得られずに孤立」が27%（第２位），「保護者との人間関係」が22%（第３位），「管理職との軋轢」が18%（第４位），「同僚とのトラブルやいじめ」が14%（第５位）であった。「多忙」（13%；第６位）よりも人間関係がこころの危機の主要な原因となっていることが明らかになった。

　以上のように，教師にとって児童生徒への指導が一番大きなストレス要因であり，精神的不調やこころの危機の最大の要因となるものである。

３．教師のストレスの緩衝要因とその具体的観点

　藤原[6]は，教師の包括的なストレス過程の構造に関して，ストレッサー，ストレス反応，バーンアウト（燃え尽き），情緒的支援，自己効力感，コーピング特性（コーピングの基となる個人の認知・行動的特性）の６要因間の関連を小学校，中学校，高等学校の３校種各々について検討した。その結果，３校種ともに，教師のストレス過程の構造として，「ストレッサー→ストレス反応→バーンアウト」（以後，「基本的ストレス過程」と略記）が基盤であり，ストレッサー経験がストレス反応を生起させ，それが継続化・深刻化してバーンアウトに繋がることが確認できた。

　また，校種により様相は異なるが，その基本的ストレス過程に情緒的支援，自己効力感，コーピング特性が緩衝要因として関連していた。特に，情緒的支援は直接的効果と間接的効果とを併せると基本的ストレス過程の全段階と関連していた。また，自己効力感もほぼ同様であった。これらから，校種を問わず，ストレス軽減およびバーンアウト予防における情緒的支援と自己効力感の重要性が確認できた。

　さらに，関連が認められた要因間において，その下位尺度間での関連を検討した結果，次のようなことが明らかになった。ここでは，小学校の結果（図１，p.226）を基にバーンアウト予防の視点から整理する。

　まず，基本的ストレス過程に注目する。バーンアウトへ繋がる職務ストレッサーは，管理職が教師の努力を理解しないなどの「管理職」，保護者が非協力的である

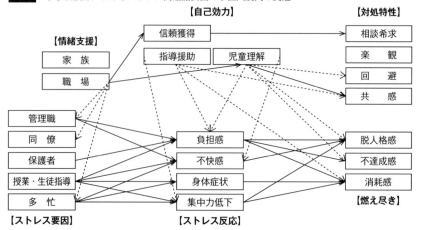

図1 小学校教師におけるストレス関連諸要因の下位尺度間の関連

点線矢印は標準回帰係数が負であったことを意味する。

などの「保護者」，授業が成立しないなどの「授業・生徒指導」，雑用が多すぎるなどの「多忙」が主なものであった。特に，「授業・生徒指導」の問題はストレス反応全てに影響を及ぼし，それを経由してバーンアウト全てに影響を及ぼしていた。従って，授業や学級経営の危機的場面（授業崩壊や学級崩壊等）への早期支援は重要であり，担任の自尊心を傷つけないように配慮をしながら行うことが大切である。

次に，緩衝要因から基本的ストレス過程への影響に注目する。情緒的支援の「職場」はストレッサー経験を軽減・抑制し，間接的にストレス反応全てを軽減・抑制し，バーンアウト予防に繋がっていた。また，自己効力感の「児童理解」及び「指導援助」は直接的にバーンアウト予防に繋がっていた。従って，必要な時に情緒的支援が得られる校内の支援体制が必要であり，正しい児童理解とそれに基づく適切な指導援助ができるという確信を教師が持てることが重要である。

なお，中・高等学校においても，校種により下位尺度名は異なるが，生徒理解とその指導援助に関連する自己効力感（中学校では「協働的問題解決」「生徒理解」「生徒指導」，高等学校では「課外指導」「生徒理解」「生徒指導」）は，直接的・間接的にバーンアウト予防に繋がり，その重要性が明らかになった。

4．職場環境整備

教師のメンタルヘルスの改善の大前提は，学校という組織・制度の改善や職務内容の量的・質的な軽減であり，教師の多忙化・疲弊化の根本的な解決には，教員数の増加及び1学級の児童生徒数の削減が不可欠であることは言うまでもない。しかし，こうした改善や措置が進まない現状において，現実的な対策である職場環境整備として，情緒的支援体制の充実や協働的生徒指導体制の構築の基盤となる同僚性

の醸成，教師を護るとともに教師としての成長を促進させる管理職のラインケア，教師としての自己効力感を高めるために必要不可欠な研修権の保障について述べる。

(1) 同僚性の醸成

上記3で述べたように，職場の情緒的支援は直接的・間接的に基本的ストレス過程の全段階との関連が見られた。そのため，職場における情緒的支援体制はストレス軽減及びバーンアウト予防の観点から不可欠である。また，今日の複雑化・多様化・困難化した児童生徒の様々な生徒指導上の問題は，担任が孤軍奮闘しても解決できないものであり，学校全体で取り組む協働的生徒指導体制の構築が不可欠である。管理職はこうした支援体制作りにリーダーシップを発揮し取り組む必要があるが，その基盤となる同僚性をまず醸成することが重要である。

森原ら[7]は，小学校における同僚性を検討し，その6側面を明らかにした。仕事上の報告・相談・共通理解を大切にし，問題が起きたら学校全体で対応するなど，組織としての協働性の成熟度である「組織性」，同僚とどのような内容の話でもできる関係である「共感性」，同僚と馴れ合いにならず頼りすぎない態度を大切にする「自立性」，違う意見の同僚とも議論し合って組織の向上を目指す関係である「向上性」，誠実な態度で仕事に取り組み，自分の行動に責任を持つなど，職務に真摯に向き合う姿勢である「正対性」，居心地がよく安心して話せるなど，職場の良い雰囲気である「快適性」である。そして，「快適性」は，複数のストレッサー及びストレス反応を軽減させるものであり，影響が大きいことを報告している。

こうした職場風土の改善・醸成が行われていれば，職場のメンタルヘルス向上のために必要な情緒的支援体制・協働的生徒指導体制の構築が図り易いことになる。

(2) 管理職のラインケア

管理職は，自らのサポートが教師のストレス軽減効果にきわめて有効であり，適切な支援により素晴らしいサポーターにもなり得るし，一方ではバーンアウトに追い込むきっかけになる存在でもある[6]，という認識に立つことが重要である。

井上ら[8]は，小・中学校教師が必要とする管理職からのラインケアを検討し，4側面を明らかにした。事故や突発的な問題発生などの緊急時における外部対応や連携を積極的に行ったり，教師の問題解決に向けた努力を認め相談に乗り協働したり，教師を護り問題解決を促進させる「擁護的支援」，個人的な心配ごとや不安に対する理解を示し助言を行う「私的支援」，職員間の人間関係で困っている場合，その理解や助言を行ったり，協力体制を整えたりする「人間関係支援」，日頃から声掛けを行ったり，アドバイスや情報提供を行ったり，親身になって援助を行う「親和的支援」である。

担任が児童生徒への支援を行う際に，困難事例に対する「擁護的支援」，孤立しないための「人間関係支援」，安心感を高める「親和的支援」が日頃から担保されていれば，どのような難局が訪れても協働的に問題解決が図られることになる。

(3) 研修権の保障

上記3で述べたように，児童生徒の理解とその指導援助に関連する自己効力感がバーンアウト予防に繋がり，その重要性が明らかになった。そのため，教師の研修

は職務であるという認識の下に，複雑化・多様化・困難化している生徒指導上の諸問題に対して，適切に対応できるための研修保障とそのための配慮が必要である。

5．教師として必要なメンタルヘルスに関する志向・態度・スキル

（1）社会的な健康

　ここ約20年間において，教育界では様々な取り組みや改善等が実施されてきた。例えば，スクールカウンセラーやスクールソーシャルワーカーの配置，進路指導からキャリア教育への移行，特殊教育から特別支援教育への移行，生徒指導提要の発刊，いじめ防止対策法の制定などである。こうしためまぐるしい流れに付いていくことが必要であり，教師は常に成長し続けることが求められる。

　中島[9]は，広義のメンタルヘルスとは社会的に健康であることとし，単にこころと体が健康であることは狭義の捉え方であるとした上で，教師の社会的な健康について「こころと体が健康であることは絶対に必要な基本であり，それに加えて，教育の専門家としてのプロの意識，そのアイデンティティに根ざした機能として健全であることが必要である。自分の心身は健康だが，教師としての力量が足らないのでは駄目である。"自分は教師なのだ。プロだ。"との自覚を持った上で，それを健全に機能させ，しかも健康には当然留意するというバランスを保つことが必要である」と述べている。

　世の中の変化やそれに伴う社会的ニーズに対応するために，プロの意識を持ちながら教師としての成長を追求する態度姿勢が大切である。同時に，こころと体の健康を保ちながら社会的な健康を目指すことが真のメンタルヘルスとなる。こうした教師は，児童生徒の規範となるような本質的な教師の存在意味を有することになる。

（2）心の柔軟性

　田尾ら[10]は，バーンアウトに陥りやすい性格として，①ひたむきで多くの仕事を熱心に完遂させようとし，達成できないとそのことに悩む，②妥協や中途半端を嫌う完璧主義的傾向が強い，③理想主義的情熱に駆り立てられる，の3点の特徴を挙げている。これに対し，新井[5]はメンタルヘルスの観点からこころの柔らかさの重要性を説き，その心構えとして，①物ごとを楽しめるしなやかなこころをもつこと，②色々なタイプの仲間の存在を相互に認め，尊重すること，③人を支え，人に支えられることを厭わないおおらかさをもつこと，の3点を挙げている。

　こうした心の柔軟性が，児童生徒との関係を柔らかなものにすることに繋がる。

（3）セルフケア

　現代は，全ての人がストレスにさらされている社会である。そのため，ストレスと上手に付き合うこと（ストレスマネジメント）は，現代社会に生きる上で必要なスキルと言える。特に対人援助職のストレス状況は厳しく，その一つである教職においてもストレスマネジメントは必要不可欠なスキルである。そのスキルには様々なものがあるが，ここでは最も基本的なものとして，リラックス，受け止め，表現について取り上げる。

まず，日々の生活の中に，短時間（5分程度）のリラックスタイムを設定することが重要である。リラックスには次のような効用がある。情緒的に落ち着くなど心身の緊張が緩和し，ストレスによる心身のダメージが回復する。また，気分転換が図られ，物ごとを冷静に受け止め判断できるようになる。その結果，日々の気分の改善や人間関係の好転などに結びつく。こうした情緒的安定や冷静な判断や対応は，適切な児童生徒への指導に繋がるものである。

　次に，物ごとやできごとの受け止め方を合理的，客観的，自己肯定的なものにすることが重要である。例えば，朝出会った人に挨拶したにもかかわらず，その相手から挨拶がなかったとする。「挨拶は返すべきだろ」「なぜ無視されるの？」などと受け止めた人は，爽やかな気分がイライラやモヤモヤに一変する。「聞こえなかったのかな」「何か心配ごとでもあるのかな」などと受け止めた人は，爽やかな気分が維持される。前者のようなストレスを自ら背負い込む受け止め方を合理的なものに修正できれば，日々の生活でストレスと感じることが減少する。こうしたニュートラルで，相手の立場に立った受け止め方は，児童生徒の問題行動の背後にある切実な思い（例えば，教師に向けた攻撃性の背後にある SOS のサイン）をキャッチする態度や姿勢，すなわち深い児童生徒理解に繋がるものである。

　最後に，アサーティブな態度（爽やかな自己表現）を心掛けることが重要である。相手の感情を逆撫でせず，相手との関係を悪化させず，自分の思いを爽やかに伝える。攻撃的・高圧的な態度では児童生徒との信頼関係は構築し難く，非主張的な態度では児童生徒に迎合することに繋がり，誤解やトラブルが生じやすくなる。

　以上，リラックス上手，受け止め上手，表現上手を日頃から心掛けることで，日々の生活状況が好転するとともに，児童生徒との信頼関係構築や児童生徒の理解とその支援に資することに繋がる。

[藤原忠雄]

●引用文献

1) 文部科学省「平成27年度公立学校教職員の人事行政状況調査について」2016.
2) 文部科学省「平成27年度児童生徒の問題行動等生徒指導上の諸問題に関する調査結果（速報値）について」2016.
3) 宮下敏恵・五十嵐透子・増井晃「教員養成系大学新入生の23年間にわたるメンタルヘルスの変化—UPI の調査を通して」『学校メンタルヘルス』12 (2)，71-80，2009.
4) 真金薫子「教師のメンタルヘルスの現状について」『学校メンタルヘルス』14 (2)，139-141，2011.
5) 新井肇『「教師を辞めようかな」と思ったら読む本』明治図書出版，2016.
6) 藤原忠雄「教師ストレスへの支援の在り方に関する基礎的研究」（学位論文）兵庫教育大学，2014.
7) 森原かおり・藤原忠雄「同僚性と教師のメンタルヘルス」『日本学校メンタルヘルス学会第17回大会プログラム・抄録集』2014.
8) 井上博之・藤原忠雄「小学校におけるラインケアのあり方に関する探索的研究」「中学校におけるラインケアのあり方に関する探索的研究」『日本ストレスマネジメント学会第8回大会プログラム・抄録集』2009.
9) 中島一憲「教師のメンタルヘルスをどう支えるか」『学校メンタルヘルス』10，21-33，2007.
10) 田尾雅夫・久保真人『バーンアウトの理論と実際—心理学的アプローチ』誠信書房，1996.

Ⅱ-2-3　教師集団に潜む問題

1．はじめに

　この稿では「教師のメンタルヘルス」の文脈で表題について考える。すなわち，教師が精神疾患によって病気休職に至る現象を頂点として，そのすそ野に広がる広い意味の「教師のメンタルヘルスの不調あるいは不全」を俯瞰してみたい。

　まず，「教育」は人類の歴史と同じ時を刻んでいる。

　生活の知恵や技術を伝達する自然発生的な教育から始まり，徒弟制度，家庭教師，さらには大学の成立，寺子屋，藩校など，次第にシステマティックな側面を有する「教育」が現れるようになる。

　日本の現在の公教育システムはその一般性汎用性公共性において，世界の最高水準を概ね維持してきたと筆者は思う。それでも日本の義務教育の歴史は比較的新しい。すなわち「学級を基盤とした学校制度」である[1]。

　「学校制度」という存在を，現代の私たちはたいてい「自明のもの」と受け止める。だからこそ，子どもが不登校になったら本人と保護者の不安は非常に大きい。しかし，「学校制度」そのものの歴史は教育の歴史に比してずっと短いのだ。

　なぜか？

　これはフィリップ・アリエス『〈子供〉の誕生』がヒントとなる。1960年，アリエスは「システムとしての教育の対象である子どもという概念は，たかだか300年の歴史をもつにすぎない」と述べた。それまでは「子ども時代」というものはないに等しかった。乳幼児だけが特別な存在で，6,7歳になれば「小さな働き手」だった。当然，現在私たちが認識するような「学校」は存在しなかった[2]。

　体験的に伝承された知恵や技術を身につけ，「歩いて行ける生活圏」の中で人が生まれ死んでいた時代から，歴史を下るにつれ，やがて「教育の対象としての子ども」が出現した。そして学校は「子どもを社会的存在にする」という要請に応えて現れたわけである。

　さて，そのような背景を考えた時に，公教育の担い手である「教師集団」がやはり歴史的には比較的新しい，ということが分かるだろう。さらに，「教師というチーム」も自然発生的ではないことも理解されよう。

　その学校現場で，精神疾患で倒れる教師がいたり，不祥事を起こす教師がいたり，体罰事件が起きたりする。

　これらをどのように考えるか。そして学校外からは窺い知れないところの表題，すなわち「教師集団に潜む問題」について述べていきたい。

　なお，筆者は職業生活のほぼすべてを義務教育の教員として過ごしてきた。その体験に基づき，しかしながら自県に埋没するのではなく，より広い視野（全国的，他国との比較，歴史的視点など）をもち，二十年来考えてきたことをここに記す。

学問的に確立した方法に則った記述が困難なことをここにお詫びするものである。

いくつかの視点を設け実態を紹介し，受け止めと分析や対応について述べる。

２．教師個人に注目する

(1) 「優秀といわれる職員」に潜む問題

自他共に認めるエースのＡ教諭。ある日，逮捕されるという事件が起きる。管理職も地教委も「優秀な職員だったのに」とコメントする。

「さもありなん」というダメ教師ではなくエースが起こす，例えばセクハラや飲酒運転，公金横領，体罰などの不祥事……それを見抜けなかった管理職の目は節穴なのか？

また別の校内リーダーであるＢ教諭。子どもを掌握する力がありテキパキと仕事をこなす。やんちゃな子どもたちもＢ教諭が大声で一喝すると静かになる。管理職にとってまことに「便利な」教師である。しかも不祥事は起こさない。ところがよく観察すると不器用なＣ教諭への攻撃が時にみられる。Ｂ教諭の言質は正論であり，しかしＣ教諭を萎縮させてしまう。見方によってはパワハラとも思える。

いくつか考えられる可能性をあげよう。

○教師個人の人格上の課題が大きい

「目上の人にはいい子」を演じるが，実は攻撃性衝動性が高い。あるいは「ジキルとハイド」のごとく，場面によって人格や行動がガラッと変わる。変わることでなんとか適応している。これを見極めるのは難しい。しかし見極められる能力のある管理職も少なからずいる。

○「いい，悪い」の二分法に陥りがちな管理職

「優秀な教師」と「ダメな教師」と色分けする。人間の多様性に想像力が及ばない。また一つの言動に複数の意味を見取る力が管理職に不足している。

○優秀な職員が，異質の職員を攻撃することがある

優秀と言われる職員は，効率的でスピード感のある仕事をする。しかしながらそれに馴染まぬ子どもも存在し，彼らはＣ教諭によって往々にして救われる。

Ｃ教諭への攻撃を放置することは，DVを見る子どもを救わないことと同じだ。

さて「この教員はどうしたものだろう？」という場合がある。次である。

(2) 「教師としての適性」に潜む問題　その１

教員養成に携わっているＤ教授がこうつぶやく。「明らかに教師に向いていない学生が教師を目指す。どうやって諦めさせればよいか」。

方や，中堅のＥ教諭は１年に数回心身の不調で，各回数日〜半月ほど倒れる。Ｅ教諭は普段はほどほどに仕事をこなす。そして「自分は子どもが好きだから，子どもの傍にいたいから教師になった」という。うるわしい言葉だ。しかし「どうせ自分なんか」という言葉をたびたび漏らす。Ｄ教授の話す学生の中に，10数年後のＥ教諭がいるのではないだろうか。

Ｅ教諭に考えられる問題は何か。

○豊かな自己愛，望ましい自我が育っていない"自己愛障害"？

「幼児は小さくて可愛い」だけでは保育士は務まらない。これと同じく単に児童生徒が好きなだけでは教師はできない。児童生徒，特に困難が高まる思春期の彼らに対応するには，自身の思春期を適応的に振り返られるまで成熟している必要がある。誰しも「未熟な自己」negative identity をもっている。完璧な自分ばかりではなく「ダメな自分」がいる。それを客観的に眺められる，未熟さをも許せるような豊かな自我が育っていることが大切だ。

E 教諭のように「思春期を抜けていない」教師は比較的多いと思われる。

○過剰適応傾向─訓練の「過剰」「いい子すぎた」過去

教員採用試験を突破するにはある程度の訓練が必要だ。真面目にコツコツ努力をせねばならない。したがって教師になるには，人格発達上まだまだ未熟な段階から，教師や親の言うことに素直に従う方が効率的になる。しかし，事象を多面的に眺めたり，日常のできごとを構造的に分析したりする力は育ちにくいだろう。ある意味で彼らは非常に「幼い」。いい子のまま教師になってしまった。E 教諭の状態は「遅れてきた思春期」ともいえる。

(3)「教師としての適性」に潜む問題　その2

中堅の F 教諭は早朝から夜遅くまで在校して仕事に励んでいる。E 教諭のように病に倒れることもない。異動した当初は比較的穏やかである。が，徐々に突発的な怒りを爆発させる。学年部会で同僚にいきなり怒りをぶつける。被害妄想的な言動もみられ，因果関係についての理解が歪むエピソードもある。何か注意しようものなら，逆に「それは違う。自分が正しい。」と罵り始める。エスカレートして，教務室で教頭に食ってかかる場面まで起きる。周りは処置なしである。

先の E 教諭は「休んでしまうことでは困る」。が，過剰に周囲を巻き込むことは少ない。F 教諭の方が周囲への被害甚大である。この人の問題は何か。

○うつが背後に隠れている可能性がある

ほとんどの教師は「怒る人のうつ可能性」は知らない。けれどもうつが原因で過剰な怒りを見せることがある。そのような理解が，現場の管理職には必要だ。一般的な知識として精神疾患のイロハについて研修しておきたい

○なんらかの人格障害が疑われる

F 教諭は異動するたびに同じことを繰り返している。しかし病休にはならないので今一歩進んだ対応がされずに至っている。このような場合は，人格上の障害が疑われる。現場の教師としては直接的な援助は難しい。メンタルヘルスのスタッフケア（医師や心理職など教職員以外によるケア）の可能性を探るべきである。もちろん地教委のリーダーシップが不可欠だ。

「教師としての適性」に潜む問題はまだ多くある。けれども，その場にいる管理職の「その人をどのように理解してどのように生かしていくか」見極める力が重要になる。すると，次の問題が浮上する。

(4)「学校管理職としての適性」に潜む問題

残念ながら前記（1）から（3）までのすべての事例がそのままの形で存在する。

上司である地教委の指導力に期待するところである。が，ことは簡単ではない，と言うことしか今の筆者にはできない。かつ，精神疾患について地教委自体の知識や対応も十分とはいえないのが現実である。

3．一つの学校に注目する

(1) ラインケアに潜む問題

文部科学省「教職員のメンタルヘルス検討会議」最終報告では[3]ラインケアの重要性が指摘されている。ラインケアとは「指示命令系統に沿ったケア」，この報告では「小集団のラインケアの重要性」についても指摘がある。

○適切なラインケアが成立している様相が明らかではない

ラインケアは上記のように定義されているため，人によっては「管理職の指示通りに動くこと」と解釈しているふしもある。現実には，メンタル面に留意しながらOJT（on the job training；仕事を遂行していることと並行して育ててゆく）がなされればラインケアは適切となる，と筆者は考える。

それでは「メンタル面に留意する」とは何か。

これはまず，教職員個々の人格の様相を観察，分析し，キャリアアイデンティティの成熟を見極めて，今後を考えて対応することである。教職員一人一人の物語を聴く，人生を聴く，といってもいいだろう。

今1つは，そのような職員の集団力動を把握，適正化してゆくことである。現実には「メンタル」ははっきりと目に見えず，また数値化できるものではないため，大きな苦手意識をもつ管理職はことのほか多いのである。

○適切なラインケア成立のための要件が明らかではない

これがなかなか難しい。

メンタルヘルスすなわち「心理的」あるいは「精神的」健康についての専門的な知識が，教師に新たに必要になるのではない。

組織的な学校教育の歴史はそれほど長くない，と1で述べた。それでも日本の学校教育には，100年を超える歴史がある。教科指導や学級指導の先達による遺産があまたある。そこに刻まれた学校教育のノウハウを地道にOJTしてゆくことが，即効性に欠けるとしても王道であろう。

(2) 教師集団の力動に潜む問題

さて，ある学級ではいじめが起き，ある学級では起きない。それはなぜか？

もちろん学級の規模や環境や時期はそれぞれ異なる。が，いじめが起きる学級は必ず「荒れている」。つまり各人の「居場所」＝「安心できるつながり」がない。

束縛し合うのではなく，ゆるやかにつながり，良心的な関心を寄せられ多様性が許容される，声の大きい者によって支配されることがない，弱音を吐くことのできる，そのような学級には，学級の力動を適切に把握する学級担任がいる。

このことはそっくり一つの学校の教師集団に当てはまる。

学級と同じく，教師集団もまた生き物だ。負の方向に向かう危険性は常にある。

この力動を見極めて，教師集団を正気の世界にリードする責任は，まず管理職であろう。

４．学校を取り巻く構造に注目する

（１）公教育のもつ宿命ないし宿痾

　公教育は，「子どもを社会化する」システムとして発生し機能してきた。当然ここには「効率的で効果的でありなさい」とするベクトルが働く。

　しかし乳幼児を眺めれば分かるように，「人が育つ」ことはおよそ効率とはほど遠い営みである。児童生徒も同様である。

　瞬時に効果が出るような教育的取り組みはしばしば画餅である。逆に意図せざる働きかけが，後々まで児童生徒の成長に寄与することもある。それこそ教師冥利につきる経験であろうか。

　ほとんどの良心的な教師は，そのような冥利（決して多いとはいえないにしても）に魅せられて教師を続けているといっても過言ではない。多重な人間関係や同時進行する職務遂行にストレスを覚えながらも，勤務時間をはるかに超える労働時間もものともせず，「教師であろう」とするのだ。

　「効率的であれ！数字に表れる成果をすばやく！」と求められつつ，児童生徒の成長を粘り強く「待ってやりたい，見守りたい」と考える。これは常に自分では制御できない「引き裂かれ感」の中にあるということだ。構造的な問題であろう。

　解決策は何か？

　それは，個人レベルでみれば「その教師の自律的自立」であり，その人自身が「葛藤の少ない自我領域」をもっていることである。

（２）社会的行政的経済的変化と学校

　先に述べたアリエスからわずか24年後，ニール・ポストマンが『子どもはもういない―教育と文化への警告』を発表した[4]。

　ポストマンによると，急速な情報化によって，情報伝達における大人の優位性がゆらぎ，かつてその末端にあった子どもは"いなくなった"，という。日本においては本田和子『変貌する子ども世界』などに詳しい[5]。

　かように世の中の変化は年々，いや刻々とそのスピードを増している。社会的行政的経済的な変化が次々とやってくる。その代表が高度情報化であろう。

　その影響は社会の最も弱い人にまず及ぶ。そして最も弱い組織に及ぶ。それが福祉や教育，あるいは自然を対象とする生業だ。

　学校はその一つである。一人の教師が，一つの学校が改善へ繋がる解決策を簡単に手にすることは難しいだろう。けれどもこの社会に今の私たちは生きている。この現実を引き受け，そこで勤勉な営みを続けることこそ，真の公教育への近道だ。

　色々事件があっても，公教育に期待するところは極めて大きい。いじめ自殺事件があったり，長期化する引きこもりが明らかになったり，反社会的な事件が起きたりするたびに，学校の教育に予防策や対策が求められる。食育しかり眠育しかり

便育しかりくすり教育しかり，次々と「足し算」をされてゆく。かつ「引き算」はほとんどなされない。

　なぜ学校への期待が膨らむのか。それは「生業という機能を喪失した家庭や地域」の増大のゆえであろう，と思う。マニュファクチャーを忘れ，「生かされて生きること」を知らない人が増えたためであろう。

　この状況の中で，必死で操業しているのがほとんどの教師の姿だ。

　だから精神疾患に倒れる教師は減ることはないのだ。

　それでも，自身の役割期待を時に改めて確認し，己の存在意義に誇りをもつことが，ギリギリであっても自らや同僚が倒れないために必須であると思う。

５．おわりに

　なぜ児童生徒は学校に行くのか？

　日本における法的根拠は憲法26条，国民の権利と義務として定められている。

　憲法より重い法的根拠は存在しない。けれども，人間の発達の機序は憲法よりももっと自然発生的な根拠となり得るだろう。そこで人間の発達の機序を考えてみる。

　すなわち，子どもは生まれたところ（入門の家族）を離れて新たな居場所（生み出す家族）を創成する。この時，子どもは慣れ親しんだ「入門の家族」を振り切って外界へ船出する。外界は子どもにとって未知の世界，勇気をふるって飛び出す。そこでは「外界へおいで」と誘ってくれる人が必要だ。そのような人が極めて危険な人である場合もありうる。

　誘う人は，子どもが「すごいな。こんな人になりたい」と憧憬のまなざしを向ける人でなければならない。教師はその役目を期待されているのだ。それゆえ公教育への要請は大きい。

　教師集団の歴史は浅く自然発生的ではない，と述べた。けれども，各自が決断して教師となったはずである。「教師集団に潜む問題」に絡め取られないよう，各自のノブレスオブリージュを体現することを筆者は願ってやまない。

［井上惠］

●引用文献
1) 柳治男『〈学級〉の歴史学　自明視された空間を疑う』講談社選書メチエ，2005.
2) フィリップ・アリエス著，杉山光信ほか訳『〈子供〉の誕生—アンシャン・レジーム期の子供と家庭生活』みすず書房，1980.
3) 文部科学省「教職員のメンタルヘルス対策検討会議の最終まとめ」2013.
4) ニール・ポストマン著，小柴一訳『子どもはもういない』新樹社，2001.
5) 本田和子『変貌する子ども世界−子どもパワーの光と影』中公新書，1999.

Ⅱ-2-4　教師のメンタルヘルス支援

1．働く人のこころの健康

　厚生労働省は2006年（平成18）「労働者のこころの健康の保持増進のための指針」を発表。そこではセルフケア，ラインケア，事業場内産業保健スタッフ等によるケア，事業場外資源の4本の柱を継続的かつ計画的に行うことを推奨。2016年度からは勤労者の健康診断でのストレスチェックの義務化により，心身両面からの一次予防がスタートしたことになる。

　教職も例外ではなく，児童生徒の教育指導を担う立場を考えれば，教師のメンタルヘルスはより軽視できないテーマである。

2．教師のメンタルヘルスを考える上で

（1）休職者数と精神性疾患の関係

　文部科学省が毎年発表する全国公立学校教職員の休職者数は漸増傾向から高止まりへと転じたが，それでも6割以上が精神疾患による休職で占められている。全国の教員数（約100万人）からみると精神疾患の休職者数は約5,000人に過ぎないが，その背後には実数の把握が難しい病気休暇取得者や，心身の不調を抱えながら教壇に立っている教師の数はさらに多いことが推察される。産育休，病休，介護休暇など，理由は異なるが休業者が複数いる学校も増えており，人的にも時間的にも余裕のない学校での突然の教師の休業は，次の不調者を派生させるといった負の連鎖を生じる可能性もある。

（2）教職の特徴

　教師のメンタルヘルス支援を考える上で欠かせない，教職の特徴をいくつかあげてみよう。

1）重層的な人間関係

　児童生徒の背後には保護者をはじめとする複数の家族や地域住民，職場では同僚・管理職，学校外でも教育委員会，文部科学省，地域住民，世論等々教師は幾重もの，数多くの人間関係に囲まれて日々の職務を行っている。

○毎年のように変わる多数の顔と名前を覚える必要がある。

○けがや事故などが発生すれば，そうした複数の関係者に対応し，説明しなければならない。その際に必要となる記録や書類を日々作成する必要がある。

○学校外でも子どもや保護者にとっては「先生」で，思わぬ私的状況で声を掛けられることもあり，休業中の教師は子どもや保護者に出会う不安から外出しにくくなりがちである。

○児童生徒の授業への反応や成長ぶりに教師ならではの喜びややりがいを感じる反

面，子どもや保護者からのこころない発言や反応がトラウマのような深い傷を残す可能性もある。

実際，教師からの相談では同僚や児童生徒を含む「人間関係にまつわる悩み」が多くなっている。

2）異動

公立学校は，数名の複式学級や単学年単クラスの小規模校から，1,000人以上が在籍する大規模校まである。地域文化によって学校ごとの特色や状況も異なる。その中で数年ごとの異動が必須である。文部科学省の大規模な調査で「精神性疾患による休職教員の約半数は所属校配置後2年以内」との結果が報告されており（2013年），異動に伴う心理的負担の強さが窺われる。

3）複雑多岐にわたる仕事内容

担当する学年の変化，異動，指導要領の改訂や教科書の変更など，授業や教材準備が常に必要である。日々の提出物のチェック，テスト作成と採点，学期ごとの評価と成績表，受験・進学時の内申書や報告書の作成。生活指導・部活指導・委員会活動などの校務分掌。さらに，学校行事や学校公開，研究授業など，教師の職務内容は複雑多岐にわたり，児童生徒を前にしての授業は職務のごく一部に過ぎない。

保護者対応も軽視できない。日々のけが等に関する電話や連絡帳での連絡，保護者会や面談。通級学級や特別支援級・学校では連絡帳の記入に費やす時間や負担も大きい。少子化の中，教育熱心な保護者に限らず社会の学校や教師に対する期待や要望は以前より大きくなっている。些細な行き違いから批判やクレームに発展する場合もあり，丁寧な対応が必要で神経を使う。

発達障害傾向を有するような，個性が強く集団生活になじみにくい子どもたちも増加している。一人で個別対応とクラス全体をみるという難しい状況も生じる。

特殊ではあるが，大規模災害といった緊急時には，被災地の学校で教職員が避難所の運営や被災者への対応等の様々な役割を担っていた。

4）多忙と責任

教師は，多種多様の仕事を締切に追われながら複数同時並行でこなしている。勤務時間が終わっても仕事を続け，土日にも出勤しているのは部活顧問だけではない。個々人の仕事量の違いには差があり，「できる」「頼りになる」教師ほど仕事が集中し多忙になりがちである。過去に1クラス40人〜50人という多くの児童生徒の担任を経験してきた50代のベテラン教師たちが「以前はもう少し余裕があった」と語り，数値化できない負担感の増加が伝わってくる。

夏休みなどの長期休業中，教師は通常通り出勤して事務仕事や授業準備，各種研修をこなしており「それでも子どもたちがいない学校は気が楽」との言葉の背後に，日々の教育活動での責任の重さや緊張感の強さが窺われる。

以上のように教職は，多数の児童生徒を相手に複数の教職員や職種と連携をとって，同時並行で複数の業務内容をこなし，さらに突発的な出来事にも対応していくことを要求される，責任ある仕事である。そうした教職の特性を前提にしたメンタルヘルス支援の工夫が必要と考える。

３．メンタルヘルスの予防的支援

（1）セルフケアの重要性
1）メンタルヘルスの基礎知識の理解
　身体同様，精神的健康維持にもまずセルフケアが基本となる。
　学校に行くと元気のスイッチが入るという教師は心身の不調を自覚しにくい傾向があり，不調を感じた際にも「怠け」や「努力不足」「能力低下」と誤解する場合が稀ではない。子どもたちがいない長期休業時や，重症化してからでないと休みを取ってまでは受診しにくいと語る教師が多い。故にこころの健康についての正しい基礎知識と理解が自己の心身への関心を高め，初期の兆候から早めの専門相談などの早期の対応につながることが期待される。当然，後述の相談体制の充実が欠かせない。メンタルヘルスの基礎知識の取得には，冊子やパンフレットの配布，教育委員会や学校でのセミナーや講習会の開催，新規採用時・管理職任用前・管理職昇任時など，節目での研修や長期休業を利用した研修会などへの参加がある。
2）セルフケアに有効な技法の習得
　セルフケアには基礎的知識に加え，業務の間に短時間で実施可能な呼吸法などのリラクセーションやアクティベーション技法の習得が有用である。研修などを利用して複数の技法が体験できると理想的である。コーピングやアサーション，認知行動療法，コミュニケーションワークなど，自分に合ったストレス対処法や気分転換の方法を身に付け，様々な発想法や思考法を知り発想の転換を図ることや，思考の柔軟性を高めることがストレス耐性の強化にもつながる。研修会への参加自体が気分転換にもなり得る。
（2）ラインケアの重要性
　メンタルヘルスにとって管理職の果たすラインケアの役割が大きい。セミナーの開催といった予防的側面のみでなく，業務の適正配分や不調者への初期対応，休職者の復帰後の再発予防にも管理職の影響は大きい。
　ある自治体では昇任管理職に対しての悉皆研修にメンタルヘルス研修を組み込み，基礎知識の講習のみでなく，個別のカウンセリング体験やリラクセーション体験などを実施しており，先駆的取り組みと言えよう。
　管理職の個別のカウンセリング体験はセルフケアの側面に加え，ラインケアの側面からも有効である。教員ばかりではなく，児童生徒や保護者の相談に乗る際の参考にもなる。例えば自分もカウンセリングを体験した上での勧めは説得力があり，管理職からの勧めや紹介で相談を申し込む教職員がこの研修以降増加し，徐々に相談利用の垣根が低くなり早期対応につながっている印象がある。
（3）相談
　セルフケアの基本は，メンタルヘルスの基礎知識の理解とセルフケアに有効な技法の習得だが，専門的な相談を気軽に利用できる制度が有効である。例えば休み時間に職員室で同僚に一言二言話すことは手軽で有効な気分転換，ストレス発散である。初めにあげた職場内資源として同僚，管理職や養護教諭，スクールカウンセ

ラーといった専門職もいる。しかしいずれも児童生徒の対応が優先となる。

そもそも多忙な職員室では気軽な会話はもとより，落ち着いて話をする時空間をとりにくい。時には守秘義務の関係から職場内や家庭での相談，同僚や上司との相談がはばかられる内容もある。メンタルヘルスの専門性が必要な相談内容の場合もあり，相談といってもその範囲は非常に広い。

初期のストレス状態や不調のサインは様々な身体症状に出やすい。例えば翌日の授業やクラスの事を考えて眠れず朝起きにくい，朝学校に行くのに気が重く不調，頭痛や腰痛などの症状がなかなか改善しない等々の状態は，気になるが放置しがちである。この時点で気軽に利用できる専門相談があれば有効な予防対策となる。相談の中で受診の必要性の有無，原因となっているストレス要因や対処法に気づく場合もある。専門家との1対1で，時間や守秘義務が保証された中で安心して自分の思いを話しただけで気分が軽くなることも多い。対面相談が有効であり，土曜・日曜も相談できると予防的に利用しやすい。

(4) 連携

特殊な相談形態として，専門の相談員が学校現場に赴いて管理職の相談に応じるといった訪問相談を実施している自治体がある。相談業務の専門家に加え，学校業務や学校管理職の実務に詳しい学校管理職経験者との連携・協力があって可能となる。ラインケアとして有効である。

精神疾患の場合，事例性（勤務遂行に関わる問題）と疾病性（病気からの問題）の両面からの判断が必要となることが多い。例えば，教師としての勤務継続が可能か否か，休業が必要な場合にはどのくらいの期間が必要か。前述の教職特性を考慮すると，病状や本人の希望に加え，学校現場の状況も併せて方向性を探ることが必要になる場合もあり，学校の制度や教師の特性に通じている専門医の必要性は高い。校医や産業医から学校現場に詳しい精神科専門医につなげる方法も考えられよう。

4．復職支援について

一次予防と並んで復職支援と再発防止・再発予防の三次予防もより重要なテーマである。復職は最終目標ではなく，その後の再発予防と勤務継続性が重要である。

教職の特性を考えると病気の回復は復職にとって必要条件ではあるが，それで十分とは言えない。例えば教師の場合，配置転換や勤務軽減は実際には容易ではなく，担任を任されれば復職したその日から30名以上の児童生徒の授業や指導，責任を担うことになる。長期の自宅療養とのギャップは非常に大きく，再発・再休の危険性は少なくない。そのためには質量ともに段階的に実際の勤務に近づけていく準備の段階（リワーク）が復職前に有用と考える。

(1) 復職準備段階
1) 生活リズムと体力つくり

病状の回復から起床・就寝・食事などの基本的な生活リズムの回復と安定が基本目標となる。

2) リワークプログラム

　民間のクリニックや病院で行われているデイケアやリワークプログラムの利用。多くは企業人対象だが，外出のリズムを作ったり，複数の人々と共に一定の時間を過ごすことは，自宅療養の生活から一歩進んだ準備段階として有効である。

3) 教職に特化したリハビリプログラム

　教職の特性を考え，教師を対象としたリワークプログラムがいくつかの自治体で実施されている。約20年に渡り行われている教師専門の復職支援の取り組み例を紹介しよう。

　週に数日定期的に通所し，一定期間決まったプログラムに取り組む。軽い運動やレクリエーション，集団的な話し合いや模擬授業など複数のプログラムから構成されており，コミュニケーションや対人関係の勘の復活，集団への慣れなどを目的に，多方面からの働き掛けが工夫されている。学校種別や年齢は様々だが精神疾患で休職中の教師同士であり，集団での話し合いや休憩時間にはおのずと教育や学校現場の話題が登場する。「同じ立場」の「仲間」での話し合いや情報交換の中で「共感」を体験し，「孤立感」から救われたという声が多い。

　模擬授業は教師に特化したリハビリプログラムである。ロールプレイの技法を導入してメンバーである教師たちが様々な児童生徒役を演じ，教師役の授業を受ける。簡単な教材準備や指導案を用意し，久しぶりに黒板の前に立ち通常通りの授業時間で実施する。終了後には児童生徒役からの感想や専門講師からのアドバイスを受ける。同じ教師を子どもに見立てての，久しぶりの模擬授業を非常に負担に感じる参加者は多いが，授業実施後は達成感や満足感とともに，授業準備や授業の楽しみ，授業の感覚を思い出し，復職への意欲をより明確にする場合も多い。

　所定の期間を終える頃には，生活リズムの改善や孤立感の緩和，教職への意欲を再認識していることが多い。中には訓練を通して教職に対する思いを熟考した上で方向転換を選択する場合もある。個々人の取り組み方の差はあるが，この間の教師同士の活動体験が与える影響が大きいことを示唆していよう。

4) リハビリ入院

　入院による復職準備のための短期集中プログラムである。睡眠や生活リズムの改善が必要であったり，住居が学区域に近く，外出がままならない場合などに適応性が高い。通常の入院生活のプログラムに加え，心理検査，面接，ショートセミナーをはじめとする集団プログラムを実施。自由時間には外出・散歩を奨励し，週末には自宅に外泊。入院中は行動記録表を記入して生活リズムの改善をはかる。教師のみの小集団で，短期集中的に行う。入院に抵抗感があった参加者が，退院時には異口同音に「参加してよかった」と感想を語る場合が多い。

(2) 所属学校におけるリワーク（復職準備）

　復職の前に実際の職場で，復帰後に想定される職務に近づけていく，実際的な出勤のための準備プログラムである。

1) 実際的な復職支援のために

　健康状態の回復が復職準備を行う上での大前提であり，主治医の許可が必要不可

欠である。健康状態が安定し日常の生活リズムがある程度整っていることが大切である。また，復職のための準備や慣らしを行いたいという本人の希望・意思と，学校現場の協力の双方が揃って可能となることは言うまでもない。まず期間を想定し，その間計画（プログラム）に沿って行う。学校現場の多忙さを考えると，管理職や同僚に復職支援の全面的協力を期待することは負担を増す危険があるため，復職を支援する職場外の専門スタッフの存在が有用である。例えば計画の作成，進行状況や健康状態のチェック等々を担う，アドバイザー的な存在である。

2）実際の進め方

　進め方としては徐々に，ステップバイステップというイメージが基本である。時間や回数，内容は徐々に増加。健康状態により訓練を休んだり，延長や中断する柔軟性も必要である。

①**学校に行くことから**　例えば学年の途中で突然休みに入り，子どもたちや職場を放り出してしまったという後悔や負い目を感じている場合には，学校に行くこと自体の負担感が強い。休みに入って以来全く学校に行っていない場合，まずは学校の最寄駅まで，次に子どもや他の教師のいない時間帯の学校に，最後に学校の中に入ってみるというところから，段階を追っていくことも有効である。

②**出勤練習段階**　学校に行くことができるようになった場合，次には週数回，定時の数時間，学校に赴く出勤の練習へと進む。児童生徒には対応せず，事務補助的な軽度な内容で体ならしを行う。なお，あらかじめ本人と話し合い，管理職から教職員に復職準備のために来校するようになる旨を告げておくことは，本人と同僚の心理的負担を軽減する可能性がある。

③**中間段階**　登校する回数，滞在時間，練習内容を通常勤務時間に近づけるよう徐々に増やしていく段階である。他の教師の授業参観，清掃指導の補助など児童生徒との接触も少しずつ始めていく。練習の質量の増加に伴い疲労が生じやすく，健康状態が動揺しやすい時期でもある。

④**最終段階**　ほぼ通常の勤務時間で継続して学校に滞在。可能な範囲でT1やT2（注1）で授業や学級活動に参加する。復職後の授業準備や教材準備などにもあてる。

　復職のために練習中の立場として，多忙な同僚・学校の中に身を置く「宙ぶらりん」の立場はそれだけでもストレスである。例えば自分用の下駄箱や机という居場所が確保されているだけでも気持ちの支えとなる。この期間の負担感は決して軽いものではない。が，多忙で刺激の多い学校環境に心身が慣れるのみでなく，周囲も受け入れのための準備時間と考えると，この復職準備期間は安全な復職にとって意味するところは大きい。

（3）復職後の支援

　時間をかけて徐々に実際の勤務に近づけていったとしても，復職後は練習期間とは比較にならない負担と責任が一気にかかってくる。ことに教師は最も多忙な年度

注1：TT（Team Teaching）授業で，主となり授業をする教師をT1，サブとして授業に参加する教師をT2と呼ぶ。

始めの復帰を希望する場合が大半である。元気に見えてもメンタル面の回復は外見よりも遅れるのが通常である。そうした復職者のみでなく，迎えた管理職にとっても，復帰後のいわばアフターケアが再発や再休防止には有効である。復職してからの様子等を中心にフォローし，必要なアドバイスを行う。安定していても期間をあけて2～3回は必要であろう。この練習期間と復帰後にわたって専門のアドバイザー的存在が学校に赴いて復職を支援する役割は大きい。

5．終わりに

　以上は教師に向けての一次予防から三次予防までの一貫したメンタルヘルス支援システムを構築し，実践している自治体での活動をもとにまとめたものである。予防としての相談や復職支援は，ともに長い時間をかけて整備され，根付いてきたものである。最初にあげた厚生労働省の指針にあるように「4本の柱を継続的かつ計画的行う」ことが重要である。社会や学校現場の変容のスピードは速く，教師のメンタルヘルスの状況は楽観視できない状況にある。その中で継続的かつ計画的に行われているこの取り組みは貴重である。この教師のメンタルヘルス支援システムが，今後も継続・浸透することが教師の支援となり，児童生徒や教育現場に貢献するものと考える。

[溝口るり子]

●参考文献
＊溝口るり子・中島一憲ほか「医療機関における職場復帰訓練について」『学校メンタルヘルス』5，85-91，2002.
＊真金薫子・中島一憲「教師のメンタルヘルス」『精神科治療学』22（1），2007.
＊真金薫子・溝口るり子「教員のためのメンタルヘルス［DVD］」日本経済新聞社，2012.
＊文部科学省「教職員のメンタルヘルス対策検討会議の概要について」2013.

第III部

学校メンタルヘルスとその周辺

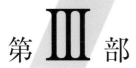

第1章　学校メンタルヘルスと保護者
　　　1　保護者と学校の関係／2　保護者と子どもの関係／3　保護者への支援

第2章　学校と地域のメンタルヘルス
　　　1　学校コミュニティづくり／2　学校と地域コミュニティ

第3章　緊急事態における学校メンタルヘルス
　　　1　災害／2　事件・事故／3　喪失・悲嘆／4　PTSDとPTG

第4章　学校メンタルヘルスをめぐるその他の問題
　　　1　身体的健康と学校メンタルヘルス／2　いのちの教育と学校メンタルヘルス／3　メンタルヘルスリテラシー教育／4　貧困とこどものメンタルヘルス

| Ⅲ-1-1 | 保護者と学校の関係 |

1．保護者との関係づくりが「困難」となる時代に

　「教師である以上は，児童生徒と向き合うこともさることながら，その保護者とどれだけいい関係を作れるかが学級経営・学校経営にとって重要である」「保護者は教師と共に子どもを育てるパートナーである」─教職への誘いの各種の書物にはこのような言葉がおしなべて並んでいる。かくあるべしという理念から見れば，これに異論はないが，しかし実際の学校現場にあっては「保護者からの電話や来校」を，不安から恐怖に感じる教師も少なくない。

　文部科学省が2011年に設置した「教職員のメンタルヘルス対策検討会議」（注１）の最終報告（2013年３月29日）では次のように指摘されている。「児童生徒と共に過ごす時間や教師としての権威といったものが教員を支えていたが，これらが低減する一方，授業等の教育活動以外の用務，特に負担感の大きい要因として，保護者との関わり等が増えてきている。」「仕事の質の面では，生徒指導上の諸課題，保護者や地域との関係において，困難な対応が求められることがあり，教職員個人が得てきた知識や経験だけでは十分に対応できないことがある。」

　この報告では委託調査結果も示され，教師のストレス要因として「保護者への対応」が設問項目として明確に位置づけられている。校長では「学校経営」（74％）に続く第２位に「保護者への対応」（65％）があがり，副校長・教頭では「業務の量」「書類作成」「学校経営」に続く第４位（62％）に，教諭等では「生徒指導」「事務的な仕事」「学習指導」「業務の質」の次の第５位（57％）となり，ストレス要因として「常にある」が11％以上を占め，強いストレスを感じる割合が高い事項になっている。さらに文科省の「学校現場における業務改善のためのガイドライン」（2015年７月27日）で示されたデータもある。「学校の運営に関する業務」における教職員の困窮度あるいは負担度合い（従事率×負担感率）において「保護者・地域からの要望や苦情への対応」は最上位に位置し，小・中学校の副校長・教頭で第２位の60.0％と63.2％，小学校教諭では第２位の54.8％，そして中学校教諭では第１位の49.8％に達している。

2．「教育改革病」に翻弄される学校現場

　学校や教師が，多少なりとも時間的な余裕と気持ちのゆとりがあれば，単に子どもに向き合うだけでなく，その健やかな成長を願う保護者からの多種多様な要求に

注１：座長は，故・吉川武彦氏（当時・清泉女学院大学学長）。委員に真金薫子（東京都教職員互助会三楽病院精神神経科部長，日本学校メンタルヘルス学会会員）ほか。

も「適切に対応」することが可能であるといえよう。しかし教育学者として40年近くのわが国の教育政策を分析した立場からは，1980年代半ばの臨時教育審議会以来，休む間もなく「恒常的な教育改革」の時代をひた走り，教育界は言うなれば「教育改革病・教育改革依存症」のごとき状態にあり，教師たちは自転車操業の毎日の中で「悲鳴をあげ続けている」といえる[1]。仕事をする上で，何か新しい課題遂行が加われば，普通は何かを止めることが必要なのに，それが一切なされずにすべてが積み上がっていく「学校の責任領域の肥大化」が進んでいる。

この状態に幾分かの危機感をもった文科省は，2006年になって40年ぶりの「教職員の勤務実態調査」をおこなったが，労働時間は1日11時間，休憩時間はわずか9分という驚くべき状況にあることが明らかになった。そしてさらに2014年6月に公表された経済協力開発機構（OECD）国際教員指導環境調査（TALIS）の数値でも，通常の1週間の仕事時間の合計平均が38.3時間なのに対して，日本では53.9時間と最も長くなっていることが示された。

この責任領域の拡大と長時間過重労働が，教師のメンタルヘルスに多大で深刻な影響を及ぼすことは言うまでもなく，それは毎年冬に発表される文科省「公立学校教職員の人事行政状況調査」の中の「精神性疾患による病気休職」に示される。最新の2015年度のデータでは，病気休職者は7,954人，うち精神性疾患は5,009人（在職者に占める割合は0.54％）と高止まりを続けている。但し，この数字は教育界の一部の統計であり，私立学校も幼稚園・保育園も入っていないことに注意する必要がある。私自身は「教育界の病気休職者数は1万人超え，うち精神性疾患は7千人強」と推定している。

こういった状況を反映して，2016年10月7日の閣議決定により「教育再生実行会議」（第2次安倍内閣）の新テーマとして「学校・家庭・地域の役割分担と教育力の充実について」が設定された。その背景には，教師の業務の過重性とメンタルヘルスの問題が，相当に深刻であるという現実が看過できなくなってきたことがある。そこで，いじめ，不登校や貧困問題，障害のある子や外国人児童の増加という「子ども」に関わる課題が複雑・困難化していることと並行して，明確に「保護者等からの要望への対応など教師の負担が増大している」と指摘した。この表現は，国の重要な政策文書としては初のことである。

3.「保護者対応」問題への注目のはじまり

いまでこそ「保護者対応」という言葉は，教師であれば誰もが理解できる共通語になっているが，私自身が初めて耳にしたのは1980年代後半であったように記憶している。当時とすれば「対応」は，子どもや生徒の問題に向き合うという意味で「生徒対応」が主流であった。しかしいま「保護者対応」（プラスの言い方をすれば保護者と学校の関係づくり）は，いじめ・暴力・非行・不登校と並ぶ，わが国の重要教育課題の一つになったといっても過言ではない。学校に対する保護者の支援や協力が得られにくくなったという段階を超えて，学校の守備範囲とは思われない内容

や当事者の努力では解決不可能な問題までもの対処を求められ，それができなかったり不十分だったりした場合に，難詰や糾弾に近い状態で責められることもある。

　2000年過ぎに，この問題現象に気づいた研究者は何人もいた。諸富祥彦，家本芳郎，館野健三，小林正幸，嶋崎政男らが出版した書籍群[2]が指摘できるが，今日につながる大きな転換点は，2005年6月26日付けの朝日新聞の特集「保護者の『無理難題』」であった。私自身もすでに，2003年6月7日に第43回日本教育経営学会大会で「学校へのイチャモン（無理難題要求）の急増を考える～学校不信と教育紛争の危機管理」というインタビュー調査を中心とした発表を行い，次に量的データを根拠にして，2005年6月5日に同学会第45回大会で「学校へのイチャモンの急増と保護者対応の現状～関西地区の試行的アンケートから見えるもの」[3]を公表した。この内容が中心となり6月26日の新聞紙面で取り上げられるやいなや賛否両論がわき起こり，各種のマスコミがこぞって「保護者対応」問題を取り上げ，ニュース・トピックになっていった。

　それは初の具体的な意識調査（507人の校長・教頭）のデータに基づいていたからである。「保護者の学校や教職員に対する要望や苦情の内容が，昔に比べて変化してきていると感じますか？」との問いでは，「大いに変化を感じる」（59%）「少し変化を感じる」（35%）となり，「あなたは『保護者対応の難しさ』を常日頃感じておられますか？」の設問では，「大いに難しさを感じる」（38%）「少し難しさを感じる」（62%）と，計9割の管理職が保護者対応の難しさを実感し，その変化を感じた時期は，おおむね1990年代半ばであることを明らかにした。

　その後にも私は数度にわたる大規模な調査を重ね，他の研究者も行っているが，ほぼ同様のデータが出ている。そこから浮かび上がってくることは，①保護者から学校に対する無理難題要求（イチャモン）が増えてきた，と実感している教師は8割近くに及んでいること，②それは1990年代後半から増加傾向にあること，③これにより多くの教師が保護者との関係づくりに困難を抱える場合があること，④そして大都市部を抱えた地域にその割合は高いが，農山村部の地域でも相当な困難を感じているということである。但し注意しておかなければいけないのは，保護者からの無理難題要求が増えているという客観的なデータは存在しない。単純に言えば，学校が対応に苦慮する事例，あるいはそう簡単に解決しないという「実感を持つ教師が増えている」ということである。

　なお教育研究団体 TOSS を主宰している向山洋一氏が「モンスター・ペアレント」[4]の言葉を使ったことで，批判や排除の論調が高まり，翌年には同名でのテレビドラマも放映された。このモンスターという用語は誤用で，もともとはアメリカの一部の地域で虐待を受けている子どもから，その親を見た場合に使用するもので，同様の現象は「ヘリコプター・ペアレント」と形容されている。同時にこのモンスターという言葉は，人を化け物・怪物扱いする危険とつながる。

４．満足基準の急上昇とイラだつ社会

　学校へのクレームや苦情が多く発生し，時にはトラブルや紛争状態に発展してい
く傾向を持つのは，学校そのものに原因が多くあるというよりは，社会全体の閉塞
感が背景にあるといえる。子育てそのものが私事化の傾向を高め，孤立化や生きづ
らさを抱える状況が進み，雇用不安や安定的な家計のゆらぎも重なる中で，貧困層
も富裕層もイラだち感が高まっていることがある。加えてあらゆる領域で「費用対
効果」論や「効率優先」が叫ばれ，教育活動も「商品」として扱われる意識が浸透
する中で，満足基準が急上昇していることも関係する。

　すでに一般企業はコールセンターや危機管理室を整備して，顧客からの苦情やク
レームを適切に処理する体制を整えてきているが，学校などの教育機関は規模が小
さく，同時に「保護者との連携」や「地域と共に共存する」ことを使命としている
がゆえに，対応に苦慮することが多い。しかし，学校は子どもたちの発達を保障す
るための公共財である以上は，保護者からも地域住民からも，そこへ様々な要求が
出されるのは当然である。課題は，それらの多様化・複雑化した諸要求に，限られ
た能力しかない学校がどこまで応えることができるのか，それが本当に子どものた
めになるのかを考え，応答の仕方を工夫し対話を重ねることにある。

　このため私は一貫して，「指摘」「要望」「苦情」「イチャモン」という要求の中身
や行動形態を判断基準とし，是々非々で対応することが重要であると訴え続けてき
た。激しい保護者の怒りには，教師のミスが原因となっている部分はないだろうか。
理不尽なように思われる要求には応える必要はないが，一呼吸置いて「主たる訴え
は何か」「怒りの背景には何があるのか」「本当に言いたいことはなんだろう」とい
う構えと見定めが，受け手の側の教師にとっては重要であろう。そのための基本ス
タンスは「保護者を敵だとは思わない」ことにある。

５．「教師の心が折れるとき」

　これからもメンタルヘルスを大切にして息長く，教師として保護者と向き合うた
めに，最後に重要な本を紹介しようと思う。井上麻紀『教師の心が折れるとき』[5]
を読んでいただきたい。井上は全国８カ所にある公立学校共済組合の直営病院の一
つである「近畿中央病院」（兵庫県伊丹市）の主任心理療法士であり，10年以上の
長きにわたってメンタルヘルス相談や休職中の教師のための復帰支援プログラム
（職場復帰トレーニング）遂行の中核を担ってきた，教師のこころの専門家である。
この書では，いつでも・どこでも・誰に対しても「24時間教師」を演じ続けて倒れ
ていく教師たちに，「もっと自分の感情や気持ちに素直になろうではないか」と一
貫して呼びかけている。《忙しい現場で仕事をするからこそ，自分の気持ちを大事
にしましょう。……「こころは自由で」いいのです。「ムカつくなぁ」「こういう言
い方する人，嫌いだなぁ」「早く終わってくれないかなぁ」など，お腹のなかでど
んなことを感じてもオーケーです》。

この本をお勧めした理由はもう一つある。末尾に「付録　保護者対応のポイント」が簡潔に，16ページにわたって書かれているからである。井上のポイントは8つ。①敵と見なさない（※これは筆者の主張と同じ），②「訴えには種類がある」と思いめぐらせながら聞く，③初期対応が大事，④「本当は何を訴えたいのだろう？」と空想しながら聞く（※これも同じ），⑤こころは自由で，⑥気持ちを短く伝える，⑦目標・目的を共有しながら聞く，⑧限界を設定する。これらの中には，一貫して「対応が難しくなるケース」が想定されている。

　例えば⑥は《あまりに相手の言葉がきついとき，ひたすら黙って聞くばかりではなく，自分の気持ちを短く伝えるのは有効です。『短く』がミソです。長々としゃべっては，その弁に怒りの矛先が向くことがあります。『そこまで言われると，キツイなぁ』『ちょっとわからなくなってきました』『よくわかる先生も呼びますね』（と，いったん席を外す）など，自分も相手もひと呼吸できる間をとれるといいですね》とアドバイスがある。

　⑦は《対応困難な人の話は，それることも多いので，『今日は，○○についてお話に来られたのでしたね』と確認をはさみます。あまりやりすぎると，怒られることもあるので注意。終始わかりにくかった話の場合，わかったふりはせず，『今日は○○についてお聞きできました』『熱心に考えてくださっているのがわかりました』など，わかったことのみを伝えておくことも有効です。……わかりにくい話の時は，首をひねっていてもいいと思います。そして，わかったことのみを最後に伝えてお帰りいただくといいと思います》。

　文科省による3年ごとの「学校教員統計調査」では，2013年度に教員平均年齢が，調査を開始した1977年以来，始めて下がっていることが示された。すでに大都市部では20歳代の教師が急増し，徐々に全国に広がり若返りが始まると同時に，年齢構成の不均衡から，従来から培われてきた学校文化の継承が困難になっている。若い教師たちに，最初から保護者対応の不出来を責めてはいけない。彼ら彼女らは，まだ親になった経験すらないのだから。保護者対応トラブルを抱えている教師の存在に，他の教師が気づきながら適切なアドバイスを行えるのか，いま学校は正念場に立っている。

［小野田正利］

●引用文献
1)　小野田正利『悲鳴をあげる学校〜親の"イチャモン"から"結びあい"へ』旬報社，2006.
2)　諸富祥彦『子どもよりも親が怖い—カウンセラーが聞いた教師の本音』青春出版社，2002.／家本芳郎『これは困った　保護者とのトラブル解決のヒント80事例』ひまわり社，2004.／舘野健三『学校の説明責任〜「校長をだせ！」にどう答えるかQA事典』明治図書出版，2004.／小林正幸・有村久春・青山洋子『保護者との関係に困った教師のために—教師の悩みに答えます』ぎょうせい，2004.／嶋崎政男『"困った親"への対応　こんなとき，どうする？』ほんの森出版，2005.
3)　『教育アンケート調査年鑑（2005・下）』創育社，2005.
4)　『教室ツーウェイ』8月号，2007.
5)　井上麻紀『教師の心が折れるとき—教員のメンタルヘルス　実態と予防・対処法』大月書店，2015.

Ⅲ-1-2　保護者と子どもの関係

1．入社式に保護者席が登場

　大学の入学式や卒業式に，保護者が招待されることが常態化して15年以上が経過する。大学側にとっては，子ども（学生）が教育サービスの提供者ではあるが，その背後にいる学資負担者＝親への配慮を欠いては，超少子化で過当競争に入っている現状で，経営がなりたたなくなる恐れがあるからだ。それは30年以上前に私立大学で始まり，10年前からは国立大学でも定番サービスメニューとなり，列席する学生数の倍以上の保護者（家族）が詰めかけることも珍しくはない。

　18歳になってもまだ「子離れできない親」か「親離れできない子」なのか，自立はいったいどうなっているのだと，私も含めて評論家たちは異口同音のことを言う。2008年の東京大学の入学式で祝辞を述べた建築家の安藤忠雄氏は「自立した個人をつくるため，親は子どもを切り，子は親から離れて欲しい」と苦言を呈した。

　しかしこの状況に，もはや驚くどころではなくなっている。NHKの番組「クローズアップ現代＋（プラス）」の2016年4月5日放送「働くって，何ですか～変わる入社式と若者たち」では，4月1日の入社式の様子が映し出され，新入社員だけでなく，後部には親御さんたちの座席が用意され，かなりの人数で埋まっていた。臨時での参列ではなく「正式な招待」としてなのである。今ではこういった親同伴の入社式が年々増加中であり，家族まるごと会社のコミュニティに参加してもらうことが大事な戦略になっている。「グループ事業をご理解いただき，入社していただいたみなさんのご家族に声援を送っていただければ」と東証一部上場企業の社長があいさつした。

　しかも，当の新入社員は保護者の列席を，疎ましくは思っておらず，むしろ肯定的にとらえる傾向が高まっていると，番組は伝えた。「『ちゃんとした会社に就職決まったよ』と親に言えて，親が『よかったね』と言ってくれるような日常が今は幸せですね」と新入社員は語る。

　番組の最後にゲストとして，歌手のさだまさし氏と博報堂ブランドデザイン若者研究所リーダーの原田曜平氏がコメントした。原田氏は2013年に『さとり世代　盗んだバイクで走り出さない若者たち』（角川書店・新書）を著し，ゆとり世代層以後を分析して，何事にもあまり欲がない・上昇志向が少ない「悟っている」若者像を描いて注目されている。「今の若い人たちの特徴として，親とものすごく仲がよくなっているんですね。上下関係の仲のよさじゃなくて，どちらかというと『友達親子』って言われてるんですけど，同じようなお友達のような関係で仲よくなっているんですね。だから，自分を育ててくれた感謝の気持ちを示すために親を呼ぶというよりかは，本当に友達を誘うような感覚で呼びたいって考えるようになっているので，それをちゃんと捉えて，ああいう入社式をやった企業っていうのは，やっ

ぱり若者からは支持を得やすい。」

　これがどこまで的を射た指摘かはわからないが，企業や会社側からすれば，せっかく採用して，初期投資して研修のための費用も使って育てた人材（若者）が，いとも簡単に「もう辞めます」といきなり言いだされてはかなわない。少なくとも親や家族から「思いとどまる」よう説得やアドバイスをしてもらうことを期待しているように思える。

　このような実態にあることは，すでにいくつかのデータで示されている。大学生を対象にした高校在籍時の進路選択のプロセスを振り返っての調査では「高校の先生」（70％）の意見を参考にした次に「母親」（68％）が続く（ベネッセ『進路選択に関する振り返り調査』2005年）。そして「約４割の大学生が保護者の意見を聞き，助けてもらう」意識を持っている（ベネッセ『大学生の学習・生活実態調査』2008年）。「就職の内々定承諾の際」の相談相手は「両親」（92％）がぶっちぎりのトップで，「友人」（47％）や「大学の先生」（28％）から抜きんでている（レジェンダ・コーポレーションによる2011年４月入社希望の学生調査）。

　したがって，新入社員対応策としては，精神的にも切り離されていない「家族」という，二重三重のからめ手（包囲網）を用意しておくことの意味があると企業側は考えているように思える。「将を射んと欲すれば先ず馬を射よ」ということわざになぞらえれば，まず親を取り込めというところだろうか。

２．自子中心主義

　保護者対応トラブルを研究してきた私が「自子中心主義」（注１）という言葉を使うようになったのが15年前である。「自分の子どもを中心に考える」というよりは「自分の子どものことしか考えない」「自分の子さえ良ければ」という意味合いでの造語である。自子中心主義は「他国や他人のことには干渉しない」といったような孤立主義ということではなく，むしろ社会的な関係を切り結ぶことができなくて「孤立している」ことの現れではないかと私は考えている。

　全国どこでも，また学校種を問わずに本当によくあるケースが，「親どうしの仲が悪いから，子ども達を別々のクラスに編成して欲しい」「気に入らない他人の子どもと隣どうしに並ばせないで欲しい。一緒に遊ばせないで欲しい」というものである。「それはあなたの問題であって，あなたの子どもとは関係がないはずです。自分の個人的な感情を，関係のない子どもの教育に絡ませないで欲しい」というのが学校側の心情であろうし，誰が考えても「その要求は容れられない」ものであることは自明だ。しかし正常な判断をすれば「おかしい」と思われるようなことでも，なぜ一部の親は学校に対して「要望」するのだろうか。

　「自分の子どもが不利になっている」と思って行動してくる背景には，学校その

注１：2000年過ぎに筆者が行った学校－保護者関係の変化に関する調査の中で「自子中心主義」という用語を使った学校管理職がいたためそれ以後この言葉を「借用」してきた。

ものに原因があることとは別に，その人の日常生活の中での満たされない思いや不満があったり，母子（父子）密着や放任という親子関係のゆがみや，場合によっては夫婦関係の多様な問題が横たわっている場合があるように思われる。ただ一人で助けのない状態にあるからこそ，「本当に子どものことを思って」ではなく，やりきれない思いが「子どもの教育への思い」という装いをもって，学校に訴えられてくる。

もう一つの最近の傾向として「いじめ」問題への過敏なまでもの反応があることを指摘できよう。大津市立中学校のいじめ自殺事件を契機に，2013年7月に「いじめ防止対策推進法」が制定されたが，そこでは「被害者」には支援，「加害者」に対しては指導という二者間の対峙的な扱いをし，法的に白黒をつけることが推奨される状態にある。すなわち被害者側・加害者側というポジションに，子どもたち以上に親が過敏になっている。このことから子どもどうしのいさかいが，親どうしのトラブルに発展し，その「解決」の処理を任された学校が困惑していく状態が増えてきた。こういった状況が進むほど，子どもどうしの当事者としての解決能力や関係調整能力が薄まる傾向が始まっているように思う[1]。

3．増える？　愛着障害

私のまわりにいる数多くの教職員やスクールカウンセラーそしてスクールソーシャルワーカーが「2010年代に入って，増えてきているのではないか？」と口をそろえていうのが，愛着障害的傾向をもつ子どものことである。いろいろな説があるが「愛着障害」とは，5歳以前に始まる著しい対人関係の障害のことで，適切な時期に養育者と子どもとの間に「愛着の絆」が形成されなかったことが関係しているとされる。抱っこをされる・あやされるなどの自分に対する愛着関係があり，母親（父親）などの親密な愛着対象に守られているという自己の生存と安心を確保する（アタッチメント）という「安全基地」（安心の拠り所）があることで，子どもは外界を冒険しようとするし，積極的な行動に出ることができるといわれている。そしてこの愛着形成が不十分な場合には，その後に成長してからの様々な行動障害（虚言，万引きなど）が現れやすいとされる。

集団保育や教育の場において「自分のイライラや不満を抑える力が弱い」「対人関係がうまく築けない」の2点が見られる場合に愛着障害の可能性を疑うことが多い。発達障害と似た行動パターンがあることから混同されやすいが，困ること（問題行動）をして他者（子ども，教師，親）をひきつけようとする意味で，愛情欲求行動であると理解される。家庭では問題のない子であるが，担任を手こずらせるような行動を繰り返す場合など，場面による問題行動にムラが大きい。

精神科医で作家の岡田尊司は，巷に広がる発達障害や過剰診断にとらわれすぎることを懸念して，「発達障害」と診断されながら，実際は「愛着障害」であるケースが多く見られるという。「従来，愛着の問題は，子どもの問題，それも特殊で悲惨な家庭環境で育った子どもの問題として扱われることが多かった。しかし，近年

は，一般の子どもにも当てはまるだけでなく，大人にも広く見られる問題だと考えられるようになっている。しかも今日，社会問題となっている様々な困難や障害に関わっていることが明らかとなってきたのである。（中略）さらに，昨今『発達障害』ということが盛んに言われ，それが子どもだけでなく，大人にも少なくないことが知られるようになっているが，この発達の問題の背景には，実は，かなりの割合で愛着の問題が関係しているのである。実際，愛着障害が，発達障害として診断されているケースも多い」[2]。岡田氏の主張は「愛着を前面に出しすぎている」という印象を持つが，親子関係の変容がどのような病理現象を惹起する可能性があるかの指摘としては傾聴すべきであろう。

　この10年ぐらいの動向を見渡すと，子どもに対する親の関係は，前述したような「友達親子」と「自子中心主義」に象徴されるような傾向が顕著になりつつあり，養育意識の面からは，貧困を含めた経済的基盤あるいは家庭基盤の脆弱化と関連するネグレクトや暴力といった「児童虐待の深刻化」と同時に，中産階級以上の家庭でいま見られる「やさしい虐待」[3]に分化し始めているのではないかと考える。親による過剰なしつけと教育期待は，教育という名を借りたコントロールや支配として「やさしい虐待」と総称され，それにより子ども自身の感情が育たず，自己否定感が強くなり自尊感情にゆがみが出てくる。これに加えて特に幼児期に顕著に見られるものとして，携帯用情報端末機器（スマホやタブレット）の発達と普及によって，それらの操作に親が夢中になり，目の前の子どものかまって欲しいという態度に向き合わない無関心状態が続くことで「無意識のうちに行う新手の虐待＝静かな虐待」[4]が引き起こされることも懸念される。

4．「毒親」と子ども

　この数年相次いで，子どもとの適切な関係がとれない親に苦しみ，それでも決別できない悩みにさいなまれ，やがて自立へと向かった当事者のエッセイが発行されている。田房永子『母がしんどい』（新人物往来社，2012），松本耳子『毒親育ち』（扶桑社，2013）はコミック本だが，その先駆けとなったのが，信田さよ子『母が重くてたまらない―墓守娘の嘆き』（春秋社，2008）であった。もちろん父親が問題であるケースもたくさんある。

　親の生き方や子どもへの養育態度が極端に不適切であるがゆえに，その子どもに悪影響を及ぼすことで，子どもが一生苦しみ続けることを指す言葉としての「毒親」は，わが国でも15年前に注目された。スーザン・フォワード著『毒になる親』[5]では「どんな親が毒になるか」で，①「神様」のような親，②義務を果たさない親，③コントロールばかりする親，④アルコール中毒の親，⑤残虐な言葉で傷つける親，⑥暴力を振るう親，⑦性的な行為をする親，を挙げて具体的に事例を含めて詳細に解説している。

　子どもは親の操り人形ではないし，コピーでもない。親から子に受け継がれてしまう負の連鎖を，渦中にある子ども自身が，どこかの段階でできるだけ早く断ち切

ることができるかどうか。「過去は変えられない」が，未来はこれから創っていくことができる。児童期にある小学生の間は，親が精神的にも体力的にも子どもをコントロールし続けることが可能なのだが，中高校生になると子ども自身も体力がつき反抗心が強くなってくる時期である。それが子どもと親の物理的な力の対立という家庭内暴力というむごい形で現れるか，子が親を見限って「自分で生きて人生を歩む」という自立の力をつけるかのどちらであるかがポイントになる。

『毒になる親』では，「自分の責任を取る」ことの意味を強調する。子どもの時までの辛い体験の責任はないとしても，大人になってからの自分の自己破壊的な行為も「親のせい」ということにはならない。親との関係で「大人である私には，…に責任があります」と声に出して欲しいと，以下の9点が挙げられている。《1．親から独立したひとりの人間になること。2．親との関係を正直に見つめること。3．自分の子供時代について，目をそらさずに真実を見つめること。4．子供時代に起きた出来事と，大人になってからの人生とのつながりについて，認める勇気を持つこと。5．親に対して本当の感情を表現する勇気を持つこと。6．現在親が生きていようが死んでいようが，彼らが自分の人生に及ぼしている支配力とはっきりと対決し，それを減少させること。7．自分が人に対して残酷だったり，人を傷つけたり，人をこき下ろしたり，人の心を操ったりするような行動を取ることがある場合には，それを改めること。8．親に負わされた傷を癒やすため，適切にサポートし援助してくれる人たちを見つけること。9．大人としての自分の力と自信を取り戻すこと。》

もちろん，このような問題現象の指摘は，今になって急に出てきたのではない。40年ほど前，小児科医の久徳重盛による『母原病─母親が原因でふえる子どもの異常』（サンマーク出版，1979）は，大ベストセラーになった。むろん「母」だけをなぜ取り上げるのか，当時の登校拒否の原因が母親の接し方にあるという主張は根拠が薄いと批判されてはいたが。そして1990年代に入ってからアダルト・チルドレン（AC）という流行語も登場した。子どもの頃の家族関係が関係し，適正な愛情を受けられず，虐待や過干渉を受けたことにより，成人後も生き方に深い悩みを抱え続けている人たちのことである。

［小野田正利］

●引用文献
1）大阪弁護士会，子どもの権利委員会，いじめ問題研究会編『事例と対話で学ぶ「いじめ」の法的対応』エイデル研究所，2017.
2）岡田尊司『愛着障害─子ども時代を引きずる人々』光文社新書，2011.
3）鈴木健治『「やさしい虐待」と「自滅する良い子」たち』文芸社，2013.
4）小野田正利「子どもとスマホ考（3）～スマホと愛着障害」『内外教育』5月1日号，2015.
5）スーザン・フォワード著，玉置悟訳『毒になる親　一生苦しむ子供』講談社＋α文庫，2001.

Ⅲ-1-3　保護者への支援

1.「保護者支援」という言葉

　教育サービスの提供者が様々な方法で行う「保護者への支援」という言葉が示されているのは，就学前教育機関である保育園の保育のガイドラインを定めた「保育指針」（厚生労働省）である。2008年の保育所『保育指針』の改訂（同時に告示化）で「保護者支援」（保育の専門知識と技術をもった保育士が，支援を求めている保護者に対する相談，助言，行動見本の提示）と資質向上（これに必要な知識・技術の習得と維持・向上）が，保育士の責務となった。

　むろん「保護者との連携」の大事さは1990年施行の指針以後にも強調されていたが，この改訂では「総則」において「保育所の役割」として「入所する子どもの保護者に対する支援及び地域の子育て家庭に対する支援等を行う」という２つの支援を行うことが明確にされ，第６章の冒頭でも「保護者への支援は，保育士等の業務であり，その専門性を生かした子育て支援の役割は，特に重要なものである」と謳われている。保育士の定義も「児童福祉施設において，児童の保育に従事する者」（改正前の児童福祉法施行令13条１項）から，2003年に「児童の保育及び児童の保護者に対する保育に関する指導を行うことを業とする者」（現行の児童福祉法第18条の４）へと転換されている。

　とはいえ保育園は，子どもの保育を完遂するだけで多忙であり，保護者に向き合うことは容易ではない。保育士自身の多くが若い年齢層というところも多く，保護者の動勢に過敏に反応し，「保護者支援」よりはクレーム・苦情処理的な「保護者対応」が脳裏に浮かぶ保育士も少なくない。事実，この方向性が示された時には多くの関係者の間で戸惑いが生じたが，徐々に「保護者の気持ちに寄り添う」「相手を尊重する」という姿勢へとシフトしはじめたところも多い。

　他方で，文部科学省管轄の幼稚園においては，学校教育法第24条で「保護者…からの相談に応じ，必要な情報の提供及び助言を行うなど…幼児期の教育の支援に努める」とあるが，「幼稚園教育要領」には「家庭との緊密な連携」以上のものは示されていない。だが，拡大が進みつつある「幼保連携型認定こども園」の「教育・保育要領解説」（内閣府・文部科学省・厚生労働省，2014年）では，保育園と同様に「ソーシャルワークの原理（態度），知識，技術への理解を深め」た上で，保護者支援を保育教諭が行うことが規定されている。

　そういった動向から考えると，家庭の教育力の低下が指摘される状況の中で，やがてはこれらの教育機関だけでなく，徐々に小学校以上の段階での役割として何らかの形で「保護者への支援」の内容が規定されることがありえるかもしれない。事実，就学前段階で手厚く遇されていた保護者が，学校に入学したとたんに扱いが異なることで戸惑いを感じる「保護者の小１ギャップ」[1]が見られる。保育園では，保

護者を完成された存在とは見ず，子育て中の様々な困難を乗り越えながら"だんだん親になっていく"というふうにとらえるが，学校教師は"最初から完成された親である"ことを前提として接することが普通で，そのことですれ違い・思い違いが多くなり，トラブルに発展していくことも多い。

若い教師が急増している今日，小林正幸監修・早川惠子編著『保護者とつながる教師のコミュニケーション術』（東洋館出版社，2015）が，この点で具体的で的確なアドバイスをしている。保護者と教師の間に行き違いが生じやすい30の場面設定をして，その中で保護者の思いや不安を「保護者はこう考えている」として解説し，では教師としてどうしたらよいかを「こんな対応が望ましい」として助言する，いわゆるQ&A方式をとっている。そこに示される数々のクレーム・トラブルには実にリアリティがある。

２．対人援助職の中で教師が最も辛い

具体物を必ずしも媒介としない，あるいは介在するとしてもそのことが従であり主は人の行為（サービス）そのもの，相手との相互作用に起因する部分が基本となっている労働（対人援助職）では，トラブルになった場合は相当に深刻な事態に陥ることが往々にしてある。これらの代表は，保育園・幼稚園・学校や塾といった教育機関のほか，病院での医療行為，老人ホームなどでの介護現場などがすぐに思い浮かぶ。「いい思いをさせてもらった」「ひどい扱いを受けた」という，受け手の主観的要素が大きい労働であり，双方ともに感情のやりとりがある行為だ。

病院や老人ホームなどの医療職や介護職の場合は，業務マニュアルの詳細化によって，人による「ぶれ幅」を狭くする方法がとられてきた。見習い期間や，各種の研修だけでなく，チーム医療・チーム看護と呼ばれるものが，急速に進んできたことが大きいように思う。これらと比較してみて，幼・保育園や学校はやはり違いがある。ひとことで言えば「一人の教師が，すべてに対応している部分が極めて大きい」ということである。そこにこそ，実は「教えること」と「学ぶこと」あるいは「育てること」と「成長すること」という相互作用の醍醐味もあるのだが，問題はこの営みに，苦情やクレームや無理難題要求が割り込んできた時のつらさだ。それは子どもたちからではなく，その保護者からの要求の場合である。

苦情の受け手は，実際に問題を引き起こしたとされた人（実際は個人の問題ではないことも多い）であり，そこから「個人の問題」と捉えられやすい傾向を持っている。別の言い方をすれば「名指し」で「○○先生の対応の仕方が悪いから，こうなった」と言われる傾向が相当に大きい。そうなると自責の念も強く働くため「自分のせいで…みんなに迷惑をかけている」「私の力が足りなかったから…親御さんは怒っている」と，問題を個人が抱え込むモードに入っていく。

一般企業の場合は，システムとして苦情やクレームに立ち向かう体制が最初からできあがっているのに対して，教師個人が「名指し」で責められやすいという特徴があり，それがもっとも辛い。責任分散ではなく，責任集中という特質が，特定の

個人が追い詰められやすい傾向を生むことにつながっていくと考える。

　園や学校が，病院とも老人ホームとも決定的に異なる要素は「成長・発達の途中にある子どもたちが常に介在している」という最もやっかいな難しさである。「子どもたち」と複数形にしたのは，保護者対応トラブルの場合，単独の子どもで起きることは極めて少なく，他の子どもたちが大なり小なり関係している。それにも配慮しつつ，コトに立ち向かわなければいけない難しさがある。

　病院やホームでは，同室の他の患者・居住者が関係することはあろうが，配置を替えるということで改善するし，当人どうしの運動量やエネルギーは，ありあまるほどの動き方をする子どもには及ばない。また基本的に当人とその家族，病院・ホーム側の当事者という単純な関係で，解決の見通しが立てられていく。しかし園や学校はそうはいかない。関係者が多数になることによって，複雑さはねずみ算的に膨れあがる。つかんだ事実を全部オープンにすればいいという，時として病院やホームでは可能なことが，園や学校では不可能なことが多い。秘密の厳守の程度はどこまでか，伝えるべきことは何か，誤解のないように，しかも相手を傷つけないような話し方の工夫をどうしたらよいか，ましてや発達途上の子どものことでもある，ということも配慮しなければならない。他業種との比較をすると，まさに「生もので生き物の園・学校トラブル」は，一番困難な状態にあるのではないか[2]。

3．対応が極めて難しい保護者対応トラブル

　「子どもに愛情をもって接し，ちゃんとした教育を行っていれば，保護者からクレームを受けることは起きないんだ」——このような言葉や視線が，どれほど多くの教師を苦しめていることか。突然降ってわいたようなトラブルに巻き込まれることはある。長時間にわたって電話をかけてこられる，それが毎日のように続く。あるいは深夜の家庭訪問を強要され，何時間も拘束される。そして一つ解決したかと思いきや，別の問題が持ち出され，延々と問題が長引いていく。自分の身の上話をとうとうと語り，異様なまでに自分への同情を買おうとする。さっきまで良好な関係だったのに，突然に激高する。——正面から向き合ってしまうと，何ともならなくなるケースが確かにある。

　学校メンタルヘルスの視点から見れば，このような保護者に遭遇した場合に，対応に苦慮し時間をとられるだけでなく，教師が精神的に破綻して休職や辞職へと追い込まれ，稀ではあるが自死へと至ることがある重大な問題といえる。子どもに関わる仕事である教師は，その保護者との「連携」だけでなく，必要な場合は「支援」をしなければいけないという姿勢から，相手との適切な距離の取り方や接し方ができなくなり，振り回しと巻き込みにはまっていく場合が多い。話し合いを重ねても解決困難な事案は，表1のように整理することができるが，①〜③は明確に区分できずに，これらが重複することも多くある。

　前述した保護者の特徴は，①の事例にあてはまるといえる。クレームや苦情を言われる側の主体に，何らかの精神的な不安定さ，感情の起伏，性格のいちじるしい

表1 解決困難な事案例

特徴	推定される背景要因	対応のポイント
①感情の起伏が激しく，長時間の話し合いを余儀なくされるなど，**コミュニケーションの取り方が難しい**。	保護者が生きづらさや葛藤など「メンタル面での不安定さ」（精神性疾患や性格の偏りなども含まれる）を抱えている。	適切な接し方と適度な距離（場所，時間，人数の設定）。必要に応じて医療・心理・福祉の専門家との連携を図る。
②暴行・脅迫などの**違法行為**や，法外な慰謝料請求など**不当要求**に発展してしまう。	経済的な困窮や，職場や子育てあるいは家庭周辺での苛立ちが学校に向かう。	毅然とした対応と記録化。明確な違法行為は，弁護士や警察との連携を図る。
③話し合いを重ねても，**主訴（最も重要な部分）が見えにく**く，堂々巡りの議論となり，解決の出口が見つからない。	そのトラブルがポイントではなく，過去の様々なトラウマが背景要因にある（怒りの導火線が，どこかで爆発する）。	目の前のトラブルへの対処ではなく，話を聞きながら怒りの原因を教職員が探る。対立ではなく対話の場を設定。

偏りなどが見られることも多い。あるいは合意したことがぶり返されたり，学校にとって理不尽ともいえるような要求が執拗なまでも繰り返されたり，特定のことに強いこだわりがあって円滑な話し合いが不可能になることも多くなった（注1）[3]。

4．学校問題解決支援チームの登場

　仮にクレーム・苦情から始まるにせよ，それがトラブルに発展し紛争状態になることが，都市部では頻発し，農山村部においても決して例外的状況ではなくなっている。このような「解決困難なケース」とは，①理不尽な要求等が繰り返し行われ，かつ②学校での対応には時間的・精神的に限界があることを指す。2008年の東京都教育委員会の調査では，2,418校園中234校（9.7％）であったが，私の調査（2012年）では，全国の学校管理職6,685人中1,571人（23.5％）に達し，地域や学校種を問わず全国各地で発生している[4]。

　こういった状況の深刻化は，学校そのものの正常な運営が損なわれるだけでなく，教師たちのモチベーションの低下を招くため，いくつかの自治体では徐々にではあるが，いわゆる「学校問題解決支援チーム」（名称は各地で多様）を設置し始めた。例えば京都市教育委員会は「学校に対する保護者からの解決困難な批判や要求等に起因する学校と家庭との関係悪化，教育活動の停滞や教職員の精神的な疲弊，当該保護者の児童生徒の教育権侵害等の実態に対し，また，児童生徒が暴力等の問題行動を繰り返すことにより自身の学びや学校全体の教育活動を妨げる事態に対し，学校，保護者又は児童生徒への指導・支援を通じて問題の解決を図るため」2007年8

注1：様々な現象と背景要因が考えられるが，実際の数多くの保護者対応トラブルあるいは紛争ケースを分析すると，保護者側になんらかの心の不安定さが考えられる場合には「パーソナリティ障害」の傾向と「大人の発達障害」の傾向が推察されることが多い。

月に支援チームを発足させている（注2）。

　定例会は月1回の割合で開催し，専門委員は学識経験者5名（医師，弁護士，大学教授・臨床心理士2名，学校経験を有する大学教授）と市民代表2名（元市PTA連絡協議会会長，ボーイスカウト京都連盟理事長）で構成。これに加えて恒常的に活動する常任委員が計11名。市教委の生徒指導課長が統括をし，指導主事らが中心であるが，京都府警からの派遣による課長と警察官OBが加わる。

　大阪府豊中市教育委員会の「学校問題解決支援事業」では「相談チーム」（2006年発足）と「支援チーム」（2008年発足）が有機的に機能しながら，学校が直面する様々なトラブルの解決（アセスメントとプランニング）にあたっている。その構成メンバーは，教育学の大学教授のほか精神科医，臨床心理士，精神保健福祉士，弁護士となっている。

　このような多彩な専門家による専門家によるチームとしなければいけない背景には，簡単に解決が見通せないケース，トラブルの背景に何があるのかを見極めることが大切なケースが，年を追うごとに学校現場には押し寄せているからである。そして重要なのは「機動性」と「専門性」である。

　目の前に具体的に起きている学校トラブルを，どのように見立てを行い，改善や収束につなげていくかが「学校問題解決支援チーム」の目的である。つまり扱うのは一般論よりは個別ケースだ。そのためには事案が生じた場合に，早急に合議による会議を待つだけでなく，場合によっては単独でその分野の専門家に相談をして判断を仰いだり，実際に動いて現地に行ってもらうことを必要としている（機動性）。そして学校経営の経験と勘に頼るだけでは何ともならず，解決の方向性を見誤る事案も多発しているという複雑な事情もある。社会がどのように変化しているかという社会科学の視点で網をかけながら，子どもの成長と発達と学校組織のあり方を考える教育学，人権尊重と遵法のための法律の知識，困難状況を学校外の外部機関とつなげる福祉学，そして同時に人間は実に複雑で千差万別である以上，精神医学と臨床心理学も欠かせないのである（専門性）。

［小野田正利］

注2：京都市教育委員会は，制度の発足から5年目の節目となる2012年8月に「子どもが主役の学校づくり〜学校と保護者のよりよい関係を目指して—京都市学校問題解決支援チームからの『提言』—」（全56ページ）を公表している（HPで閲覧可能）。

●**引用文献**
1) 小野田正利「保護者の『小1ギャップ』」『内外教育』11月11日号，2016.
2) 小野田正利「人相手のサービスの中で学校が最も辛い」『月刊高校教育』10月号，2012.
3) 小野田正利『それでも親はモンスターじゃない！—保護者との向き合い方は新たなステージへ』学事出版，2015.／小野田正利「発達障害が疑われる保護者とのトラブル」『発達障害セミナー講演録』第5号，花園大学・心理カウンセリングセンター，2015.
4) 小野田正利「学校運営上の問題に関するアンケート報告（1）」『内外教育』10月5日号，2012.

Ⅲ-2-1　学校コミュニティづくり

　近年，学校と地域の様々な結びつきを生かした学校づくりを目指した取り組みが全国的に広まってきている。この章では，「学校と地域のメンタルヘルス」を取り上げ，特にこの項では，学校コミュニティづくりについての記述をすることとなった。まず始めに，学校コミュニティとは何かを明らかにしたうえで，地域の健康づくりの現状などについて触れ，これからの学校コミュニティづくりについて，学校メンタルヘルスの視点から，学校コミュニティづくりの在り方や今後の課題等について論じていきたい。

1．学校コミュニティとは

　学校コミュニティという言葉の中には，いわゆる「コミュニティ・スクール」という概念と，「スクール・コミュニティ」という概念が混在していると思われる。まずここでは，この二つの用語についての意味や意義について一応の理解を深めたい。さらに，これらに関連して，文部科学省（2015）は，「地域とともにある学校」への転換を図るべく「地域学校協働本部」の整備を中央教育審議会の中で提言しており，その概要についても述べることにする。

(1) コミュニティ・スクール

　文部科学省は，中央教育審議会答申「今後の学校の管理運営の在り方について」（2004）の中で，各学校の運営に保護者や地域住民が参画して，学校の教育方針の決定や教育活動の実践に地域のニーズを的確かつ機動的に反映させるとともに，地域ならではの創意工夫を生かした特色ある学校づくりを期待して，「学校運営協議会（以下，コミュニティ・スクール）」の設置について答申している。同年「地方教育行政の組織及び運営に関する法律」の中で，その役割について，①校長が作成する学校運営の基本方針の承認（必須），②学校運営に関する運営意見（任意），③教職員の任用に関する任用意見（任意）を制定した。それをイメージしたものが，図1（p. 260）である。②，③については，現在も欧米諸国等との比較検討もされ様々な議論があるが，つまるところコミュニティ・スクールは，単なる地域連携にとどまることなく，保護者や地域住民が学校の意思決定にも少なからずかかわっていることは言うまでもない。

(2) スクール・コミュニティ

　「スクール・コミュニティ」について，井上（2008）は，「学校を核としたあるいは学校という場や関係を介在させた人々の結びつきやかかわりの状態を指し，学校やそこにおける子どもを『縁』として，地域の大人と教師のかかわり，学校と地域社会の協働関係のあり方をより良好なものにしていこうとする考え方や実践のことで，ある種の『学びの共同体』ということにもなる。」[1]と述べている。例えば，学

図1 コミュニティ・スクールのイメージ（文部科学省，2016）[2]

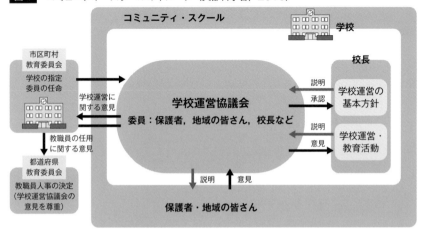

校施設の利活用（学校開放）や学校支援ボランティアの活動等を，このスクール・コミュニティを作り出していくものとして示している。

さらに，岸は，「『スクール・コミュニティ』は，学校の校舎内を含む施設開放による住民自治での生涯学習や福祉のまち育ての総称」とし，尾木直樹のコメント「学校が，地域のコミュニティの中心になって町全体が活性化し，子どもから高齢者までがいきいきできるような場所になるのが理想」（中央公論2015年6月号）を引用し，200m^{2}の花壇づくりや陶芸教室など，千葉県秋津小学校における秋津小学校コミュニティルームの実践例を紹介している[3]。

(3) 地域学校協働本部

中央教育審議会（2015）は，「地域とともにある学校への転換」，「子どもも大人も学び合い育ち合う教育体制の整備」，「学校を核とした地域づくり」の3点を目指して，

○地域と学校が連携・協働して，地域全体で未来を担う子どもたちの成長を支え，地域を創生する「地域学校協働活動」を推進すること。この活動を推進するための新たな体制として「地域学校協働本部」を整備すること。

○制度面・運営面の改善をあわせ，財政的支援を含めた総合的な推進方策により，コミュニティ・スクールを推進すること。

などを提言している。

この中で，「地域学校協働本部」は，「支援」から「連携・協働」，「個別」の活動から「総合化・ネットワーク化」へと発展させていくことを前提にして，①コーディネート機能，②多様な活動，③継続的な活動の3要素が必須であるとしている。

具体的な実践例として，学校支援活動，放課後子ども教室，土曜日の教育活動，家庭教育支援活動，学びによるまちづくり，地域社会における地域活動などがある。これらの活動を実際に推進していくには，地域や学校の事情や特色を生かしながら，

図2 学校と地域の効果的な連携・協働と推進体制イメージ（文部科学省，2016）[4]

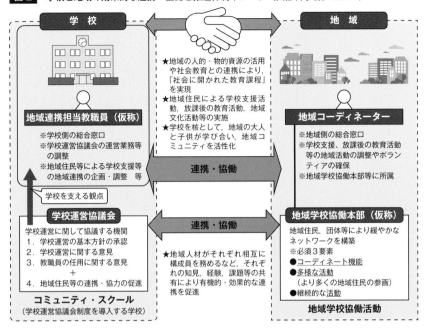

子どもたちの成長を促進していくために何が必要か，地域と学校とでビジョンを共有し，できるところから活動を始めて，徐々に活動を充実させていくことが重要であるとしている。

従って，この提言を実現可能にしていくには，図2に示したように地域学校協働本部とコミュニティ・スクールが相互に補完し合い高めあいながら整備を進めていくことが大切である。また，その整備のために，行政機関や民間団体等からの財政面での援助をはじめ，人材資源の発掘・活用などの後押しも不可欠である。

2．地域の健康づくり

学校コミュニティのメンタルヘルスを考える時には，当然地域の健康づくり（メンタルヘルス）についても視野に入れなければならない。

このことについては，以前から「ヘルス・プロモーティング・スクール」とういう理念の下で，「教職員，保護者，地域住民，専門家など，子どもを取り巻くすべての人々が，連携・協力の下で進める，総合的な健康づくり」[4]がWHOで提唱され，1980年代に発展し，各学校で健康を推進していく有効なアプローチとして現在も取り組まれている。

千葉大学教育学部 HPS プロジェクトチームによる調査[5]では，「保護者や地域との連携」というカテゴリーについて，幼・小・中・高全ての校種に共通して「保護

者と緊密に活動するための組織がある」「家庭に対して，健康に関する啓発活動を積極的に行っている」，小・中学校では「健康に関する活動を行っている地域の人々と共同で施設の使用」，幼稚園では「健康的な学校づくりについて地域の関連機関からの助言や協力」，高校では「地域や関係機関に健康的な学校づくりの方針や活動内容を知らせている」と回答した割合が高い。逆に，幼・小・中・高全ての校種で「地域の健康に関する活動支援のための健康教育活動の実施」，幼・小・中では「学校保健計画・学校安全計画の作成・評価について地域や関連機関の参加」，小・中・高では「保護者のための健康に関する活動の実施」，高校では「学校保健計画・学校安全計画の作成・評価時に保護者の参加機会の提供」と回答した割合が低いという結果が報告されており，健康づくりに関して保護者・地域との連携が難しい実態が示されている。

また，同プロジェクトでは，「学校健康政策」「学校の物理的環境」「学校の社会的環境」「保護者・地域との連携」「健康スキル・健康教育」「ヘルス・サービス」の6項目について，学校の健康度をチェックできる評価法を2011年に開発し，ホームページ上で公開している。校種ごとにダウンロードできるので参照されたい。

一方，近年，地域住民の健康づくりの方策として，市区町村レベルでの従来からの取り組みに加えて，メンタルヘルス対策も重要な施策の柱として掲げられ，様々な取り組みがなされている。

例えばB市では5年ごとに健康増進計画[6]を策定している。その中で，健康を支援するコミュニティの実現の方策として，スマイルウォークなど家族や友人・地域の人とのかかわりを促進する活動，趣味やボランティア活動などの地域活動参加を促進する活動や，それらの啓発活動などを積極的に実施している。また，こころの健康づくりの推進の方策として，メンタル・セルフチェック・システム（こころの体温計）の導入によるストレス・セルフケア対策，様々な年齢層に対しての休養や睡眠の効果等についての啓発活動，さらには，自殺予防対策キャンペーンなどいのちの大切さをアピールする対策，学校はもちろん，地域自治会，老人会，各事業所等への講演活動や啓発活動，様々な悩み相談窓口開設，評価活動等を実施している。このように市民，行政機関レベルでの地域メンタルヘルスへの取り組みもますます充実を期するものである。

今後は，学校と地域の健康づくり（メンタルヘルス）に関する取り組みが双方向性を持った活動，つまり連携・協働的な活動がさらに工夫され，継続的に展開し充実していくことが望まれる。

3．学校コミュニティづくり

文部科学省が進めるコミュニティ・スクールや地域学校協働本部の体制づくりを推進していく上では，その理念は理解できてもそれをどのように実践していくか様々な課題が考えられる。

第一には，学校管理職の学校コミュニティに対する認識の在り方や取り組む姿勢

などがあげられる。学校管理職としての教育理念や学校づくりのビジョンとして，地域と共にある学校を推進しようという姿勢，地域との協働関係をどのように築いていこうとするのか具体的方策を生み出そうとする姿勢が重要である。またそれを進めていく中での創造性や柔軟性，そして地域の人々とうまくつきあっていくための社会的資質も必要である。学校に対する地域からの評価を素直に受け止める姿勢，そして取り組みを進める中で生じる課題に対して，単に失敗であると受け止めるのでなく，次へのステップへと向かう力が必要である。さらには，地域の資源の発掘と活用力，調整力，マネジメント力，行政機関等との交渉力なども求められる。

第二には，教職員の協力体制をどのように作っていくのか，また学校コミュニティづくり推進の過程で起こりうる教職員の負担感をどのように軽減していくかなどが考えられる。教職員の理解や協力を得るには，教職員に対してしっかりとビジョンを示し共有化を図ることが先決である。その上で，教職員と協力しあって学校コミュニティづくりを進めていくことになる。組織体制については，日常的に教育活動を推進している学校組織と連動した組織にするとよいと思われる。また学校側の地域連携担当教職員については，社会教育主事など有資格者を活用する方向性も示されているが，教職員や保護者・地域の人々と協調しあえる教職員が適任であることはもちろんである。現実の推進体制の運営や企画，総括などの役割を担いながらも様々な情報を収集する能力，課題発見力や問題解決力，機動力の良さなども求められる。

第三には，保護者・地域の方々とのビジョンの共有があげられる。学校と地域総がかりで子どもたちを育てるという認識を共有し，活動を積み重ねる中で信頼関係を築き，地域への広報・啓発活動なども生かしながら，地域の協力者を一人ずつ増やしていくなど地道に展開していくことが大切である。

第四には，財政面の確保も重要である。児童生徒・教職員・保護者・地域が一体となったバザーなどの活動を通して必要な経費を自己捻出していくことも考えられるが，行政機関，PTA，青年会議所（JC），ロータリークラブやライオンズクラブなどの奉仕団体，民間事業所等との連携を適切に図りながら組織運営や活動のための資金を確保することも大切である。

最後に，今後の学校コミュニティづくりを考える時，地域の健康度・健全度という点も注視しておく必要がある。例えば，国や地域を含めた政治や経済の状況，雇用や生活貧困問題，地域防災体制，地域福祉サービス，地域健康医療サービス，そして地域の治安や青少年犯罪の状況，さらには児童生徒の地域貢献や児童生徒に対する地域教育力，生涯学習サービス，地域行政サービス等々，少なからず学校や地域の健康づくり（メンタルヘルス）に影響を与える要因（背景）としてこれらの状況を把握しておくことが大切である。これらの要因が，学校コミュニティづくりに大きな影響を与えるような状況が見られた時には，学校と地域とが協力し合ってそれぞれの関係者に働きかけをすることもありうることを念頭において，学校コミュニティづくりを実践していく必要があると考える。

［古屋茂］

●引用文献

1) 井上講四「スクール・コミュニティ」生涯学習研究 e 事典（http://ejiten.javea.or.jp/content. php?c=TWpBeU1ESTE%3D），2017年 1 月 7 日閲覧
2) 文部科学省「コミュニティ・スクール2016地域とともにある学校づくりのために」「コミュニティ・スクールパンフレット」2016.
3) 岸裕司「地域と学校連携で活性化目指せ―スクール・コミュニティとは―」WEDGE Infinity （http://wedge.ismedia.jp/articles/-/5842）2017年 1 月 7 日閲覧
4) 文部科学省生涯学習政策局・初等中等教育局「地域と学校の連携・協働の推進に向けた参考事例集」2016.
5) 千葉大学教育学部HPS プロジェクトチーム「健康的な学校づくり（ヘルス・プロモーティング・スクール）に関する調査報告」2012.
6) 秦野市こども健康部健康づくり課「健康はだの21第 3 期」秦野市，2013.

●参考文献

＊佐藤晴雄『コミュニティ・スクール―「地域とともにある学校づくり」の実現のために―』エイデル研究所，2016.
＊「地方教育行政の組織及び運営に関する法律」（平成28年法律第87号）第三節第47条の 5，2016.
＊千葉大学「ヘルス・プロモーティング・スクールプロジェクト健康度評価票」（http://chiba-hps. org/achievement）2017年 1 月 7 日閲覧
＊中央教育審議会「今後の学校の管理運営の在り方について」（答申）2004.
＊中央教育審議会「新しい時代の教育や地方創生の実現に向けた学校と地域の連携・協働の在り方と今後の推進方策について」（答申）2015.
＊中央養育審議会「チームとしての学校の在り方と今後の改善方策について」（答申）2015.

Ⅲ-2-2　学校と地域コミュニティ

1．はじめに

　表題の用語について，その定義をまず明らかにしたい。

　学校教育法1条で「学校」の定義がなされている。すなわち幼稚園，小学校，中学校，高等学校，中等教育学校，特別支援学校，大学，及び高等専門学校，いわゆる一条校である。

　この稿では，専修学校・各種学校，そして保育園を含めて「学校」ととらえる。専修学校・各種学校は非一条校として学校教育法に，学校に準ずると解される。また保育園は学校へのゲートウェイ，準教育施設と考えられるからである。

　次に，地域コミュニティとは何か。

　通常，「地域」とは上記の各学校が存立する地域，すなわち義務教育学校なら学区，公立ならば存立する自治体であろう。児童生徒がよく使う「地元」というまとまりであろうか。当該の学校の教育の対象となる児童生徒等の生活圏と近しく，お互いの顔を直接見るのに容易，くらいの範囲であろうか。広く学生が集まる大学は「全国が地域」となりうるが，現に今生活をしている範囲が地域であろう。そして「コミュニティ」は通常「共同体」と訳される。地域社会あるいは地域住民の集合を意味する。すると「地域コミュニティ」には「地域」が重複していることに気づく。おそらくSNSなどを媒介にした「空間を超えた」共同体と特に区別する意味を込めていると思われる。

　地縁血縁という皮膚感覚で捕捉できるつながりだけではなく，高度情報化により多くの「コミュニティ」が出現するに至った。しかしそれはここ数十年の間に突然現れたことではない。大量印刷技術の確立と共に，複製された書籍などの情報が広範囲に流布，大航海時代や鉄道の発達，さらには郵便制度が整備され，布石は置かれていった。そしてインターネットというツールでここ20年くらい，空間的，時間的距離が大幅に縮まり，多様なコミュニティが作られていった。

　そのような時代背景をふまえ，それでもなお「地域」コミュニティと冠をいただくのは，一つには学校がその存立する場所や時代性と極めて強い「相互性」をもつためであると私は受け止める。

　ジョン・デューイが「学校と社会」で述べたように，まず学校は「小さな社会」である。そして単に子どもの外部から強引に知識の注入をするのではなく，子どもの生活に根差した学習の重要性を彼は主張した[1]。デューイは「学校と地域の相互性」を明確に意識していたのだと思う。

　ここでは，まず学校と地域との関わりの中で起きるできごとをいくつか紹介する。次いで，筆者が実践した事例を紹介，最後に表題に迫りたい。

２．学校と地域の関わり事例

（1）こんな校長がいる

　Ａ町のコミュニティ協議会は毎回夜７時から開かれる。祭りや収穫祭あるいは各種イベントの準備委員会も同様である。これらの会議に必ずＡ町内の小中校長にも招集がかかる。議長や事務局が不慣れのため，話し合いはダラダラと続き，実がないことも多い。会議の回数も多く校長の帰宅は連日10時を回る。

　Ｂ校長はＣ教頭につぶやく。

　「地域の行事だからといって毎回ダラダラと夜遅くまで話がぐるぐると回る。あの人たちは地元に家があるがこっちは違う。常識外れだ。」「このＡ町はほんとに旧態依然として，文化の程度も低く遅れている。」

　Ｃ教頭は，安易に同意するわけにもいかず，黙ってしまった。「自分が校長になったらどう思うのだろうか」と考えた。するとＢ校長は

　「今度から，教頭さん，私の替わりにぜんぶ出てくれ」。

　Ｃ教頭は立場上「いいえ。困ります」とは言えない。しかし「朝一番に学校のカギを開け夜一番遅くカギを閉めているのはこの私なのに」と思った。

　そこでＣ教頭はこう言った。

　「校長先生，私はあくまでも代理であって，地域の方はやはり学校の顔である校長先生が出席下さるのを待っておられると思うのですが…」

　Ｂ校長は，地域の方の前ではいつも笑顔でリップサービスに余念がない。でもＡ町への差別意識は，やはり地域の人に伝わってしまう，とＣ教頭は心配する。

（2）生徒を地域ボランティアに動員したものの……

　Ｄ町では地元あげての秋祭りを毎年開催している。都会から有名なタレントを招いたり，Ｄ町の保育園，小中高までの子どもたちのステージ発表をしたりしている。周辺自治体からも多くのお客がやってくる。問題は「祭り広場」の清掃である。

　担当はＥ中学校に出向き「掃除に学校の協力が欲しい。住民のボランティアだけではとても手が回らなくて困っている」「ついては会場周辺の町内会からも清掃に入るので，日曜日の午前中に清掃をしたい」。

　Ｆ校長は快諾し，教頭を通じて生徒会担当者に参加の指示を出した。しかし，日曜日は「部活の対外試合や集中練習」のかきいれ日だ。それでも，部活動単位でやりくり，ボランティアに参加する生徒を集め清掃当日を迎えた。

　ところが，当日参加した地域住民は町内会長一人であった。あとは担当だけである。部活顧問が「この時間に練習できるのに」と不満をもって当然であった。

　Ｆ校長は困惑してしまった。

（3）生徒指導の微妙な実態─知る人ぞ知る

　Ｇ町の「すこやかな子どもを育てる会」は年に数回会議をもっている。Ｇ町内の民生児童委員や保護司，保健師，Ｇ町選出の議員や福祉課担当者に小中高の校長や生徒指導担当者等が集まる。事務局はＨ中学校である。

　これまでのＨ中の校長在任中は，あいさつ運動やお手伝い推進キャンペーン，

健全育成標語募集などについて話し合うのみだった。会は終始淡々と進む。

そこにJ校長が赴任する。

J校長はH中学校に深刻な不登校生徒がいること，発達障害と思われる生徒の多さに気づく。K小学校も同様である。そして初回の会で現状を話した。地域の参会者はびっくりしてしまった。

L民生児童委員は「こんな穏やかなG町に不登校がいるのですか。その子の将来はとても不安です。親は何をしているのでしょう」。

M民生児童委員は「いやいや，うちの近所に学校に行かない子どもがいる。よくぞ学校は正直に話してくれたものだ」。

そのあと「発達障害」についてL民生児童委員から質問が出た。やはり不安や心配を述べたのだが「一体何人どのような発達障害の子どもが各校にいるのだろうか」と質問が出された。J校長はつくづく思った。

「不登校や発達障害などについて現状を知らせるのは難しい。噂が一人歩きしても困る。本人や保護者に責任のあることではないし，地域の理解は得たいのだが…いじめや非行，不適切養育の問題などは，ますます難しい」

(4) 町の行事を盛り上げたい

N町にはN町立保育所と私立のP保育園がある。秋の町農業祭りは文化の日に開催される。地域の特産品の販売や各種アトラクションがある。

さて，P保育園は後発であるが，町の行事に積極的に協力している。農業祭りでは，P園児たちの歌や太鼓を披露する。加えて保育士たちは仮装大会にも進んで参加し，好評を博している。しかしN保育所からの参加や協力はない。

N町のQ小学校には，N保育所からもP保育園からも新入学生がくる。もちろんQ小の鼓笛隊も祭りに参加する。R校長は，「うちにくる子どもにはたくさんの経験をしてきて欲しい。N保育所はどうして祭りに不参加なのだろう」と不思議に思った。「Nさんもうちも同じ公立なのになぁ」。

その後，R校長はN町からの文書やその対応を注意深く観察するようになった。すると，同じ町内の幼児健全育成をねらいとして，すべての保育所を視野に入れた働きかけがないようにR校長は感じた。あるいは各種賛助イベントの参加人数を報告する際，N町当局は「Pさんは私立だから」と記載しないこともあった。

R校長がP保育園にそっと訊ねると，果たしてそのような扱いにP保育園も気づいており，「うちは保育士にも超過勤務をお願いし，保護者にも子ども引率をお願いしてアトラクションをしています。それは子どものためになるから。でも冷たい扱いを受けることがよくあるのです」という。

R校長は「うちは公立だが，それにあぐらをかいていてはいけない」「しかしこの状態はどうしたものだろう」と考え込んでしまった。

3．分析

上記に挙げたのは，通常は大ごとにはならず流れてゆくエピソードである。しか

し小さな「いき違い」が澱のように積み重なる状況で大きな生徒指導上の事件が起きると，解決が非常に難しくなる。「学校の子どものためなら」という地域の協力がおぼつかないからである。地元のことであるのに，地域の人々はどこか「よそごと」と受け止めてしまう。学校職員は「早くここから異動したい」とじっと我慢をしてその時を待つ，という具合になる。誰も当事者意識をもたない。

　A町住民は「校長が来るのは当たり前」と思っているが，B校長はイヤイヤ顔を出す。つまり当たり前と思っていない。地域に対する立ち位置が共有されない。

　同じくD町担当者は「生徒をボランティアに動員するのは当たり前，教師引率も当たり前」と思う。しかしF校長は教職員が生徒の部活を尊重する気持ちを我慢させているのに，地域の応援がなくてガッカリしている。

　子ども健全育成団体の取り組みは未然防止のそれだけではなく，緊急時にも必要になる。しかし緊急の事件というのは，当該の児童生徒が特定される。例えば「○○がどうも不登校らしい」と噂になっても表だって言うのをはばかられ，またできればG町の住民はそんな存在を信じたくない。しかし，不登校への間違った偏見をもってもらいたくないJ校長はジレンマに陥る。前校長は黙っていた。それは隠していたのだろうか？とL民生児童委員はさらに不安になる。

　P保育園の「子どもへのまなざし」と，公立と私立をごく自然に区別し（担当は差別とそもそも思っていない）「Pさんはやりたいから勝手にやっている」と思うN町担当者とは大きな隔たりがある。

　このように，関係する人々がそれぞれ「個々の視点，立場」が異なって当然である。当然ではあるが，全体を俯瞰できる人がいるのだろうか？

　なかなかそれは難しい。

　地域の人は長くそこに生活をしている。その地域の視点を強くもっている。地域の歴史的な積み上げ，プロセスが身に染みている。異動したての教職員に，これらはほぼ把握できない。しかしながら，いろいろな地域を異動した体験が豊かな知恵を内包する経験となった教職員ならば，全体を俯瞰することができるだろう。

　それができるキーパーソンが学校と地域双方に存在すると，学校を含むコミュニティ全体を集団力動の視点でながめて，意図的戦略的な取り組みを展開することができる。これはソーシャルワークの視点といってもよい。

　そもそもソーシャルワークとは何か。これは社会的活動である。およそ私たちの毎日の営みはごくプライベートなことがらを除いて，すべてソーシャルワークである。そしてソーシャルワークには3つのカテゴリーがある[2]。

　(1) ケースワーク：個別の援助　不登校生徒への援助，緘黙児童への援助など

　(2) グループワーク：同じニーズをもつ集団への援助，不登校親の会運営など

　(3) コミュニティーオーガナイゼーション：地域作りに資すること

　この稿の表題のねらうところは，当然 (3) である。

　そしてその地域のリソースとニーズを見きわめ，地域のキーパーソンをウォッチングしてゆくのは，学校管理職の大きな仕事と私は考える。

　学校教育はその時代に正統とされる文化の意図的系統的伝達を通じて，子どもを

社会的存在にする役目を担っている。それはそのまま子どものみならず，地域をも視野に入れてこの機能を発揮し，地域づくりに貢献する責務が学校にはあると思う。

　そう考えると，２の事例を自ずとどのように考え，どう対応していくか考えるヒントが明らかになる。ただしそれはどこにでも通用する回答なく，あくまでもその地域に特化された「このケース限定という回答」を探ってゆくことなのだ。

　そのプロセスそのものがすなわち「学校ができるコミュニティーオーガナイゼーション」であり，表題が目指す姿であろう。次項では，筆者が新潟県松之山町（現十日町市）で組織し，今現在も受け継がれているコミュニティーオーガナイゼーションの取り組み例を紹介したい。

４．新松之山モデル

　「松之山モデル」をご存知だろうか。世界的にも注目されている地域精神保健の取り組みである。極めて老人の自殺率の高かった旧松之山町で，大学の精神科医，地元の医師，保健師たちが自殺予防に取り組んだ。中心となった高橋邦明医師は1997年の国際自殺予防学会で表彰されている[3]。

　筆者は松之山町の中学校に赴任，地域を歩いて当時の取り組みを聞いた。中心となった保健師さんたちに話を聞き，70代80代のお年寄りの家を訪ねた。すると書籍では分からなかったことが明らかになった。

　中心になった専門家の努力があったのは言うまでもない。しかしそれを支える，ちょうど取り組みの頃50代から60代の方々の協力があった。自殺率の高い高齢者よりも少し若い年代の人たちが，70代80代を巻き込んで「生活を楽しむ取り組み」をしたのだ。「年をとって働けなくなって生きていたら申し訳ない」と松之山の年寄りは考えて自殺する（これは松之山に特徴的なことだった）。そうではなく「年をとって働けなくても趣味を広げたり楽しいことをしたりしていいのだ」という価値観の転換を図っていった。体験価値や態度価値の世界を開いたのだ。

　筆者はここに「松之山のもつ力」を感じ，これを子ども健全育成に生かしたいと願った。折しも平成の大合併を控え，社会的行政的な経済的な大変化が迫っている。そのような変化は最も弱い人に現れるだろう。この予想を当時の町教育長さんが共有，全面的な協力を得られたのだ。

　そして「新松之山モデル」の素案を作成し，関係者との協議を重ねていった。当時の１保育園３小学校１中学校１高等学校，そして健康福祉課を含めたほぼ０歳から18歳を対象とする「松之山すこやか子育て委員会」がスタート。以来，すでに10年を超す歩みを重ねている[4,5]。

　筆者自身はすでに松之山を去っているが，当時の地域のみなさんと今でもおつきあいがあり，相談にのりながらこちらが教えられることも多い。

　まことに異動する運命の教師＝筆者は「風」である。そして地域に深く根を下ろして生活するみなさんは「土」である。風と土が相まって「風土」となり，そこに子どもという「花」が咲く。共に風土を創り上げた記憶は双方の身体感覚として残

り，今もってお互いを豊かにしてくれる。これぞ学校と地域コミュニティの醍醐味であると思う。

5．おわりに〜まとめにかえて

筆者はかねてから「いじめ」と「自殺」は深い関係があると考えている。

まず攻撃衝動という点では共通点がある。そして「個人レベル」で考えるのではなく集団力動，相互性を考える必要があることも共通している。

そこで参考になるのが，岡檀の研究だ。岡は徳島県海部町（現海陽町）の自殺率が極めて低いのに注目して調査，５つの「自殺予防因子」をあげている[6]。

岡の仮説を読むと，如何に松之山モデルがこの仮説に沿っていたかが分かる。その仮説は「いじめを未然に防ぐ集団作り」に応用可能であり，それはそのまま「いじめが起きない生き心地のよい地域作り」にも応用可能である。この仮説は，本稿３の分析にも合致している。

学校と地域コミュニティを考える時に，相互性が如何に大切であるか，も岡の主張を読むと理解されよう。ぜひ参考にしてもらいたい。

さて，コミュニティから連想するテンニース（ドイツ）による概念に，「ゲマインシャフト」と「ゲゼルシャフト」がある。ゲマインシャフトは概ね地縁血縁で結びついた「共同体」であり，ゲゼルシャフトは目的や利害関係に基づいて機能面を重視した「社会」という。前者は人間関係が重視され，後者は利益面や機能面が重視されるという。

それでは学校における「集団」はゲマインシャフトなのか，それともゲゼルシャフトなのだろうか。

これは両方である。学齢が上がるにつれて後者の側面が大きくなってゆく。しかし，どのような人間集団も「生身」である。常に人間関係がついてまわる。この時に単に１対１の関係性だけではなく，集団との相互性に成員は大きく影響を受ける。

それゆえ，学校と地域コミュニティのよき関係性構築は双方にとって重要であり，一朝一夕に完成となりそれが継続することはありえず，プロセスそのものが貴重になると思う。なぜなら私たちはみな「今を生きている」のだから。

［井上惠］

●引用文献
1) デューイ著，宮原誠一訳『学校と社会』岩波文庫，1957.
2) 野村豊子・田中尚・北島英治・福島廣子『ソーシャルワーク・入門』有斐閣，2000.
3) 髙橋祥友『自殺予防』岩波新書，2006.
4) 井上惠「学校メンタルヘルスの現状と課題〜新松之山モデルを通して〜」『発達』106，2006.
5) 江澤和雄「教職員のメンタルヘルスの現状と課題」『レファレンス』No.744，国立国会図書館，2013.
6) 岡檀『生き心地の良い町―この自殺率の低さには理由（わけ）がある』講談社，2013.

Ⅲ-3-1 　災害

　ここでは，自然災害に対する基本的認識を踏まえ，被災後の心のケアのポイント
を中心に整理する。そして，予防的開発的支援の重要性と今後の方向性についても
触れる。

1．基本的認識

　国土技術研究センター[1]によると，日本は外国に比べて地震，津波，火山噴火，
台風，大雨，洪水，土砂災害などの自然災害が発生しやすい国土である。
　日本は世界でも珍しい4つものプレートが集まる地点にあり，約2,000の活断層
もある。その国土の面積は全世界の0.28％であるが，全世界で起こったマグニ
チュード6以上の地震の20.5％が日本で起こっている。また，全世界の活火山の
7.0％がある。さらに，全世界の災害死亡者数の0.3％，全世界の災害被害金額の
11.9％が日本である。
　台風は，1951年から2009年までの59年間で，年平均26.4個が発生し，11.5個が日
本に接近（300km以内）し，2.9個が上陸した。特に，2004年は最も多い19個が接
近し，10個が上陸した。
　昭和30年代までは一度の台風や地震で1,000人以上が亡くなっていたが，以後は
堤防の整備や地震に対する技術の進歩などによって死者・行方不明者の数は1,000
人を超えることがなくなっていた。しかし，1995年の阪神淡路大震災では6,437人，
2011年の東日本大震災では2万人を超える死者・行方不明者が出た。現在注目され
ている東海地震，東南海地震，南海地震は，地震があったことを伝える文献記録や
地質調査などから，約100～150年くらいの周期で繰り返し発生している。これらは
それぞれがマグニチュード8になるような巨大地震で，強い揺れのほか，津波も発
生し，大きな被害を何度も出してきた。しかも，3つの地震は過去に連続して起こっ
た例もあり，今後も連続して起こるのではないかと心配されている。
　このように，日本は世界でも災害の多い国であり，いつでもどこでも誰でも自然
災害の被災者になる可能性がある。

2．災害後の被災者の状況とその支援

　自然災害には様々なものがある。ここでは地震に焦点を当て，冨永[2]と静岡大学
防災総合センター[3]を参考にして，災害後の被災者の状況とその支援のポイントを
整理する。

第Ⅲ部

第3章　緊急事態における学校メンタルヘルス

271

(1) 被災者の状況

1) 災害ストレス

　人は災害にあうと，その大変な体験に伴う様々なストレスにさらされる。そうした災害ストレスは次の3点に整理できる。なお，ここで使用するストレスという言葉は，こころと身体の変化であるストレス反応と，それを引き起こす刺激やできごとであるストレッサーの両方を指すものである。

①トラウマストレス

　生命危機（死の恐怖）やショックを感じたことによるストレス。

②喪失ストレス

　大切な人，物，場所，絆，思い出などを失ったことによるストレス。

③被災後の生活ストレス

　被災に伴う避難場所や仮設住宅での生活の不自由さ，生活再建の不安感，将来展望が持てない行き詰まり感などが継続することによるストレス。

2) 様々なストレス反応

　災害ストレスにさらされると，身体，心理，行動，思考に様々な反応が表出する。

①身体

- ・睡眠：寝付きが悪い。怖い夢を見る。何度も目を覚ます。熟睡感がない。
- ・摂食：食欲がなくなる。食べ過ぎる。美味しく思えない。
- ・その他：腹痛・頭痛，便秘・下痢，吐き気，倦怠感，息苦しさ，浮遊感など。

②心理

- ・恐怖・不安感がある：ビクビクしている。一人が怖い。いつも不安がある。
- ・苛立つ：些細なことでイライラする。いつもイライラしている。
- ・落ち込む：気分が暗くなる。急に悲しくなったり，涙が出たりする。
- ・無感情になる：喜怒哀楽を感じない。
- ・無気力になる：何もしたくない。好きなこともしたいとは思わない。
- ・孤独感を感じる：ひとりぼっちになった気がする。寂しい。

③行動

- ・落ち着きがなくなる：ソワソワしている。動き回る。興奮し易く，はしゃぐ。
- ・短気・乱暴になる：些細なことで怒る。暴力行為や器物破損など。
- ・退行する：大人から離れない。添い寝を求める。できていたことができなくなる。
- ・ひきこもる：家に閉じこもる。登校を渋る。

④思考

- ・集中できない：遊びや勉強に集中できない。ボーっとしている。
- ・考えが整理できない：心配が浮かんでくる。自信がもてない。悪い方に考える。
- ・フラッシュバックが起こる：災害の場面やその時の感じが突然蘇る。
- ・思い出せない・忘れやすい：災害のことが思い出せない。物ごとをすぐ忘れる。
- ・自責感をもつ：自分が悪いから災害にあった気がする。

（2）被災後の支援

1）ストレス反応がおさまる接し方のポイント

①安心・安全感を確保し，叱咤激励は避ける

　ホッとする，安心する，気持ちが和む，みんなで笑える時間や場所が大切である。そうした時間や場所が確保されると，こころが楽になり元気を取り戻すことができる。「弱音を吐くな」「もっとがんばれ」「早く忘れろ」などの叱咤激励は，辛い気持ちを表出し難くし，ストレス反応を長引かせたりひどくしたりするので避ける。

②周囲の人とのこころの絆を回復し，自他への信頼感を高める

　家族や友人など身近な人と一緒に過ごす（時間と場所を共有する）中で，こころの絆を感じられることが大切である。「自分は一人じゃない」と感じることができたら回復の兆しである。そうした時と場になる遊び，勉強，行事などが大切であり，絆を感じる体験の積み重ねがさらに自他への信頼感を高める。

③素直な気持ちを表出する場を保障する

　泣く，笑う，怒るなどの素直な気持ちを周囲は受け止めることが大切である。泣きたい気持ちを我慢したり，辛さや怒りを押さえ込んだりしなくてよいことを伝え，素直な気持ちを表出できる場を保障することが大切である。ただし，無理に表出させようとするのは避けなければならない（被災体験をできるだけ早期に語らせ感情を吐き出させるディブリーフィングは，避けるべきこととされている）。学校における一斉活動等で表現させたりする場合は，適切な時期に必要な配慮の下に実施することが大切である。

④必要に応じて専門機関へ繋ぐ

　被災後のストレス反応は，異常な状態（災害）に対する正常な反応であり，生体として自然な（誰にでも表出される）ものである。そして，一過性の反応であることを踏まえておくことが大切である。しかし，ひどい混乱状態であったり，不眠や食欲不振などの症状が1週間以上継続したりした場合は，医療機関等に相談することが重要である。

2）具体的な対応

①食欲不振，不眠，体調不良

　摂食については，その時に可能なものを摂ればよいことにし，無理をさせない。しかし，食欲がなくても水分だけは摂取しておくように伝えておく。

　睡眠については，眠れないのは過覚醒（人や動物は危機状況で生命を守るために心拍などの生理的興奮水準を上げるが，過酷な環境がある程度緩和しても生理的興奮が静まらない）のためであることを説明する。叱らずに添い寝をしたり，部屋の明るさを調整したりする。

　様々な体調不良の訴えには，その訴えを誠実に受け止めて手当てを行うとともに，話を十分に聴くことにより，苦痛を和らげたり守られているという安心感を与えたりすることが大切である。最初から心因性と決めつけず，必要に応じて医療機関につなげる。

②自責

「自分が悪いから罰が当たった」「自分があの時，〜していたら」などと自分を責める反応が出る。これが自責感であり，抑うつ状態を引き起こし，様々なストレス反応を収めていく自己回復力を損なう要因となる。「自然現象であり，あなたには責任はない」「自分を責める必要は一切ない」ことなどを伝えるとともに，現在のがんばっていることや良いところに目を向けさせ，それを認めたり褒めたりして支えることが必要である。

③災害ごっこ（フラッシュバック）

体が楽になるとトラウマ記憶が活性化し，記憶の蓋が開き始める。開けたくないのに開いてしまうのがフラッシュバックである。悪夢は夢の中でのフラッシュバックである。子どもたちの災害ごっこ（地震ごっこや津波ごっこ）もそうである。子どもは言葉で表出するのが難しいため，遊びで再演（侵入的想起というコントロール不可能な記憶の再現）するのである。これは凍り付いた記憶が溶け始めている，良いことが起こっていると受け止めることが大切である。この再体験反応への対処を誤ると，トラウマ反応は長期化する。大人が「そんな不謹慎なことはやめなさい」と叱ると，子どもはこころを閉ざしてしまうため見守ることが大切である。しかし，一方でその遊びを見てフラッシュバックを起こす子どももいることを押さえた対応が必要である。

④退行

まとわりついてきたり，災害の話を繰り返したり，むやみにはしゃいだり，今まで一人でできていたことができなくなったりするなどの言動や現象は，退行と呼ばれ，ショック後の回復の第一歩と捉えることが大切である。こころの根底に，不安，癒やされたい思い，現実を受け止められない歯がゆさなどがあり，子どもなりにどうにかがんばっている姿である。その大変さとがんばりを言葉で認めながら，受け入れ，付き合い，見守ることが大切である。「いいよ，付いて行ってあげる」「一緒に居てあげるよ」と声掛けをするなど受容的に対応していると，安心感が戻り子どもの方から徐々に離れていく。

3．災害後に必要な体験の段階モデル

阪神淡路大震災，インド洋大津波（インドネシア・アチェ），四川大震災（中国・四川省）など，災害後の子どもの心理支援に取り組んできた冨永[4]は，これまでのこころのケアモデルを洗練し，災害後に必要な体験の段階モデルを提唱した。これは，災害後のこころのケアにどのような体験が必要かという観点で構成したものである。

ここで，その内容を簡単に紹介する。なお，この段階モデルを基に東日本大震災での支援活動（子どもサポートプログラム）が展開され，その内容は岩手県総合教育センターのホームページ上に公開されている[5]。

【段階1：安全・安心】発災直後は，生理的・物理的安全を確保することが第一

であり，次に安否情報の確認である。1週間後くらいから，避難所という過酷な環境での睡眠の確保などストレスマネジメント支援が必要となる。

【段階2：心身のコントロール】1ヶ月後くらいから，眠れない時やイライラする時に活用できるストレス対処法の積極的な伝達，学校再開による友だちや教師との絆の再確認，授業再開による日常性の回復が進められる。この時期，目的と方法を子どもに伝えて避難訓練を行うことは，再び地震や津波が来た時に，自分の命を守る自信に繋がる。

【段階3：心理教育】授業再開2，3週間後に，安心と絆を深める活動と，ストレス対処についての心理教育が必要になる。悲しむ時と楽しむ時や，がんばる時と休む時の切り替えをすること，長続きするがんばり方などの大切さを体験的に理解させる。

【段階4：生活体験表現】日常性が回復する（通常の授業が展開される）につれ，「せんせいあのね」「壁新聞」「学校新聞」「3分作文」など，発災前から行っていた生活の表現活動を進める。災害体験に触れたい者は触れ，触れたくない者は触れなくてよい表現活動を大切にする。人には個々のペースがあり，各々の体験も異なる。自分の気持ちを話しても決して批判されず，受け入れられる温かな雰囲気ができると，安心して被災に伴う体験を表現し始める。

【段階5：トラウマ体験表現】個別相談といった一対一の関係性の中で，または「1年を振り返る」表現活動で，災害に伴う体験を表現し，分かち合う。この被災に伴う体験の表現は，防災教育の語り部へとつながっていく。被災に伴う体験に向き合うことは苦しく辛い作業であるが，この作業がストレス反応やトラウマ反応を軽減させる。

【段階6：回避へのチャレンジ】既に日常生活では安全にも関わらず，避けている場所や事柄について，トラウマの心理教育を進めながら，少しずつチャレンジしていくことを促す。学校行事や教材等で避けたいことがあれば，この回避へのチャレンジの必要性（ストレス障害になる要因の一つが強い回避）を共有し，子どもたちに分かりやすい言葉で伝えながら，教職員が一体となってトラウマに立ち向かっていくことが大切である。

【段階7：喪の作業】亡くなった人を偲ぶ会や植樹，追悼の会は，こころの中に亡くなった人を生かしていく喪の作業を進める機会になる。感謝の気持ちや思いを書き綴り手向けることは，辛いこころの作業だが，最後には安寧な気持ちをもたらす。辛いことに向き合う時と日常生活とを切り分けて前に進んでいくことが大切である。

4．予防的開発的支援の重要性

災害が起きてから支援することよりも，災害を未然に防ぐことが重要である。しかし，災害を完全に予防することは不可能である。そのため，如何に被害を最小限に止めるのかが現実的な対応として重要である。ここでは，子どもへの災害支援に

における予防的側面として心の減災教育，開発的側面として PTG（p. 287参照）への支援に触れておく。

(1) こころの減災教育

窪田ら[6]は，従来の防災教育におけるこころの問題の欠如を指摘し，こころの減災（心理的被害を減らす）という視点を大切にした「こころの減災教育」を提唱している。被災後の心理的反応，身体的反応，行動面の反応，記憶や思考の反応と，それに対してどのように理解し対処したらよいかについて前もって知っておけば，実際に経験した際にも必要以上の動揺や混乱を避けることができ，こころの減災が可能となる。

こころの減災教育プログラムとして，小学生用，中学・高校生用，成人用の3種を開発し，その効果について実証的に検証を行っている。具体的内容としては，「ストレス反応とリラクセーション法」「認知の修正」「信頼と協力」の3つのテーマから構成されている。

さらに，こころの減災教育を包括的災害支援モデルとともに包括的心理教育推進モデルにも位置づけて，その災害支援と心理教育における意義を深化拡充している。

(2) PTG への支援

飛鳥井[7]によると，自然災害の場合には，最終的に PTSD（心的外傷後ストレス障害：p. 287参照）と診断される被災者は10%以下と推定される。将来の希望を持てる子どもたちはさらに低いと思われる。災害をはじめとする困難な状況に遭遇しても，それを乗り越えて発達する子どもの健康的な側面である PTG（心的外傷後成長：p. 287参照）という概念がある。この視点は学校における災害後の復興教育を考える際にとても重要である。被災直後から精神科医や臨床心理士が中心となり子どもたちの心のケアに当たるが，教師の中には自分は何ができるのか戸惑う者も多い。PTSD の発症抑止と発症した子どもへの支援は，専門家に任せることが適切である。一方，大多数の子どもたちには PTG を促進させるような心理教育的支援が求められている。今後，専門家と連携した教師主導による PTG 教育が展開されることを期待したい。日本における PTG 研究は歴史が浅いが，貴重な知見が蓄積され発展してきている[8]。

［藤原忠雄］

●引用文献
1) 一般社団法人国土技術研究センター「意外と知らない日本の国土」（http://www.jice.or.jp/knowledge/japan/commentary09）2015.
2) 冨永良喜『大災害と子どもの心—どう向き合い支えるか』岩波書店，2012.
3) 静岡大学防災総合センター「支援者のためのこころのケアハンドブック」2010.
4) 冨永良喜『災害・事件後の子どもの心理的支援—システムの構築と実践の指針』創元社，2014.
5) 岩手県総合教育センター「いわて子どものこころのサポート」（http://www1.iwate-ed.jp/tantou/tokusi/h23_kokoro_s/kokosapo_top.html）2016.
6) 窪田由紀・松本真理子・森田美弥子・名古屋大学こころの減災研究会『災害に備える心理教育—今日からはじめる心の減災』ミネルヴァ書房，2016.
7) 飛鳥井望「PTSD になる人とならない人」『臨床精神医学』41巻2号，2012.
8) 宅香菜子『PTG の可能性と課題』金子書房，2016.

Ⅲ-3-2　事件・事故

1．学校安全と危機管理

　子どもたちが一日の大半を過ごす学校は安全でなければならない。文部科学省によれば，安全とは，「心身や物品に危害をもたらす様々な危険や災害が防止され，万が一，事件・事故災害が発生した場合には，被害を最小限にするために適切に対処された状態」[1]と定義されており，学校安全には，安全教育と安全管理の二つの側面が存在する。しかし，2001年に起きた大阪教育大学附属池田小学校での児童殺傷事件や，2011年の東日本大震災における津波により多くの生徒が亡くなった大川小学校のような大惨事をはじめ，いじめによる自殺や教師の不祥事，体罰問題など，学校の中で子どもたちの安全が守られていない状況も存在している。

　学校現場で生じる事件や事故などの危機には様々なものがある。上地（2005）の危機対応の事例マニュアルに挙げられている項目[2]には，不登校・児童虐待・性的犯罪被害・家族崩壊・自殺企図・いじめ・学級崩壊・校内暴力・学校事故（負傷事故）・物質（薬物）乱用・教師バーンアウト・殺傷事件・自然災害（大震災）・脅迫電話・教師のセクハラ・自殺死・校内への不審者の侵入事件・事故などがある。上地は危機について「①永続的ではなく一過性であって，②個人の通常の手段では解決ないし克服がきわめて困難な事態で，③個人の精神的混乱を引き起こす危険な状態」[2]であると定義している。また多賀谷（2007）は，「突然に自分がもっている解決手段や防衛手段を超えた大きな衝撃に遭遇した時，危機状態に陥る」[3]としている。そして，上地，多賀谷ともに，危機には不登校や虐待といった個人レベルの危機から，いじめや学級崩壊などの学校レベルの危機，そして殺傷事件や自然災害など地域社会レベルの危機に分けて考えることができるとしている。

　さらに上地によると，危機対応には３つの段階があるとしている[2]。第一段階は，危機事前対応で，「あらゆる危機の発生を事前に想定し，危機の発生を未然に防止するための予防的対策である」。第二段階は，危機発生時対応で，「危機発生直後に危機の被害を最小限に食い止め，迅速に危機を解決し，危機以前の安全な状態を早期に回復するために講ずる緊急の対策である」。そして，第三段階は危機事後対応で，「危機が一応おさまった段階で，危機を完全に解決ないし克服するための中・長期的な対策を含め，二次被害や危機の再発防止へ向けての対策，さらには危機の体験を通して得た教訓を生かした危機教育活動等である」。そして教育の場における危機管理には，「設備の充実を中心としたハード面と，教職員や保護者，関係諸機関による危機管理体制づくりや教育などといったソフト面」[4]（藤森：2009）があるため，どちらか一方の対策だけではなく，双方の相互補完的な対策が重要となってくる。

２．突然の事件・事故に遭遇した遺族の事例から

　事件・事故の多くは突然起こる。筆者は，2005年に起きたJR福知山線脱線事故で，突然大切な人を亡くすという事態に遭遇した遺族の悲嘆についてインタビュー調査を実施した。その際に見えてきた事件・事故後の初期段階における特徴について考えていきたい。ここで挙げるケースは遺された家族についてであるが，この事例から見える特徴を知ることで，学校現場での危機対応にもつながるのではないかと考える。

　特に事故後の初期に見られた特徴は，死別後に生じた様々な二次的ストレッサーである。最も多かった遺族の語りは，JRに対する怒りであったことはもちろんだが，それ以外の二次的ストレッサーとして，マスメディア，周囲の人々，遺族会，夫婦間，仕事等があった。初期の段階で被害者への想い以上に二次的ストレッサーについての語りが多かったことについては，調査者である筆者と協力者とのラポールが築けていないことによるとも考えられるが，遺族にとって二次的なストレッサーが大きく影響していることは一つの特徴といえる。

　その中でも，語られた割合が多かったのがマスメディアについてであった。Aさん夫妻は，娘との死別による衝撃を体験している最中に，様々な場面をマスメディアに無断で撮影され，その映像がテレビで流されてしまったのである。また，マスメディアに娘の部屋を撮影されてしまい，その映像がテレビで放送された後，その報道を見ていた視聴者が書き込んだインターネットの掲示板の書き込み内容からも大きな精神的被害を受けていた。これらが原因となって，Aさん夫妻は大きなストレスを抱えていたのである。現代社会では，マスメディアが「知る権利」を根拠に，被害者のプライバシーを無視し一方的に私人の悲しみの心情を流出させているだけでなく，さらに不特定多数の周囲の人々が，インターネットで噂話や事実に基づかない一方的な意見を流布させており，この問題を一層複雑にしている。

　私たちは日常生活を送る中で，突然大切な人を喪うことなどほとんど予期していない。さらに，日常生活の中でマスメディアと接する機会もほとんど持っていない。Aさん夫妻は突然の娘の死に対応しなければならない苦痛に加え，初めて接するマスメディアにも対応しなければならないという，非常に困難な状況の中に放り出されてしまったのである。そして，自分たちが知らない間に様々な映像や情報がマスメディアを通して流れてしまっていることに気づいた。まさに，その事実も彼らにとっては非常に大きなストレスになっていたといえる[5]。

　大切な人の突然の死に遭遇した遺族にとっては，予期可能な死とは異なり，その死に対して感情面でも物理的な面でも様々な準備ができていない。そのような状況の中で，配慮に欠けた様々な二次的ストレッサーが出現し，遺族は大きな影響を受けることになる。学校現場で生じる事件・事故の場合においても，子どもたちにこのような二次的ストレッサーが発生する可能性があることを理解しておく必要がある。通学している児童生徒に対して突然カメラが向けられ，子どもたちがインタビューに答えてしまう映像が時折見られる。取材を受けた子どもたちにとって，取

材を受けた経験が二次的ストレッサーにならないようにするためにも，私たちの周りにはマスメディアを含む周囲の人々の反応があること，そしてその反応には自分たちの意に添わないものもあることなどを事前に教育することが大切である。

　他者のストレッサーになってしまうのも人間だが，ストレッサーにならないように対応することができるのもまた私たち人間なのである。そのためには，相手の立場に立って考えてみること，そして相手に対する配慮ができるか否かが最も重要である。加えて，周囲の人々は自分とは異なった準拠枠組みを持っているということ（人はそれぞれが自分の基準を持っていること）を，子どもたちに理解させておきたい。

３．子どもたちを危機的状態に陥らせないために

　事件・事故，自然災害などの出来事が生じた場合でも，その後個人の心が危機的状態に陥らないためにはどのような対応が必要であるかを，家族の危機発生に関する「ABC-X モデル」をもとに考察する。これはアメリカの家族社会学者ヒル（Hill, R. 1949）が提唱したモデルで，第二次世界大戦に出征した兵士の家族を対象に，兵士との離別と帰還による家族の再統合の過程を詳細にとらえ，家族の危機発生についての要因の関連を示したものである。

　A はストレス源となる出来事，B は家族がもつ危機対応資源，C は出来事に対する家族の意味づけ，X は危機を表している。つまり，「A 要因（ストレスとなる出来事の種類，あるいはそれがもたらす困難性）は B 要因（家族の危機対応資源）と相互作用し，また C 要因（家族がその出来事に対してもつ意味づけ）と相互作用して，X（危機状況）をもたらす」[6]というものである。

　このモデルの特徴は，ストレスとなる出来事（A）が直接的に危機状況（X）をもたらすとは考えない点にある。すなわち，類似の出来事が生じても，家族によって衝撃や回復の時間に違いがあったことから，その違いを説明するために A 要因（ストレスとなる出来事）と X（危機）との間に B と C という二つの要因を媒介的変数として介在させたのである。衝撃を受けても，その家族に危機対応資源（B 要因）が豊富に備わっていれば，危機を防ぐことができると考えている。B 要因には，①家族メンバーの個人的な資源（経済力・教育・健康・性格など）や，②家族の適応能力や凝集性，過去に危機を乗り切った経験など，③親族や周囲の人々など外部から提供される社会的な支援，④ストレスへの対処の仕方などが含まれている[7]。C 要因とは，家族メンバーがその出来事をどのようにとらえるかという認知的要因のことである。つまり，ストレスとなる出来事が直接家族の危機となるのではなく，危機に対応する資源の有無や，出来事を家族メンバーが危機であるとみなすか否かによって，危機の顕在化が決まるのである。

　このモデルをもとに，もう少しわかりやすく考えるために AB − X で考えてみたい（図１）。まず，（A）とは，教育現場において生じた事件・事故である。そして（X）とは，その後生じるであろう危機である。ヒルのモデルと同様に，（A）

図1 危機考察の枠組

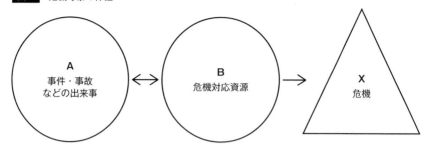

の事件・事故が直接的にその後の危機（X）をもたらすのではなく，そこには（B）という危機に対応するための資源が介在していると考える。例えば，児童・生徒の自死という出来事（A）が起きた場合，その友人やクラスメイトなどの悲嘆の長期化や複雑化，または後追い自殺といった危機（X）に至ることを防ぐためには，学校現場にいる大人が，どれだけ子どもたちの変化に気づき，子どもたちの立場に立って考えることができるかということが危機対応資源（B）になると考えられる。（ただし，実際にはC要因であるその出来事を当事者がどのように意味づけているかということとも相互作用すると考えられる）。

　文部科学省が実施している「児童生徒の問題行動等生徒指導上の諸問題に関する調査」[8]によると，平成27年に学校から報告があった児童生徒の自殺総数は215人で，そのうち小学生は4人，中学生は56人，高校生は155人となっている。頻繁に起こるわけではないが，筆者が本項目執筆中に子どもの自死のニュースを4件も目にしたことからも，子どもが自ら命を絶つことが実際に起きているのが現状なのである。藤森（2009）は，児童・生徒の自殺の影響について，自殺の直接曝露があったかどうかや，その後の連鎖を防止すること，そして遺された児童・生徒の喪失体験について注意をする必要があるとしている[9]。

　このような事件・事故後の危機に子どもたちを陥らせないためには，どれだけ教師が「危機対応資源」になれるかが重要となってくる。危機対応資源には教師一人ひとりの力だけではなく，教師や養護教諭，カウンセラーなどが常に連携を取り，様々な生徒の情報を共有しておくことも含まれるだろう。担任や学年主任，養護教諭，スクールカウンセラーなどが，普段からそれぞれの立場で気になる児童生徒の情報を共有し，危機に陥らないための対応資源を増やしておくことは，危機的な事態を防ぐことにもなる。各々の児童・生徒は個性をもって存在しているので，同一の出来事に対しても反応の仕方は異なることが予測される。そのため，個別児童・生徒に関する十分な特性把握（資源蓄積）をしておくことが重要なのである。

4．こころのケア

　最後に，もし二次的なストレッサーによって困っていたり，危機状態に陥った子

どもたちがいたりする場合，その子どもたちに必要なこころのケアについて述べる。児童・生徒の自死という危機だけではなく，学校内外で生じる事件や事故，災害の発生時及びその後は，子どもたちはこころの不安や多様な行動の変化が現れる可能性が高い。小澤（2010）によれば，「心のケアでは，外傷後ストレス障害（PTSD）の発症を予防することが重要な課題ではあるが，危機的事態に遭遇した人びとのさまざまなストレス反応や精神的混乱からの回復，喪失体験の克服や生活再建への心理的援助，援助者が受けるダメージのケアなども含まれる」[10]としている。

文部科学省が作成している『「生きる力」をはぐくむ学校での安全教育』[1]の中には，子どもたちへのこころのケアの対応内容や方法がまとめられている。事件・事故，災害の特性や子どもたちの発達段階，こころのケアが必要な程度等により異なるが，学校種別等にみた対応例が挙げられている。例えば，小学生への対応には「遊びや身体活動の機会を与える」や「できるだけ言葉かけをし，手伝い等を通じて触れ合う機会を多くもつ。また，できるとほめて，自信をもたせる」[1]などが挙げられている。中学生・高校生への対応も含めまとめると，安心感を与えること，見守ること，そして友人と遊んだり趣味やスポーツに積極的に取り組むように声掛けをしたりするなどとなっている。

しかし，これらは対応の一例であって，その前提として最も重要なことは，教師が子どもとの信頼関係を構築できている点である。信頼構築は一朝一夕に出来上がるものではない。だからこそ，日頃から子どもに正直に，注意深く向き合い，相手を理解し，子どもの変化を見逃すことのないよう注意を払うことが大切なのである。

［米田朝香］

●引用・参考文献
1) 文部科学省『「生きる力」をはぐくむ学校での安全教育』2010.
2) 上地安昭編『教師のための学校危機対応実践マニュアル』金子書房，2005.
3) 多賀谷篤子「子どもをめぐる事件・事故―学校を中心として」『こころの健康』22（2），17-23，2007.
4) 藤森和美編『学校安全と子どもの心の危機管理　教師・保護者・スクールカウンセラー・養護教諭・指導主事のために』誠信書房，2009.
5) 小川浩一・米田朝香「突然死に遭った遺族の二次的ストレッサー―JR福知山線脱線事故の遺族の語りから―」『東海大学紀要　文学部　第87輯』東海大学出版会，2007.
6) 石原邦雄『家族と生活ストレス』財団法人放送大学教育振興会，2000.
7) 森岡清美，望月嵩共著『新しい家族社会学　三訂版』培風館，1993.
8) 文部科学省「平成27年度　児童生徒の問題行動等生徒指導上の諸問題に関する調査」（http://www.mext.go.jp/b_menu/houdou/29/02/1382696.htm　2017年7月2日閲覧）.
9) 藤森和美『学校トラウマと子どもの心のケア　実践編　学校教員・養護教諭・スクールカウンセラーのために』誠信書房，2015.
10) 小澤康司「総合的援助体制の構築」藤森和美編『学校トラウマと子どもの心のケア　実践編　学校教員・養護教諭・スクールカウンセラーのために』誠信書房，2010.

Ⅲ-3-3　喪失・悲嘆

1．喪失とは

　喪失とは「(何かを) なくすこと，失うこと」[1]をいう。失う対象には様々なものがあり，私たちは生涯を通じて様々な対象を得る一方で，同様に多様な対象を失いながら生きている。小此木 (1998)[2]は喪失の対象として大きく3つに分類し，森 (1992)[3]は，悲哀の起源となりやすい対象として5つを挙げ，高木 (2011)[4]は，悲嘆の原因となる喪失対象を7つに分類している。それらをまとめると喪失の対象には，①「人物」の喪失 (近親者の死や愛する人物との別離)，②「所有物」の喪失 (大切にしていた物や飼っていた動物など)，③「環境」の喪失 (引っ越しや転校，地位や役割など)，④「身体」の喪失 (失明や脱毛，癌による臓器の摘出など)，⑤「目標や自分の描くイメージ・自尊心」の喪失などがある。高木 (2011) は，東日本大震災後に「社会生活における安全・安心」[4]の喪失という項目を追加している。これらの分類は対象についてのものであり，慣れ親しんだ人や物の喪失や環境の喪失などは生きていく中で誰もが経験することである。しかし，対象喪失として起こる出来事の受け止め方には個人差があり，同じ対象を失ったとしても，その喪失が本人にとって大きなものとなるか小さなものとなるかには違いが生じる。すなわち，私たちが着目すべきなのは，喪失が単純に対象を失うという事実だけではなく，その結果生起する心の状態変化なのである。

　また小此木 (1998) は対象喪失を，愛する人の死や失恋，転勤など，自分のこころの外にある人物や環境が実際に失われる経験は「外的対象喪失」とし，これに対して思春期の親離れ (理想化していた父・母のイメージを失う) などのようにその人物のこころの中だけで起こる経験を「内的対象喪失」として区分している[2]。このように，喪失とは広範な概念なので多様な分類の仕方が存在するが，共通している点としては，個人差があるにせよ対象を喪失するということは，それが結果として当事者にとってストレスや悲嘆の原因となるということである。とりわけ，大切な人を亡くすという喪失体験は，悲嘆現象の最大の要因となる。

2．子どもの悲嘆

　子どもの悲嘆について山本・山下 (2014) は，「子どもは大人と同じように，悲嘆する。一方で，発達段階に応じて異なる悲嘆の仕方がある」[5]としている。死の理解についても年齢や発達によって異なり，近藤 (2003) は，Nagy (1986) の子どもの死の意識を表1にまとめている[6]。子どもの悲嘆の特徴については，様々な研究がなされており，例えばWorden (2011) は，「児童期や思春期に親を亡くすと，子どもは適切な形で嘆き悲しむことができず，人生の後になって，抑うつの症状を

表1 死の意識の3段階

第1段階（5歳以下）	第2段階（5〜9歳）	第3段階（9歳以上）
死の不可逆性を理解できない。例えば，死は旅立ちであったり眠ることである。また身体的な死の事実は知っているが，それを命と分けて考えることができない。	死の不可逆性を理解できるが，すべての人に起こるものとは理解できず，また死を擬人化している。6歳半のある少年は「死は悪い子どもを連れ去ったりする。死は雪のように白い。どこにいても白く，邪悪で子どものようなことはしない。」と表現している。	人間にとって死は避けられないと理解する。例えば，9歳半のある少女は「死は人生の終末です。死は運命です。死は地球上の人生の終わりです。」と述べている。

呈し，成人期に親密な関係をつくることができない場合がある[7]」と述べている。また，親や兄弟・姉妹などの大切な人を亡くした子どもやその親などを対象にグリーフワークを実施している Schuurman（2012）は，18歳までに親を亡くした子どもとそうでない子どもを比較し，死別を体験した子どもの「七つの症候」[8]を挙げている。すなわち，①不安と恐怖が異常に高まる，②重度の抑うつ，③健康上の問題と事故の増加，④学業成績の低下，⑤自己評価の低下，⑥人生の出来事をコントロールできないという感覚の高まり，⑦後の人生において悲観的になりやすい，ということである。Harvey（2003）は「大学生くらいの年齢の若者は，親や兄弟をなくしたことについて話したり表現したりする機会をほとんどもたない」[9]と述べており，「こうした若者はしばしば，話をする機会がないことが長期にわたる悲嘆の原因となっていること，また，喪失の経験が長く続いていることを気にかけてくれる人がほとんどいないことを指摘している」[9]と述べている。

　死別を体験したことのある大学生を対象に筆者が行った調査結果（2007）からも，他者に対して死別の悲しみを表出したいという意思をもっていた学生が約3割いたことがわかっている。そのうちの過半数の学生が，悲嘆感情の表出機会が「あまりなかった」または「全くなかった」と回答していた。この結果から，大学生までに大切な人との死別を経験した子どもたちは，少なくとも悲嘆感情を自然に他者に表出する機会をあまり持っていない傾向にあることがわかる。他者に対して「話せなかった」または「話さなかった」と回答した学生の理由を自由に記述してもらった結果でも，共通していた理由として「話す機会がなかったから」が挙げられており，受動的な意味合いの「話せなかった」という答えにも，能動的な意味合いがある「話さなかった」という答えからも，彼らが話す機会を十分にもっていないことがわかる。さらに「話さなかった」という理由には，「自分より大変な立場にいる母に話すことに気が引けたから」「母と祖母はもっとつらいと思ったら，話しかけたりしてはいけない気がした」といったような意見があり，死別体験後の生活の中で他の家族成員に対して様々な配慮をしていることで，彼ら自身の悲嘆感情を表出する機会を失っていることがわかった[10]。

　また倉西（2012）は，親と死別した遺児への調査から，「遺児は親との死別によって他者との間で疎外感を持ち，遺児である自分とそうでない他者との間に「違い」を感じるようになる。」[11]としている。死別を体験していない他者と自分との違いを

感じることで孤立が高まり，他者に相談することや話す機会を失うことにもつながるのである。

３．子どもの悲嘆に寄り添う―学校の中でできること―

　山下（2014）は，中学教員に聴き取りを実施し，子どもの悲嘆とその子どもの学校での反応についていくつかの事例を挙げている。その中には，親が癌になったA君は「「幸せそうなやつを見ると腹が立つ」といってクラスメートへの暴言・暴力から始まり，エスカレートして他人の弁当のおかずを手づかみで取って食べまわるようになった」[5]という。また，高校生の兄を自死で亡くしたB君は，もともと大人しい生徒であったが，「本人は何事もなかったかのように学校生活を送っていた」[5]という。他には，母親を亡くした後に先生にべたつくようになった事例や，兄の死をきっかけに不登校になった事例なども示している。A君のように悲嘆が行動に出てくる場合や，B君のように悲嘆を表出しないまたはできない場合もある。大人もそうだが，子どもの悲嘆も個体ごとに表出の方法が異なる。

　そして，山下（2014）は事例のまとめとして「家族の死は，家族全体に役割移行を生じさせ，家族全体の力動の中で子たちは喪失とそれによる悲嘆を経験している」[5]，「学校においては，悲嘆家族への対応に関する手引書・マニュアルのようなものがあるわけでもなく，悲嘆家族への対応は教育現場の個人的な裁量に任されている」[5]と述べている。米田（2014）が実施したインタビュー調査の中でも，父親を亡くした場合には，子どもは父親が遂行していた役割を代替していることがわかった。"生活面で言ったら，本当にお父さんに全部頼っていた部分があって，それを私とかお母さんとか妹とかで分担しなきゃいけないっていうのがあって，そういう面でお母さんができないところを私がやらなきゃいけないって思ってて。私が勝手に思ってて。手続きの方法だったりとか。（Cさん）"。

　Cさんの語りから，父親の役割移行という変化によって困難を感じているとも考えられるが，父親の役割を代替することによって父親の価値を自己の中に内面化し，父親との関係を心の中で継続させるための一つの方法としているとも考えられる[12]。心の中で親との関係を持ち続けることが，親を亡くした子どもたちの立ち直りの助けになるという考え方について，Schuurman（2012）は「亡くなった親との心理的な関係を形を変えて維持できる子どもは，立ち直る力がより強い」[8]と述べている。Klass（2012）は，「悲嘆の解決は故人との積極的な交流を含みうること」[13]ともしている。そのため大人は，子どもが亡くなった人との関係を継続できるように援助することが必要である。そのためにはまず，子どもたちがいつでも自分の思いを話せる安全な場所を提供することである。悲しむことも，家族の中での役割変化があることも含めて，そこには亡くなった人との関係が継続されていると考えられる。

　しかし，学校では教師が子どもの悲嘆にどのように向き合えばよいのか不確定な現状にある。前述のCさんは，"私のいないところで，私の許可を取らずに担任の

先生が言っちゃったんですよ。私の父が亡くなったっていうのを。私の妹の担任は言わなかったんですけど、まぁそれが普通だと思うんですけど。それは最悪だと思いましたね。"と話してくれた。担任は悪気があったわけではないだろうが、結果的には悲嘆の最中にあるCさんを傷つけることになってしまったのである。このケースもそうだが、教師は死別体験をした子どもときちんと話をすることが大切である。子どもだからわからないだろうと考えるのではなく、子どもが今どのような気持ちでいるのか、そして学校にどのような対応を望んでいるのかをゆっくり聴くことが重要である。

4．まとめ

　子どもにとっては、死別の悲嘆について話せる機会が少ないということを述べてきたが、誰もがいつでも話を聴いて欲しいと思っているわけではない。逆に死別体験について他者に話をすることが困難な場合もある。大切な人との死別体験を語るということは、同時にその人の死を認めなければならないからである。倉西（2012）の調査の中でも、「父親の死を人には言えず「元気です」と偽ることもあった」[11]という遺児のケースを挙げている。倉西は、「言葉にしてしまうと「死」であり「喪失」であるということに限定されてしまうようであり、その複雑な思いは言葉では「伝えることができない」と体験したのではないだろうか。」[11]と考察している。つまり、当事者が安心して安全に死別について話ができる機会を提供することも重要ではあるが、死別の悲しみを他者に話すということは、同時に大切な人の死を認めることにもつながるため、当人にとって非常に複雑であるということを理解しておく必要がある。

　筆者がこれまでに学校現場で行ってきたカウンセリングの中でも、死別の悲嘆に関する相談が何度かあった。友人を突然の事故で亡くしたDさんは、年に一度、友人の命日になると相談室を訪れるのである。これは、記念日反応といわれているものであり、「故人の亡くなった日や誕生日、故人との結婚記念日などが近づくと、故人がまだ生きていた頃の記憶がよみがえり、気分の落ち込みなどの症状や反応が再現される」[14]（坂口：2010）というものである。友人を亡くして2年目に相談室を訪れた際には、以前は友人のことをずっと考えていたが、最近では考える時間が少なくなってしまったことや、自分が新しい仲間と楽しい生活を送ってしまっていること、そんな自分が亡くなった友人に対してとても申し訳ないと思ってしまうとDさんは語ってくれた。私たちは、故人のことを想い悲しみの中にいたいと思っていても、日々新たな生活の中で生じる様々な出来事や変化にも対処しながら生きているのである。その中で故人のことを想い出す機会が減ることで、罪悪感が生じてくるのである。

　Stroebe & Schut（2001）は死別への二重過程モデルを示し、死別体験後の日常生活において「喪失志向」と「回復志向」という2種類のストレッサーがあるとしている[15]。喪失志向コーピング（対処）は死別体験自体に対応したり集中したりす

ることを指し，回復志向コーピング（対処）は悲嘆からの気のそらしや，生活を立て直していくために必要な様々な手配を行うことなどが含まれている。一度に喪失志向と回復志向の両方のコーピングに取り組むことは不可能であり，これらの二つの局面を行ったり来たり揺らぎが適応的なコーピングの基礎となると述べている。私たちは，常に喪失志向への対処をしているだけではなく，新たな生活の中での対処にも取り組み，双方の間を揺らぎながら適応していると考えられる。つまり，揺らぐことは悲嘆への適応的な対処でもあると考えられるのである。

　これまで，喪失体験の中でも特に死別による悲嘆について述べてきたが，学校現場での喪失体験には，両親の離婚や別居という事態に起因する喪失体験の出現頻度が高いと想定される。この場合も同様に，まずは子どもが安心して思いを話すことのできる機会を提供すること，そして，家族内での役割移行の問題や，他者との違いを感じ自ら孤立してしまうことのないように，周囲の大人が注意深く対応していくことが重要になってくる。何より，どのような喪失を体験した子どもたちに対しても，その周囲にいる大人たちが，相手を思いやることのできるこころの豊かさを持つことが最も大切なことだといえる。

[米田朝香]

●引用・参考文献
1) 新村出編『広辞苑第6版』岩波書店，2009.
2) 小此木啓吾「対象喪失とモーニング・ワーク」松井豊編『悲嘆の心理』サイエンス社，1998.
3) 森省二『子どもの対象喪失―その悲しみの世界―』創元社，1992.
4) 高木慶子『悲しんでいい　大災害とグリーフケア』NHK出版，2011.
5) 山本佳世子・山下文夫「家族を亡くした子どもの悲嘆」高木慶子・山本佳世子共編『悲嘆の中にある人に心を寄せて―人は悲しみとどう向き合っていくのか―』上智大学出版，2014.
6) 近藤卓編『いのちの教育　はじめる・深める授業のてびき』実業之日本社，2003.
7) Worden, J. W 著，山本力監訳『悲嘆カウンセリング―臨床実践ハンドブック』誠信書房，2011.
8) Schuurman, D.「お父さんは何を考えているのだろう―親を亡くした子供たちへ」カール・ベッカー編著，山本佳世子訳『愛する者との死とどう向き合うか―悲嘆の癒し』晃洋書房，2009.
9) Harvey, J. H 著，安藤清志監訳『悲しみに言葉を―喪失とトラウマの心理学』誠信書房，2003.
10) 米田朝香「青年期後期またはそれ以前に生じた死別体験に関する予備的研究」『東海大学大学院紀要コミュニケーション学研究』第1号，32-51，2007.
11) 倉西宏『遺児における親との死別体験の影響と意義―病気遺児，自死遺児，そして震災遺児がたどる心的プロセス―』風間書房，2012.
12) 米田朝香「死別体験者の悲嘆を考える　大学生へのインタビューを事例として」近藤卓編『基本的自尊感情を育てるいのちの教育』金子書房，2014.
13) Klass, D.「娘は私に走って欲しかったはずだ―亡き子との絆は続く」カール・ベッカー編著，山本佳世子訳『愛する者との詩とどう向き合うか―悲嘆の癒し』晃洋書房，2009.
14) 坂口幸弘『悲嘆学入門―死別の悲しみを学ぶ』昭和堂，2010.
15) Stroebe M & Schut H 著，富田拓郎・菊池安希子監訳『喪失と悲嘆の心理療法―構成主義からみた意味の探究』金剛出版，2007.

Ⅲ-3-4　PTSD と PTG

1．PTSD の概念

2011年 3 月11日に，東北地方を中心として甚大な被害を及ぼした地震と，それに続く津波による被害，さらには福島第一原子力発電所の事故など，想像を絶する被害が突如として私たちの上に襲いかかってきた。

何らかの事故や事件などの現場に遭遇したりすると，そのことが頭を離れず精神的に大きなストレスを生じることがある。こうしたこころに傷を負うような過酷な体験などの直後から一定の症状が起こった場合，それは急性ストレス障害（ASD；Acute Stress Disorder）の発症を疑う必要がある。

現実感がなくなってぼうっとしたり，その原因となった時のことを思い出せなかったり，孤立感などに襲われたりする。また，逆に繰り返しその時のことが思い出されたり，夢や錯覚などで一種の再体験をする。あるいは，そのことを思い出させるきっかけとなりそうなもの，たとえば会話や活動，場所，人物などを避けようとする。さらには，睡眠障害や集中困難，過度の警戒心やちょっとした出来事に過剰に驚くなど，普通とは異なった反応が見られたりする。

ASD の症状は，こころに傷を負うような体験をした直後から始まり，数日から 1 か月ほど続くことがあるとされている。さらにその症状が 1 か月を過ぎても続いている場合には，外傷後ストレス障害（PTSD；Post-Traumatic Stress Disorder）と診断されることがある。

ASD と似たような症状を呈するが，子どもは外傷体験の場面を再現するような遊び（たとえば"津波ごっこ"）を繰り返したりすることがあったり，内容のはっきりとしない恐ろしい夢を見たり，実際に外傷体験が再現されているように感じたり行動したりすることもある（p. 272参照）。

PTSD は，もともとは1960年代のアメリカでベトナム戦争の帰還兵の問題として注目されるようになった。わが国では，1995年の阪神淡路大震災をきっかけとして知られるようになってきた。また，直接被害を受けた人々の PTSD だけでなく，救援に駆けつけた対人援助職（医師，看護師，心理士，自衛官，消防官，警察官など）やボランティアの人々の PTSD も大きな問題となってきている。

2．「良い」ストレスと「悪い」ストレス

ストレスが深刻で病気になることもあるのならば，ストレスのない社会，ストレッサーからの影響のない暮らしができればどれほどよいであろうか。はたして，そうした社会や暮らしなど可能であろうか。つまり，ストレスには「良い」ストレスと「悪い」ストレスがある，と考えることができるのではないだろうか。言い方

を変えれば,「必要な」ストレスと「不必要な」ストレスといっても良い。

たとえば,スポーツ選手がより運動能力を高めるために筋力トレーニングをしたり,走りこんだりすることを考えてみよう。あるいは,勉強の成績を上げるために,計算問題を解いて練習したり,英語の単語を覚えるために苦労することもある。これらの例は,身体やこころにストレスをかけているともいえるのであって,いわば「必要な」ストレスの例であると考えられる。

このように適切かつ適度なストレスは心身の鍛錬になり,そこからより強く適応的な状態へと成長していく可能性もある。最近では,心理的なストレスに対して耐える力や,さらにそこから回復する力について大きな関心が集まり,研究も進められている。その一つの成果がレジリエンス(Resilience:精神的回復力)の概念で,「困難で脅威的な状況にもかかわらず,うまく適応する過程,能力,および結果」と定義されている[1]。

さらに,過度なストレッサーにさらされPTSDを発症するような状況に直面しても,すべての人が病的な状態になるわけではない。事実,アメリカ精神医学会が作成した精神疾患の診断基準を示した『DSM-Ⅳ-TR』によればPTSDの発症率は50-30%とされていた。

すなわち,PTSDを発症せずに,なんとか適応的に生活を続ける人もいれば,さらには以前にも増して成長を遂げる人もいる。もちろん,ストレスによって成長することができるなどという,単純な問題ではない。場合によっては,辛く困難なPTSDを発症しつつもがき苦しみながら,少しずつ回復しさらには成長を遂げる人もいるということである。

そもそも,古今東西の物語や映画,演劇,絵画,音楽などの表現芸術のテーマは,そうした物語だったのではないだろうか。主人公が,過酷な運命に翻弄されつつも,それに耐え,やがてそれを乗り越え成長していく姿に,私たちは自らの生き方を重ね,共感し希望を見出してきたのかもしれない。

3. 研究対象としてのPTG

ただ,そうした人間の生き様が,これまでは医学や心理学などの科学の研究対象になっていなかった。そのことに注目して,データに基づいた現代科学の手法で調査研究を進め,そうした人間のこころの働きをPTG(Post-Traumatic Growth;心的外傷後成長)として概念化する動きが1990年代のアメリカで始まった。わが国でも,ようやく2000年以降本格的に研究が始まってきており,いくつかの成果が出始めている[2]。

こころに傷を負うような出来事は,日常的に誰でもが繰り返し体験していることである。もちろん,極めて個人的で内的な体験ゆえに,他者と比較してその強弱や高低を安易に議論することはできない。同じ個人がこころに傷を負うような体験を繰り返したのであっても,それらを比較することには注意が必要である。個人は,基本的に成長を続けており,以前のままではないからである。ましてや,そうして

各々が変化を続けている二者の経験を比較することなど，ほとんど意味がないと言わざるを得ない。

しかしながら，今日の私たちの科学の発展は，再現性を大切に守りつつ発展してきたといっても過言でない。もし同じ条件で，同じ個人のこころの状態を測定した時には同じ得点になること，それが尺度の信頼性であり，別の言い方をすれば再現性である。PTG が科学の範疇での発展をするためには，客観的な方法と手段で，少なくとも二つの得点の比較をする必要がある。同じ個人の11月と12月の得点を比較したり，同じ時点での複数の人々の得点を比較したりすることができなくてはならない。そのために，信頼性に優れた尺度の開発が不可欠になってくるのである。

本来固定的でなく流動的な人のこころのありようを，複数の得点間で比較しようという，ある意味で矛盾をはらんだ作業が，心理学の研究方法の基本にはある。こうした科学的な心理学研究の発展の流れの中で，1990年代に入ってから PTG の研究が急速に進んできた。いわば，物語や芸術の世界で語られたり，日常生活の場面で経験的に知られていた「PTG」が，科学的な心理学の土俵の上で考察・検討されるようになってきたのである。

4．PTG のプロセス

PTG は，どのような過程を経て生じるのか Calhoun[3] らは図 1 （p. 290）のモデル図を示している。モデル図の流れは，「外傷を受ける前の個人」が外傷を受けてからの議論になっている。当然ながら「外傷を受ける前の個人」がどのようなパーソナリティを有し，どの程度のどのような種類のソーシャル・サポートを持ち，どういった思想・信条・信仰などを持っていたかで，外傷を受けてからのこころのありようは大きく違ってくると思われる。

ここでは，モデル図の流れに沿って見てみることにする。まず「外傷体験」の後には「挑戦」が行われる。「外傷体験」と格闘する，あるいは戦うといっても良いかもしれない。より具体的には，「嘆きの管理」「信念や目標」「物語」として表現される。外傷体験による苦しみや悲しみを嘆きながら，それを自分なりにどう「管理」するか，どのように扱うか，どう整理するかといった「挑戦」がなされるのである。

また，その苦しみや悲しみが，自身の「信念や目標」をどのように阻害し揺り動かすのか，といったことの「挑戦」でもある。さらには，その苦しみや悲しみを，自分なりの新たな「物語」として整理し意味づけるという「挑戦」でもある。こうした「挑戦」は，外傷体験の直後から試みられることになるが，それは極めて困難を伴う作業であろうと考えられる。

「挑戦」に続いて，「沈思黙考・反芻」の段階になる。これは，「ほとんど無意識的・侵入的」に生じるといってよいであろう。外面的には，無感情・無感動で自分だけの世界に閉じこもったように見えるかもしれない。しかしその間，当の本人のこころの中では，外傷体験が無意識のうちに侵入的に再体験され続けることに

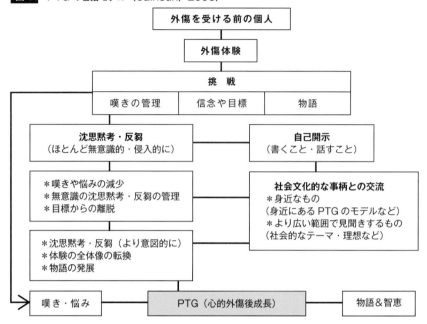

図1 PTGの包括モデル（Calhoun, 2006）[3]

なる。時間が刻一刻と過ぎていく現実の世界に生きていながら，その内面世界は過去の外傷体験の追体験で満たされ，押し寄せては引いていく波のようなことが，果てしなく繰り返される。

一方，この「沈思黙考・反芻」と並行して，それと一見相反する「自己開示」という行動がみられることもある。具体的には，「話すこと・書くこと」で自分の思いが表現される。ただ，それが必ずしも他者へ向かって開放的であるとは限らず，独り言のように語られたり，日記や手記のような形であらわれたりする。いずれにしても，心の内面が言語化されて表現され，外在化されることになる。こうした自己開示がなされることで，はじめて外界の「社会文化的」な事柄との交流が可能になる。

ひとつには，「身近なもの」として「身近にあるPTGのモデル」との比較・対照をすることで，自分の場合はどうすればいいのか，どうなっていくのか，どう考えればいいのかなど，様々な具体的な検討が可能になる。また，「より広い範囲で見聞きするもの」として「社会的な理想・テーマ」などを参照し，それに比べて自分の抱える苦しみや悩みにどう対処するべきかなどが検討される。

こうした流れとは別に，「沈思黙考・反芻」を繰り返しているうちに，ある意味では自然な時間の経過とともに，「嘆きや悩みの減少」が風化していくように感じられたり，「無意識の沈思黙考・反芻の管理」ができるようになったり，さらには「目標の離脱」が図られ，いわばより楽な生き方を探ることができるようになるか

もしれない。

　ここまで来ると，より意図的な「沈思黙考・反芻」によって，積極的に事態を整理しようとするようになる。また，「体験の全体像の転換」を図り，たとえば，ただ受身的に被害者として運命に翻弄されていた自分から，事態に積極的にかかわり自分にできることがあることを発見し，それを具体化する道を探ったりできるようになる。そして，自分の体験の「物語の発展」が可能になり，現在を受け入れ将来への展望を持てるようになる。こうして「PTG（心的外傷後成長）」の段階へと進むというわけである。

［近藤卓］

●引用文献
1）小塩真司「レジリエンスの理論と測定」『PTG　心的外傷後成長』金子書房，2012.
2）近藤卓「PTG の概念と理論」『PTG　心的外傷後成長』金子書房，2012.
3）Calhoun, L. G. & Tedeschi, R.G.：The Foundations of Posttraumatic Growth：An Expanded Framework. Handbook of Posttraumatic Growth. Lawrence Erlbaum Associates，2006.

Ⅲ-4-1 身体的健康と学校メンタルヘルス

1．学校教育における健康

　WHO憲章（World Health Organization：世界保健機関）による健康の定義では，その前文において，「健康とは，病気でないとか，弱っていないということではなく，肉体的にも，精神的にも，そして社会的にも，すべてが満たされた状態にあることをいう」と明記している（日本WHO協会訳）。原文の英語では，「Physical」「Mental」「Social」という各単語を使用しており，これらのすべての要素が揃うことによってウェルビーイング（well-being）な状態であるということが表現されていることから，全人的な観点から，総合的に健康状態というものを捉えるというのが，現代社会における人間の健康観であると考えられる。

　例えば，日本においては，健康増進法（2002年制定，2014年改定）に基づき策定された「健康日本21（国民の健康増進を総合的に推進するための基本方針）」において，「健康が総合的なものであることを考えると，身体的な健康とこころの健康を統合した全人的なアプローチが重要であり，そのためには，日常生活全般を視野に入れ，習慣や行動の形成や維持についての原理を明らかにする行動科学を理解し，それに基づく方法を導入する必要がある」と記している。これは，WHO憲章の健康定義と同じく，身体とこころの心身相関にもとづく健康の維持増進を考えていく必要があることを提示している。

　とりわけ，学校教育における「健康」については，学校教育法や学校保健安全法などによって具体的に規定されている。これらの法令では，幼児，児童，生徒及び学生ならびに教職員の心身の健康の保持増進を図るため，当該学校の施設及び設備並びに管理運営体制の整備充実，その他の必要な措置を講ずるよう努めるとともに，健康診断，環境衛生検査，児童生徒等に対する指導，その他保健に関する事項について計画を策定し，実施することが義務付けられている。その中でも，養護教諭の職務は，「専門的立場からすべての児童生徒の保健及び環境衛生の実態を的確に把握し，疾病や情緒障害，体力，栄養に関する問題等，心身の健康に問題を持つ児童生徒の指導に当たり，また，健康な児童生徒についても健康の増進に関する指導のみならず，一般教員の行う日常の教育活動にも積極的に協力する役割を持つものである」と規定されている。特に，平成9年の保健体育科審議会答申では，養護教諭の新たな役割として，「養護教諭は，児童生徒の身体的不調の背景に，いじめなどの心の健康問題がかかわっていること等のサインにいち早く気付くことのできる立場にあり，養護教諭のヘルスカウンセリング（健康相談活動）が一層重要な役割を持ってきている（中略）」という内容が加えられた。そのため，養護教諭には，現代的課題など，近年の児童生徒の健康問題の状況的変化に伴い，健康診断，保健指導，救急処置などの従来の職務に加えて，こころの健康問題にも対応した健康の保

292

持増進のための実践活動が期待されている。

　さらに，学校教育における児童生徒への健康教育の柱となっているのが保健体育科教育である。例えば，2017年3月告示の「中学校学習指導要領（保健体育編）」では，以下の基本方針が示されている。

> 　体育や保健の見方・考え方を働かせ，課題を発見し，合理的な解決に向けた学習過程を通して，心と体を一体として捉え，生涯にわたって心身の健康を保持増進し豊かなスポーツライフを実現するための資質・能力を次のとおり育成することを目指す。
> (1) 各種の運動の特性に応じた技能等及び個人生活における健康・安全について理解するとともに，基本的な技能を身に付けるようにする。
> (2) 運動や健康についての自他の課題を発見し，合理的な解決に向けて思考し判断するとともに，他者に伝える力を養う。
> (3) 生涯にわたって運動に親しむとともに健康の保持増進と体力の向上を目指し，明るく豊かな生活を営む態度を養う。

２．身体活動とメンタルヘルス

　近年，脳科学などの研究が急速に進歩した結果，今までは経験的にしか理解されていなかった運動とメンタルヘルスとの関係が明らかになって来ている。例えば，人間が一定以上の心理的なストレスに曝された場合，脳の前頭前野や海馬の萎縮，また，「脳由来神経栄養因：Brain-derived neurotrophic factor（BDNF）：神経細胞の生存・成長・シナプスの機能亢進などの神経細胞の成長を調節する機能を持つたんぱく質」が低下することが示されている。一方，運動を行うと，脳の前頭前野や海馬の体積の増加および血流量の増加により，BDNFも同時に増加することが示されていることから，運動の脳への物理的な効用が示されている。さらに，有酸素運動は，多幸感をもたらすセロトニンやエンドルフィンなどの神経伝達物質の分泌を促し，不安感や抑うつ感を低下させることが実証されている。さらに，これらの神経伝達物質は，情動に作用し，リラックス感を生み出すことから，慢性的なストレスの低下による副腎の疲労の低下を促し，平時のコルチゾール（ストレスホルモンの一種）の分泌の抑制にも効果を示している。

　例えば，ドイツのWeyerer（1992）の研究報告では，バイエルン州の市民1,536名（15歳以上）を対象に，うつ病の発症率と運動習慣とを調査したところ，運動習慣のない人は運動習慣のある人よりも3.15倍のうつ病の発症率があることを発見した。また，アメリカのPaffenberger博士ら（1994）の研究報告では，研究期間中に存命していたHarvard Universityの卒業生10,201人を対象に，23年－27年間の追跡調査を実施したところ，1週間に3時間以上の運動をしていた男性のうつ病の発症率は，1週間に1時間以内しか運動しない男性のうつ病発症率よりも27%低いことが示された。また，具体的に運動消費量による比較では，1週間に1,000kcal

以上の有酸素運動でエネルギー消費をしていた男性は，ほとんど運動をしない男性に比べて，17％もうつ病の発症率が低く，さらに，1週間に2,500kcal以上の有酸素運動によるエネルギー消費量がある男性は，ほとんど運動をしない男性に比べて28％もうつ病の発症率が低いことが示された。

　これらの運動効果を示すエヴィデンスが多々報告されることから，具体的に運動を実践的な治療目的として活用した研究報告も示されている。米国のDuke UniversityのBrumenthal教授のグループは，DSM-IVによってうつ病と診断された50歳以上の患者156名を対象に，16週間の治験を行った（Blumenthal, et al, 1999）。この研究では，被験者は，ランダムに3グループ（Group1：抗うつ薬：SSRIを服用する群，Group 2：1回につき30分の有酸素運動を週に3回実施する群，Group 3：抗うつ薬と有酸素運動を併用する群）とで比較を行った。その結果，治験後にうつ病から回復した被験者が，Group 1は65.5％，Group 2では60.4％，Group 3では68.8％であった。さらに，6ヵ月後に再発率を追跡調査した結果，Group 2の再発率が8％，Group 1は38％の再発率，Group 3は31％の再発率であった。この結果から，Group 2の運動療法だけでうつ病から回復した患者は，抗うつ薬に頼らなかったという自信や達成感を持ち続けている可能性があり，継続して運動を実施していることから，再発が防止されている可能性が高いと推察されている（図1，図2）。

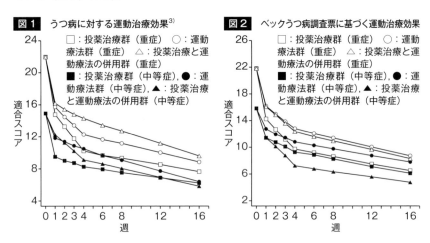

図1　うつ病に対する運動治療効果[3]

図2　ベックうつ病調査票に基づく運動治療効果

3．身体的活動によるライフスキルの構築

　現代社会は，ストレス社会と言われるように，現代人は日々ストレスに曝されながら生活を送っている。例えば，厚生労働省（2007）が一般の企業人を対象に調査を実施した結果によると，「普段の仕事では，どの程度身体が疲れるか」という問いに，「とても疲れる」が14.1％，「やや疲れる」が58.1％と合計72.2％が職業上の

疲労を感じている。また,「仕事や職業生活に関する強い不安,悩み,ストレスの有無」については,「ある」と回答した者が58.0％であった。さらに,ストレスの原因を問う質問では,「職場の人間関係」が38.4％,「仕事の質」が34.8％であることを示しており,組織や集団内での対人関係を主訴としたストレス問題は,現代人にとって大きなストレッサーとなっていることが推察される。大人における状況と同様に,学齢期の子どもの場合においても,友人関係や同級生との人間関係におけるストレス問題がストレッサーとして大きく占めていることが多くの研究報告からも示されている。例えば,文部科学省（2006）の調査結果によると,小学生や中学生が不登校になった理由として,小学生の場合には,「友人関係をめぐる問題」が約11％,中学生の場合には約22％を占めており,子どもにとっても学校内において対人関係を上手に築いていくことが困難な時代になっていることが示されている。

一方,運動やスポーツによる対人関係構築の有効性が多くの研究からも示されている。例えば,文部科学省（2013）は,「スポーツ活動は,青少年の生きる力を育み,他者への思いやりや協同する精神,公正さや規律を尊ぶ人格を形成する」ものであると運動部活動を推奨する上で言及している。特に,ここで示されている「生きる力」とは,青少年が学校教育や家庭・地域社会の中で身につけて行くべき能力であると定義されている（文部科学省, 1996）。この概念は,心理学や体育学の分野では,「ライフスキル」として捉えられるようになっており,「日常生活で生じる様々な問題や要求に対して,建設的かつ効果的に対処するために必要な能力」として具体的な構成要素が検討されている。その中には,ソーシャルスキル,コミュニケーションスキル,対人マナーから健康管理や自尊心,社会規範というような幅広い内容が包括されている。例えば,八田他（2014）による大学生を対象としたライフスキルを測定する指標では,3領域12因子で構成されていることが示されている（図3）。

現在まで,ライフスキルの獲得やライフスキルの向上に対して,運動やスポーツ活動が有効に働いているという研究報告が多く為されている。例えば,島本・石井（2007）,平井他（2012）や八田他（2014）によるライフスキルとスポーツ活動との関係を検証した研究においても,スポーツ活動への高頻度参加者や身体活動量の高い者の方が,概してライフスキルの得点が有意に高いことが示されている。また,運動部活動への参加者と不参加者との比較研究においても,運動部参加者が不参加者よりもライフスキルの得点が高いことなどが示されている。これらの研究結果からも,人間関係を築く上でのソーシャルスキルやコミュニケーションスキルの養成効果がスポーツ活動には含まれており,

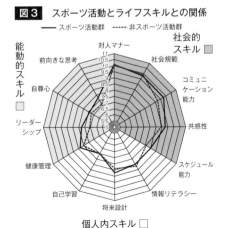

図3 スポーツ活動とライフスキルとの関係

特にスポーツ集団における体験的な学習が，総合的に対人関係における対処能力を身に付けられることから，対人ストレスの低下，ストレスマネジメント能力の向上などが推測されている。さらに，スポーツ活動高頻度参加者の方が，ライフスキルにおける能動的スキル得点や個人内スキル得点も高いことから（図3），組織や集団におけるリーダーシップの発揮による適応力および存在意義の高さ，自己学習や健康管理などのマネジメント能力の高さも示されており，ライフスキルの向上とスポーツ・運動活動とが密接な関係にあることが推察されている。

４．学校メンタルヘルス改善のための保健体育科教育への期待

1996年に中央教育審議会が「21世紀を展望した我が国の教育のあり方について」という諮問に対する第1次答申にて，「社会の変化に対して，自ら学び考え，主体的に判断，行動していくための能力を"生きる力"と称する（簡略）」と明文化したことにより，現在の学習指導要領に"生きる力"という概念が反映されることとなった。現在の学習指導要領は，その後の改訂後にも，この考え方を踏襲しており，「生きる力＝知・徳・体のバランスとのとれた力」であると捉えた上で，「確かな学力」「豊かな人間性」「健康・体力」をその中核においている。特に児童生徒のメンタルヘルスを考えた場合，どれか1つでも欠けることがあれば，必然的にメンタルヘルスは低下することが容易に推測できる。

今後，身体的な健康にもとづくメンタルヘルスの改善を考えた場合，学校における正規の教育課程での健康教育の展開は，保健体育科教育に依拠するところが大きい。特に健康に関する望ましい生活習慣の確立は，睡眠，栄養・食事，運動，衛生に関する知識と態度の育成の重要度が大きい。その中でも，健康教育を推進する上で重要なのが，児童生徒が望ましい方向に自分の行動を変容させ，良い生活習慣を維持・獲得できるかということである。そのためには，個人の行動変容に必要な知識と理解を保健体育科の教師が進めることが重要である。その中には，行動変容モデルとして理論化されている「KABモデル（知識：Knowledge, 態度：Attitudes, 行動：Behavior）」「ヘルスビリーフ・モデル（Health Belief Model）」「計画的行動理論（Theory of Planned Behavior）」「トランスセオレティカルモデル（Transtheoretical Model）」「社会学習理論のセルフ・エフィカシー（Self-efficacy）」「ヘルスアクションプロセスアプローチ（Health Action Process Approach）」などを学び，各テーマ別に実績のある理論にもとづき，授業内で知識・態度・自己効力感を向上させて行くことが有効な健康教育の手段であると考えられる。

例えば，大学生を対象とした運動行動促進要因（図4）および運動行動阻害要因（図5）の各規定要因が，身体活動に対するセルフ・エフィカシーを媒介して，メンタルヘルス（各種ストレス反応とQOL）に対して，どのように影響するかという研究が行われている（清水・石井，2011）。これらの各8つの規定要因は，図6に示された構造モデルの解釈から，影響の強いパス係数を示している各要因に対する認知的な働きかけによって，目的としている行動の変容が起こる可能性が高く，

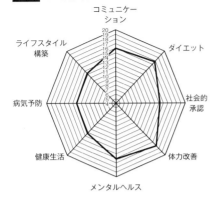

図4 運動行動促進の8つの要因

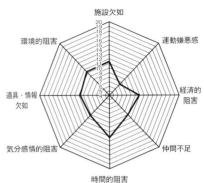

図5 運動行動阻害要因の8つの要因

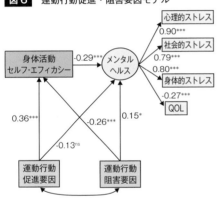

図6 運動行動促進・阻害要因モデル

その結果としてメンタルヘルスの改善（各種ストレス反応の低減とQOLの向上）につながることが予測される。ここでは身体活動や運動を媒介要因としてのメンタルヘルスへの影響を検討しているが，学校における健康教育において重要な課題である，睡眠や栄養なども，「学習への意欲」や「授業への集中」などを媒介し，成績評価や教師や同級生との関係など通して，個々人のメンタルヘルスへの影響が想定される。そのため，特に保健の教科により実施される健康教育により，今後，児童生徒の知識や態度に対する影響性を考慮した上で教育内容が精査され，教育方法が工夫・改良されることが望まれる。その結果により，さらに効果的な教育課程としての保健体育科教育が遂進されることで，学校教育におけるメンタルヘルスを含む全人的なヘルスプロモーションにつながることが期待されている。［清水安夫］

●引用文献
1) Weyerer, S. : International Journal of Sports Medicine, 13（6）：492-496, 1992.
2) Paffenbarger, R, Lee, I, Leung, R. : *Physical activity and personal characteristics associated with depression and suicide in American college men.* Acta Psychiatrica Scandinavica, 377：16-22, 1994.
3) Blumenthal, J, Babyak, M, Moore, K, ; et al. : *Effects of Exercise Training on Older Patients With Major Depression.* 1999.
4) 八田直紀・清水安夫・大後栄治「スポーツ活動がライフスキルの獲得に与える影響性―大学生版ライフスキル尺度の開発による検討―」『体育研究』47，14-21, 2014.
5) 清水安夫・石井源信「大学生における身体活動セルフ・エフィカシーを媒介変数としたメンタルヘルス・モデルの構築―運動行動促進規定要因尺度および運動行動阻害規定要因尺度の作成による検討―」『学校メンタルヘルス』14，21-36, 2011.

Ⅲ-4-2　いのちの教育と学校メンタルヘルス

　近年頻発する子どもの深刻な問題行動の背景には，子どもたちの生や死，命に対する考え方の変容が一因しているのではないかと考えられるようになり「いのちの教育」の必要性が高まっている。

1．いのちの教育の実践

　全国の小学校および中学校を対象に行われた調査結果[1]によると，授業の枠組みとしては，小学校および中学校ともに「総合的な学習の時間」「特別活動」「道徳」の中で実践されることが多い。実践内容としては，小学校では「動植物の飼育・栽培体験」「動植物の観察体験」（順に，82.3%，72.4%），中学校では「ボランティア活動」「人権と平和を考える学習」「生き方を考える職場体験」が（順に，58.4%，55.5%，50.0%）が上位となっており，直接的に生命に関わるものではないとしても，いのちを考える機会を与えることをねらいとした体験学習の実践も多く散見される。「いのち」とは身体的な存在としてだけではなく，生きることを考える機会となるあらゆる事柄が「いのち」に含まれる。したがって「いのちの教育」とは，生命教育や性教育，人権教育だけではなく日常の学校生活や家庭生活，その中で起こる人間関係を対象にした全ての事柄がテーマになり得る[2]。他においては「命の教育」と表記されるものもあるが，本項においては上述した概念を反映させるものとして「命」ではなく「いのち」として統一して表記する。

　いのちの教育は，学習指導要領に基づく特別の教科「道徳」において「生命を尊重する」という視点から取り組みがなされているものも多い。しかし，近年の核家族化の進行を背景に，身近な人の死に触れる機会が少ないことも事実である。いのちが大切であることは理解できていても，いのちが生まれる喜びや，いのちの終わりと向き合う哀しみなど，そこに湧き上がる複雑な思いを実感しにくいところに，いのちの教育の難しさがあると考える。そのような現状を踏まえて，子どもたちにいかにして「いのち」を伝えていくことができるだろうか。

2．いのちの教育の必要性

　人は，10歳から12歳の時期に，生や死に対する不安や恐怖に直面するといい，その感情を誰かと共に抱えることによって，いのちに対する不安を乗り越えるという[3]。いのちの教育を実践する上では，その確かな答えが存在しないところに難しさを伴うものであるが，生や死と真摯に向き合い，いのちとは何か，なぜいのちが大切なのか，その思いを友人や教師と共有し，共感を伴ってお互いを理解するところに大きな意味があり，そのようないのちの経験の積み重ねが，自己の存在や自己

の認識を深めていくのではないかと考える。それが「いのち」と向き合うことであり，「いのちの教育」となるであろう。

3．いのちの教育の視点

(1) 自尊感情

　近藤[4]によると，いのちの教育とは，"自分のいのち"を大切に思うことであり，自尊感情を育むことであるという。つまり，他人のいのちも動物のいのちも，いのちはみな同じように大切であるというメッセージより，一人ひとりに"あなたのいのち"が最も大切であると伝えることが，ひいてはありのままの自分を受容させることに繋がり，自尊感情の基礎となる基本的自尊感情を育むことに繋がる。自尊感情とは，「自己概念と結びついている自己の価値と能力の感覚－感情－」[5]と定義されている。一方，第2部第1章9で示されるとおり，自尊感情は基本的自尊感情（Basic Self Esteem；BASE）と社会的自尊感情（Social Self Esteem；SOSE）の二つの領域から捉える立場がある（p. 151参照）。両者のうち，他者との比較を伴わず自分自身の存在を受容する基本的自尊感情を大きく育むことが，いのちを大切にする気持ちへと繋がるものである。ここでは，いのちの教育を「いのちと向き合い，その思いを他者と共感し合うことで，自分自身を受容することができるようになることを目指す教育」と定義する。いのちの教育の目的は，子どもが自分自身を価値ある存在として認め，ありのままの自分を心から受容し，生きていることの喜びや楽しさを実感させ，いのちの尊さを感じさせることである。

(2) 共有体験

　基本的自尊感情を育む方法として「共有体験」があげられる。共有体験の構成要素は，誰かとの「体験の共有」とその際のお互いの「感情の共有」である[2]。また「感情の共有」は共感と言い換えることができ，人が他者に共感した時，その他者との間に感情的な結びつきが形成されることが明らかとなっている[6]。日常の家庭生活や学校生活の中で，多くの共有体験を積み重ね，家族や友人とのかかわりを通して生きていることを実感させることが重要であろう。

4．授業開発の要素となる協同学習

　自尊感情を育むための取り組みにおいては，構成的グループ・エンカウンターやピア・サポートプログラムなど，良好な人間関係を構築するためのトレーニングが多く散見されるが，やはりこれらの基礎になるものは子ども同士の協同的な関係であり，共有体験の要素である体験の共有と感情の共有を内包するものであろう。杉江[7]は，協同学習に必要とされる次の5つの基本的構成要素をまとめている。これらの要素を取り入れながら，授業展開を試みることも，共有体験の実践に繋るであろう。

（1）促進的相互依存関係

自分の働きが仲間のためとなり，仲間の働きが自分のためにもなるという関係を設定する。

（2）対面的な相互作用

グループは4名～6名で構成し，子ども同士が顔をつきあわせて，豊かな相互作用を促進させる学習場面を設定する。

（3）個人の責任

グループの目標を達成するために各自が責任を持ち，他人任せになることがないよう，課題についての個人の責任を明確にする。

（4）対人的技能や小集団の運営技能

お互いを信頼し合い，受容し合えるよう，仲間と関わるための適切な対人的技能を経験させる。

（5）集団改善手続き

グループを振り返り，より良い在り方を追求しながら改善に向けての話し合いを行う。

5．自尊感情を育むいのちの教育の実践例

ここで，中学2年生を対象に実践した「いのちの教育」の例をあげる。

（1）単元計画

実践の取り組みやすさに配慮し，2コマを1単元とする。

（2）準備物

DVD「つみきのいえ～ La maison en petits cubes ～」，DVD感想用コメントシート，グループワークメンバー構成表，ワークシート（グループ用，個人用）。

（3）事前調査

まず社会的・基本的自尊感情尺度[2]を用いて自尊感情調査を行い，基本的自尊感情と社会的自尊感情をそれぞれ高低別にした自尊感情の4タイプ（SB，sB，Sb，sb）に分類する。

次に自尊感情の4タイプの生徒が混在するように，4人～6人のグループをつくる。ここで，事前の調査結果で基本的自尊感情が低い（b群）とされた生徒または日頃の学校生活で注意が必要な生徒について，本授業中の具体的支援をまとめておく。

（4）実践内容

授業は，感想→共有・受容→想起→理解・振り返りの4過程で展開する。感想過程では，物語に対する個人思考を行う。共有過程では，役割を分担し，グループで一人ひとりの感想を共有する。感想を共有した時の自分の気持ちを話し合い，グループ思考を行う。理解・振り返り過程では，基本的自尊感情と共有体験の重要性を知的に理解し，活動内容とその時の自分の気持ちを振り返る。個人の経験によって理解度が異なることも想定されるため，わかりやすく，記憶にとどまりやすい説

表1 授業展開例

構成	展開	活動内容	指導計画
（導入・展開①）1コマ目	感想	「つみきのいえ」視聴	「つみきのいえ」を視聴させ，家族からの愛を受けて育てられたこと，祖父母や両親のいのちが今の自分のいのちへと繋がっていることを感じさせる。
	共有 受容	感情の共有と他者理解・自己受容／グループ発表	グループ内で「つみきのいえ」の感想を共有させ，一人ひとりの考えを話し合う。誰かが自分と同じ考えや気持ちを持っていること，または，自分と異なる考えや気持ちを持っていることを知り，その時どんな気持ちがしたのか，何を思って何を感じたかを話し合う。いろいろな感情を共有し，他者を理解して受け入れる気持ちや，自分の気持ちは自分のままでいいのだという気持ちを感じ，受容する気持ちを育てる。
（展開②・まとめ）2コマ目	想起	わたしの「つみきのいえ」	これまで，誰とどんな体験をして，その時の自分がどんな気持ちだったのか，家族や友人とのこれまでの共有体験を思い出し，振り返る。ワークシート「わたしのつみきのいえ」を完成させることで，様々な経験と感情を重ねながら成長した自分や，自分を支える家族や友人との共有体験を再び心に刻み込ませる。
	振り返り理解	知的理解／学習活動の振り返り	「自尊感情」「共有体験」とは何かを理解させ，基本的自尊感情が，これからの自分を支える土台となること，心の成長にとって重要であることを理解させる。基本的自尊感情を育むためには日々の共有体験が必要であることを理解させ，誰かとの体験や感情を共有することの大切さを感じさせる。

明を心掛ける（表1）。

6．自尊感情尺度を用いた授業効果の測定方法

　社会的・基本的自尊感情尺度（Social and Basic Self Esteem Test；SOBA-SET）を用い，授業の1カ月前（以下，「事前」）に調査を実施し，その1カ月後から1日1コマの授業を2日間連続で行い，授業終了日当日（以下，「事後」）とその1カ月後（以下，「1カ月後」）に事前と同様の調査を行う。「事前」，「事後」，「1カ月後」の全3回について，自尊感情を測定し比較する。

7．いのちの教育の評価方法

　いのちの教育の目的は，生徒自身が自分のいのちと向き合い，自分自身を受け入れていくことである。そのプロセスは多様であり，生徒一人ひとりの経験や価値観，

家族環境によっても異なってくるであろう。いのちの教育の評価においては，他の教科における知的理解を伴う評価と同義ではなく，そのプロセスの中で生徒自身に湧いてきた感情をしっかりと感じさせ，自己開示へと繋げていくことが重要であろう。いのちと向き合う際の複雑な感情は，正解のないものであるがゆえに，生徒自身のどのような感情も丁寧に汲みとり，大切にしていくことが重要である。

　したがって，他の教科のように数値で評価することは適切ではなく，グループワークの様子や発表内容，さらに個人のワークシートや生活ノート，授業への積極的な姿勢などから多面的に捉え，学習の過程に着目して評価することが重要であろう。評価視点の例としては，「いのちとは何かを考えることができたか」「生きるとはどういうことかを考えることができたか」「人はいろいろな考え方を持っていることを感じることができたか（他者受容）」「自分はこれまでに，誰かと経験や感情を共有して生きてきたことを感じることができたか（共有体験の想起）」「今後の自分の生き方を考えることができたか（これから大切にしたいものに目を向けることができたか）」などがあげられ，これらを通じて「自分自身がかけがえのない存在であることを感じることができたかどうか」を評価基準として考える。評価者は教師や他者ではなく，生徒自身が活動を振り返り，その中で自分が何を感じ，いのちをどう捉え，どのような生き方に目を向けられたのかをしっかりと認識することが重要であろう。

［望月美紗子］

●引用文献
1) 近藤卓「わが国におけるいのちの教育—全国実態調査の結果から」『いのちの教育の考え方と実際　現代のエスプリ』No.499，至文堂，2009.
2) 近藤卓編『いのちの教育の理論と実践』金子書房，2007.
3) 近藤卓『死んだ金魚をトイレに流すな—「いのちの体験」の共有』集英社新書，2009.
4) 近藤卓『いのちの教育　はじめる・深める授業のてびき』実業之日本社，2003.
5) 遠藤辰雄・井上祥治・蘭千壽編「セルフ・エスティームの定義と展望」『セルフ・エスティームの心理学–自己価値の探求』ナカニシヤ出版，1992.
6) 澤田瑞也『共感の心理学—そのメカニズムと発達』世界思想社，1992.
7) 杉江修治『協同学習入門—基本の理解と51の工夫』ナカニシヤ出版，2011.

Ⅲ-4-3　メンタルヘルスリテラシー教育

1．メンタルヘルスリテラシー教育とその必要性

（1）メンタルヘルスリテラシーとは

　リテラシーとはもともと読み書きの能力を意味する。その用語が転じて○△リテラシー，たとえば"ヘルス"リテラシー，"メディア"リテラシー，"情報"リテラシーなどと様々な領域で使われるようになった。○△リテラシーは，○△の領域においての活用能力のことを指す。

　メンタルヘルスリテラシーとは"メンタルヘルス"についてのリテラシー，つまり精神健康を保つために活用する能力といえる（メンタルヘルスに関する知識や信念，また特定の問題を精神的不調と認識する能力，精神健康に役立てる態度や行動）[1]。さまざまな領域でのリテラシー能力を向上させることの重要性が学校現場において喚起されつつあるが，"メンタルヘルス"リテラシーも重要であるといわれる。

　ネット社会の現在，スマホやパソコンを使ってアクセスすれば，知識を得たいと思った時には，あまり時間もかからずに，ほぼ誰もが情報を獲得できるようになった。世の中には情報があふれかえっている。メンタルヘルスについても同様である。特にメンタルヘルスについての情報は，様々な憶測から生じることや間違ったものも多くあるという前提に立つ必要がある。情報が簡単に得られる時代であるからこそ，その情報が正しいのか，どの部分を信じればよいのか，情報を鵜呑みにせず，切り捨てればよい情報を見極める力が必要になる。

　そして生徒あるいは教師のこころや体に何らかの変化が生じた際，メンタルヘルスの不調によるものであると認識できなければ対処にはつながりにくい。また，もし対処行動のイメージが悪く否定的な印象しか持っていなければ，行動することを躊躇するであろう。このように正しい知識を獲得し，実際に対処する行動を起こすことによって，はじめて肯定的な影響が期待できる段階に到達したといえる。メンタルヘルスリテラシーは，自らの状態を判断し，情報を活用し，自分にとって最良の選択をすばやくとれる能力といえる。

（2）メンタルヘルスリテラシー教育の実施が必要な背景とは

　教育機関において生徒を対象にしてメンタルヘルスリテラシー教育が必要な背景はどこにあるのだろうか。その背景の一つとして生徒は様々な「メンタルヘルスの問題が起こりやすい」という点がある。学校教育を実践する場での対象生徒たちは児童から思春期，青年期といった発達段階にあるが，その時期にはメンタルヘルス上の問題を抱えやすく様々なことで悩み，傷つきやすく，精神的な不調をきたしやすい時期であるといえる。

　こころの病（精神疾患）についても同様である。発症した時期をみると24歳まで

に4分の3が発症していたことが明らかとなった調査がある[2]。こころの病の前兆として様々な徴候として出ることは珍しくない。こころの不調が高じてこころの病になる可能性があるという事実を考えれば，学校生活で生徒が直面しうる事象であり，学校が予防的対策の一つとしてメンタルヘルスリテラシー教育を行う意味は大きくなる。こころの病は初発から治療開始までの期間（DUP：duration of untreated psychosis／精神病未治療期間）が非常に長いことが特徴となっているが，それを短縮することで予後がよくなることも指摘されている[3]。メンタルヘルスリテラシー教育にはDUPを短縮し，早期介入を実現することで生徒の精神的不調を最小限に抑えられる効果があるといえる。

　メンタルヘルスリテラシー教育の実施が必要な背景の二つ目に先に述べたような「メンタルヘルスがもつネガティブなイメージ」という点もある。こころの病をはじめ，相談することさえも否定的にとらえる者は少なからずいる。こころの悩みを抱える生徒は多くいる。この現実がありながら，メンタルヘルスに関する内容にはイメージの悪さや偏見がつきまといがちであるため，その影響を受けるのである。メンタルヘルスの正しい情報を知らない者にとって，理由が分からないのにこころと体の変化が始まることは穏やかではないだろう。生徒がそれを目のあたりにした場合，あるいは自ら経験すれば，多くはとまどうだろう。自らはその状態が理解できずに苦しみ，また周りの者に対してはいじめの対象とする行動を起こす可能性もある。

　こころの病の生涯有病率は全体の2割とも3割ともいわれる。教育は生徒たちの正しいメンタルヘルスの理解を促すだけでなく，日常に起こりうることとしてイメージを肯定的に変容させる意味がある。しかし，この問題は教育のテーマとして取り扱うことは難しく，タブー視されている現状もある。あえて学校教育の現場で扱うことは環境が変容するきっかけにとなり，悩みや不調を経験する生徒らを救う価値ある取り組みとなろう。

（3）学校全体で取り組むことの意味

　こころの病だけでなくいじめや自殺，スマホや薬物の依存など，学校におけるメンタルヘルスをめぐる課題は色々と起こりうる。浮かんでは消えるテーマは周期的に変化する。学校現場においてメンタルヘルスリテラシー教育を行う意義には，「学校という環境全体の底上げにつながる」という点に大きな期待がある。

　生徒が個別に問題を抱えたとしても，学校システムを環境としてとらえた場合に，環境が生徒に及ぼす影響は大きい。たとえば進学を重視する環境に身を置く生徒が，学習についていけないといった理由によって，心理的に追い詰められてしまう場合がある。また保護者を含んだ家庭環境も大きく影響する。貧困や保護者の病気によって生徒に大きな影響が及んでいる場合などがある。

　生徒が悩んだ際に誰を最も頼りにするのか。ある調査の結果から，相手としては同じ年代の友人が最も多く，次いで家族であった。もし仮に生徒がメンタルヘルスの問題で困り，相談をした相手が対応として適切ではない内容を教えたとしたら，困った生徒は時間を浪費することになる。その相手が教師であっても，保護者で

あっても同様である。

このように、メンタルヘルスリテラシー教育が生徒を対象とした場合でも、生徒は周りからの環境の影響を受けること、さらに相談相手は学校の中にいる仲間の存在が大きいことなどの点から、環境全体の底上げできる点で意味がある。

（4）誰が誰に対して教育をするのか

メンタルヘルスリテラシー教育を行う者は誰が適切なのだろう。情報は私たちの目の前を素早く通過し、多くは忘れられる。教育内容を保持するには信用ある伝え手（教育者）からの提供に効果があるであろう。そこで考えられるのは最も身近な教育者としての学校教師である。教師は、普段から生徒と接する立場にいる。専門知識がその身近な立場である教師から発せられた場合、生徒は一定の信用を寄せるだろう。しかし教師はメンタルヘルスについて必ずしも専門的な知識をもっていないことも多く、身近すぎるゆえに敬遠したいという生徒もいるだろう。そういった意味ではスクールカウンセラーや、養護教諭、また地域のメンタルヘルスの専門家などと協働して教育を行うことが効果を発揮する。

誰を対象とするのかについては、もちろん生徒が中心となるが、すでに述べたように学校をシステムとした際に、生徒が影響を受けるすべての者に対して教育を行うことが効果的であると考えられる。つまり生徒だけでなく、教師や保護者も含めて対象として考えられる。

２．どのように実施するのか

筆者らは心理教育としての基盤を背景にメンタルヘルスリテラシー教育を集団に実践してきた[4]。ここでは学校関係者として教師や養護教諭、専門家等が、中学生に対してメンタルヘルスリテラシー教育を行うことを想定して、教育を行う前・実施・実施後の時系列で紹介する。

（1）教育を行う前

考えられることはおもに以下の2点である。

1）メンタルヘルスのニーズを査定する

生徒のニーズを査定し、何をすれば現状の改善につながるのかを検討する必要がある。メンタルヘルスのニーズは非常に幅広い。多くの場合、学校での教育は教育として事前に行うことよりも、有事の際に行う事後の手当てとして行うことが多い。たとえばいじめがあった、薬物などの利用者が出た、自殺者が出たなどである。できるだけ問題が起こる前に、事前のサインなどから必要な情報を査定し教育へとつなげることが望ましい。

2）どのような内容や方法で行うのが効果的かを考える

ニーズの査定後は、その結果を受けて実際の教育へとつなげる段階に入る。教育内容や方法は、教育を受けることで生徒たちが腑に落ち、それがきっかけとなり、その後の行動に示唆が与えられるような方法が望ましい。昨今アクティブラーニングなどの導入で、より主体的かつ能動的な学習方法は教育効果が定着するといわれ

ている。筆者らが進めてきた教育の手法としては，当初は講義だけの形式が中心であった。その結果，やはり講義ばかりだと生徒らはどうしても受け身で，呼びかけの反応が薄く，集中力が欠けてしまう場面がしばしばみられた。そこで試行錯誤しながら様々な工夫を講義の中に取り入れた。たとえば授業の中で動きを取り入れ，何か体験ができるようにグループワークを行い発表する，寸劇を用いて視覚に訴える，クイズを使って内容の復習をするなどである。寸劇では小道具を使って興味を引き，内容を分かりやすく解説したり，主体的に生徒自身の参加ができるような形式をとった。また原稿やマニュアルをつくることも，教育をプログラムとして普及させ，改善をするために行った工夫であった。

（2）教育を実施する

筆者らがかかわった中学生に実践してきた教育プログラム[4]を紹介する。

1）実践例 A「こころの病について学ぶ」授業

目的	こころの病に関する基本的な知識を学び，将来，精神的不調を体験した際に自覚することができるよう，「意識」を肯定的に変化させること。 　医療や保健の専門相談機関に help-seeking の行動（援助希求行動：専門家に援助を求めること）を起こすことが予後の改善につながる。それには前提となるいくつかの条件が考えられる。「その症状がこころの病気である」ということを理解すること，「その症状が引き起こす問題の大きさ」に気づくこと，そして「その病気は自分もかかりうる」ことに気づくなどがあげられる。そこで下に挙げた目標を設定した。
目標	・こころの病は誰でもかかりうるものであることを理解する ・ストレスという日常的な体験がこころの病につながる可能性を理解する ・代表的なこころの病の病態を理解する ・こころの病は回復しうる病気であることを理解する
教育内容の要素	・こころの病の生涯有病率の説明（身近なこころの病の生涯有病率） ・ストレスによって起こる心身反応（ストレスがある時に起こること） ・ストレスの内容と対処（ストレッサーとコーピング） ・こころの病に関する説明（どのような病があるのか） ・クイズによる知識確認 ・こころの病エピソード紹介
必要なツール	・教育プログラム講師用マニュアル ・授業用スライド ・配布資料（スライドの印刷物，相談機関一覧，アンケート，ワークシートなど） ・小道具一式（ストレスを説明するハートのクッション，こころの病気にちなんだクイズや症状説明に必要なものなど）
教育内容の要約	こころの病を身近に感じてもらえるよう，ストレスの概要を説明した後，症状などの起こりうるサインをこころと体の変化両方から説明する。3〜4 人のうちの 1 人がかかるといわれるこころの病の生涯有病率の紹介から始め，身近な病でありながら，学ぶ機会が少ないというメッセージを伝える。続いて，日常生活で経験するストレスを取り上げ，グループワークを交えながら，代表的なこころの病気について学ぶ。授業は，イラスト入りのスライドやツールを使いながら行う。

2）実践例 B「こころの相談場所を学ぶ」授業

目的	専門の相談機関の知識を向上させ，ネガティブなイメージを和らげること。 　教育プログラムを通じて，専門機関への相談に対する心理的な障壁を少しでも低くしておくことは，相談する選択肢が増え，結果として早期支援につながるメリットがある。そこでこの授業は，こころの不調を感じた際，専門的な支援を受けることができる資源（専門相談機関）に関する説明を行うことにした。
目標	・専門機関に関する理解 ・こころの不調を感じた際，回復する援助を得るために専門相談機関に相談するという選択肢をもつ ・自らの状態に適した専門相談機関を選択できるようになる
教育内容の要素	・心身相関の説明（こころと体の関係について） ・専門相談機関の説明（どこに相談ができるのか） ・専門相談で相談者に保障されるルール（守秘義務など） ・医療機関で行われる相談のイメージ（ロールプレイによる相談時のやりとり） ・支え合い体験（2人1組になって相談する，される側に立つ）
必要なツール	・教育プログラム講師用マニュアル ・配布資料（アンケート，ワークシートなど） ・授業用スライド・小道具（役柄に応じたお面または名札など） ・教育プログラムを用いたハートのクッション，スライドを指す矢印の棒
教育内容の要約	寸劇を展開しながら授業を進める。中学生の登場人物を用いて，悩みやすい学校生活の場面を設定し，相談場所を知っていくというストーリー。中心的な内容は専門の相談機関の説明であるが，関連する内容として「こころと体は一体である」という心身相関や，専門の相談機関で保障されるルールの説明などを行う。

3）実践例 C「当事者と交流する」授業

目的	当事者との交流を通して，こころの病のある人への偏見や差別を払拭する。“悩み”を肯定的な存在として意味づける。
目標	・こころの病の体験談から病の理解 ・当事者との交流を体験する ・悩みについて肯定的に捉えられるようになる
教育内容の要素	・当事者との交流 ・「悩み」の肯定的意味づけ
必要なツール	・教育マニュアル ・スライド ＊事前に当事者である講師と学校教職員が打ち合わせを行い，内容や順序などを考えておくことが必要となる。対象生徒のニーズによって内容を変更する。
教育内容の要約	当事者の体験談を聞き，質疑応答などで交流を行ったのちに，「こころの病は特殊である」「精神障害者は病院や施設の中でしか暮らせない」といった視点が差別や偏見を助長し，精神的不調に対する早期治療や支援の妨げになることを確認する。また「悩み」は発達過程にしばしばみられる正常のできごとであり，成長のきっかけになることを説明する。

（3）教育を実施した後
1）振り返りと教育の改善

　メンタルヘルスリテラシー教育を協働して行った場合などは，関係した者と内容について振り返り，実施については方法，時期が適切であったかなど，改善点を明らかにする。

2）教育の効果を評価する

　アウトカム評価として，メンタルヘルスリテラシー教育を実施することで得られた教育効果を査定する。多くの場合には，教育評価は生徒の変容を見ることで査定が行われる。他に，教育前と比べて，起こった事象がどの程度改善したかを継続的に検証することで効果を見ることができる。

　なお，教育の効果を検証した例は多くある。海外でもオーストラリアは他国に先駆けて2000年より「Mind Matters」を実践している[5]。国内においても上記で述べた筆者らのプログラムだけでなく，様々な実践が浸透しつつあり，各地域，各世代を対象としたプログラムの普及が進んでいる。

3．今後の課題

　教育プログラムの効果は見えにくく，出てくるのは少し後，また何年も後のこともある。多くの教育プログラムの評価は行われていないか，短期的な評価でのみ行われている現状がある。今後，中長期的に効果をみる視点をもつことが重要である。また，生徒や学校環境の様々なニーズが時代とともに生まれている。それに対応する内容のプログラムの実施が望まれるものの，その開発普及はいまだ十分ではない。今後様々なニーズに応えられる形や内容のプログラムが必要である。教育プログラムが実施できたとしても，継続の動機が不足すること，主な担当者が変わることで途切れてしまうことがある。何よりも継続によって環境は徐々に変わる。辛抱強くやり続けるという気持ちや，それを支える周りの理解や支援はますます欠かせない。

［篁宗一］

....

●引用文献

1) Jorm AF, Mental health literacy：Public knowledge and beliefs about mental disorders, British Journal of Psychiatry vol.177, 396〜401, 2000.
2) Kessler RC et al, Lifetime prevalence and age-of-onset distributions of DSM-IV disorders in the National Comorbidity Survey Replication, Arch Gen Psychiatry vol.62 (6), 593〜602, 2005.
3) McGorry PD, The concept of recovery and secondary prevention in psychotic disorders, Australian and New Zealand Journal of Psychiatry vol.26, 3 〜17, 1992.
4) 学校メンタルヘルスリテラシー教育研究会『効果的な学校メンタルヘルスリテラシー教育プログラム　立ち上げ方，進め方ツールキット』特定非営利活動法人地域精神保健福祉機構，2015.
5) Mind Matters（http://www.mindmatters.edu.au/）

●参考文献

＊Rickwood DJ et al,：When and how do young people seek professional help for mental health problem?, MJA vol.187 (7), 35〜89, 2007.
＊石川瞭子編『高校生・大学生のメンタルヘルス対策』青弓社，2013.

Ⅲ-4-4　貧困と子どものメンタルヘルス

1．「一億総中流」意識に潜む相対的貧困

　1948年に開始され，1958年から現在に至るまで毎年実施されるようになった，内閣府による「国民生活に関する世論調査」では，全国民に対して生活の程度（所得・収入，資産・貯蓄，食生活，住生活等）を5段階評定で回答することを求めている。その調査によると，1960年代以降には，国民の約80％が「中流」であると回答しており，その割合は，1970年代には約90％にまで上昇している。さらに1979年の「国民生活白書」では，日本国民の中流意識が定着・一般化されたとの評価がなされ，「一億総中流」または「国民総中流」という言葉が流行するに至った。なお，1990年代以降の「バブル経済崩壊後」には，アメリカ型の新自由主義経済システムが日本国内においても普及するようになり，能力主義や成果主義が導入された結果，従来型の日本型の雇用形態であった終身雇用制度も崩れるようになった。そのため，日本社会全般に非正規雇用が普及するようになり，急激な高齢化も追い討ちをかけたことから，1999年以降は所得の格差が拡大するに至った（富裕層と貧困層との二極化社会）。これに2008年の「リーマン・ショック」による世界的な経済不況が起こり，非正規労働者の派遣切りなどが社会問題となった。その一方で，2013年以降の内閣府の実施する「国民生活に関する世論調査」では，9割以上の国民が自らの生活のレベルを，なお中流であると評価しており，「一億総中流」「国民総中流」の意識は広く日本人のこころの中に浸透していると考えられている。

　厚生労働省（2013）が公表した「国民生活基礎調査の概況」[1]によると，平成24年度の貧困線（poverty line：等価可処分所得の中央値の半分：統計上，生活に必要な物を購入できる最低限の収入を表す指標であり，それ以下の収入では，一家の生活を支えることができない財政状況を意味する）は，122万円（名目値）であった。また，図1（p. 310）が示すように，「相対的貧困率」（所得が国民の平均値の半分に満たない人の割合）は16.1％，「子どもの貧困率」（17歳以下）は16.3％，「子どもがいる現役世帯」（世帯主が18歳以上65歳未満で子どもがいる世帯）の世帯員では15.1％となっており，1985年以降，概ね右肩上がりであり，相対的貧困率および子どもの貧困率とも上昇している。そのうち「大人が二人以上」の世帯員では12.4％であるが，「大人が一人」の世帯員では54.6％の貧困率となっている。

　一方，国内の変化だけでは捉えにくい状況を国際比較により示したものが，OECD（2013）の世界の貧困率の国別ランキングである。日本の相対的貧困率はメキシコ，イスラエル，アメリカ合衆国，トルコ，チリ，エストニアに続いて第7位にランキングされている。さらに，OECD（2013）が公表している「子どもの相対的貧困率の国際比較」[2]では，図2（p. 310）に示されるように，日本は第11位であり，OECD加盟国の平均を上回っている。特に，同報告書のランキング表では，ひと

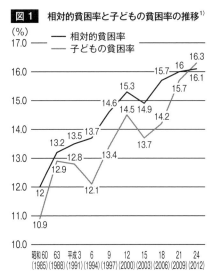

図1 相対的貧困率と子どもの貧困率の推移[1]

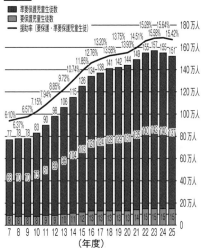

図3 要保護および準要保護児童生徒数の推移[3]

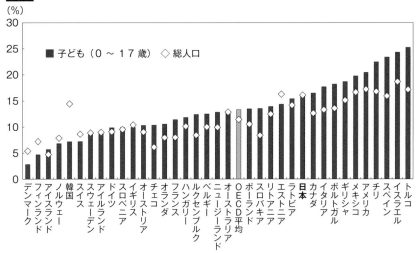

図2 子どもの貧困率（17歳以下のこども）の国際比較（2013）[2]

り親の家庭（単親世帯）など、大人が1人で子どもを養育している家庭の相対的貧困率も国別に比較しているが、こちらでは、日本は34カ国中で第1位にランキングされており、単親家庭が特に経済的に困窮している実態が示されている。

このような経済的理由により就学困難と認められ就学援助を受けている小学生・中学生の数は、全国で約155万人（2012年の時点）であり、1995年度の調査開始以降、初めて減少したが、その主な原因は、子どもの数全体の減少という少子化によるも

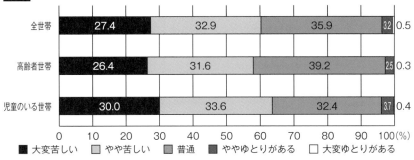

図4 各種世帯の生活意識[4]

のであることが指摘されている。一方，就学援助率は，この10年間，上昇を続けており，図3が示すように，平成24年度（2012年）には，過去最高の15.64％となっている[3]。さらに，図4に示される各種世帯別による生活意識を見ると，児童のいる世帯は「大変苦しい」が30.0％であり，「やや苦しい」の33.6％と合わせると63.6％が，生活するのに「苦しい状況」にあり，高齢者のいる世帯の58.0％（大変苦しい：26.4％，やや苦しい：31.6％）よりも高い割合を示している[4]。

2．貧困による子どもの可能性への問題

　日本社会の二極化が進む中，貧困が子どもたちにもたらす社会的な影響（生活上の不利や困難）は多岐に渡っている。例えば，秋田・小西・菅原（2016）は，調査対象の家庭の収入をもとに，低所得層，中所得層，高所得層に分けて比較したところ，図5（p. 312）に示すように，食生活，余暇活動，医療へのアクセスなど，日常生活の様々な側面において不平等が起きていることを報告している[5]。そのため，心身の発育発達が最も顕著である幼児期や児童期に，家庭が経済的に困窮した状況に置かれた場合，一生涯において不利益を被る状況に陥ることが懸念されている。これらの不平等問題は，成長，発達，健康の問題に始まり，進学や就職における選択肢を狭める可能性が高くなるなど，一生涯に渡って影響する。

　家庭における経済的な困窮問題は，子どもに対する直接的な影響に加えて，親の困窮状態による子どもへの間接的な影響も想定されている。例えば，小西（2017）は，親にも降りかかる労働上の問題，心理的なストレス，時間的なゆとりや心理的なゆとりの欠如を挙げており，これらの親の問題を要因として，子どもに対する虐待やネグレクトにつながっていることを示唆している。とりわけ，貧困状態の家庭環境が長期的に継続することにより，学力不振や文化性の欠如を誘発し，個人の可能性（進学・就職・ウェルビーイング：well-being）が低下するなど，次世代の子どもたちの貧困をも引き起こすという負の連鎖状況が繰り返されてしまうことが危惧されている（図6）[6]。

　一方，尾崎（2017）は，家庭の経済的困窮をもたらす要因として，親の精神疾患

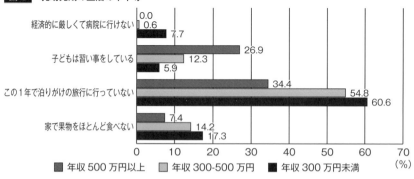

図5 乳幼児期の生活の不平等[5)]

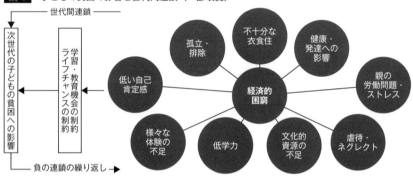

図6 子どもの貧困の影響と世代間連鎖（一部改変）[6)]

などの問題点を挙げている。親のうつ病，うつ傾向，コミュニケーション障害，双極性障害，てんかんなどは，乳幼児への臨機応変な対応を困難にし，育児能力の低下問題と深く関係しているという[7)]。

同様に，松本（2012）の研究では，親のメンタルヘルスの問題，経済問題，社会的孤立に共通したものとして，精神疾患（抑うつを中心とする），神経症，アルコール・薬物問題，人格障害といったメンタルヘルス上の問題を有する養育者が家族に含まれていたことを報告している[8)]。このような家庭環境における困難な状況に対応するために，例えば，医療機関では，女性が妊娠中の段階から助産師やソーシャルワーカーと連携したサポート体制づくりが効果的であると想定される。また，学校では，教師やスクールソーシャルワーカーとの連携により，学齢児童や生徒をはじめ，その子どもたちの保護者も含んだサポート・システムづくりが有効であると考えられる。いずれの場合においても，支援を必要とする対象者の身近に存在している医療機関や教育機関に勤務する専門家が，一定の支援体制の知識と方略の研修を受け，行政の専門家（保健センター・ヘルパー・市区町村の福祉事務所・児童相談所）と共同して支援を行うための連携体制を確立し，生活保護の申請や居住の確

保などを円滑に行えるようなシステムをつくり上げることが喫緊の課題である。

　ところで，これらの問題に対応するために，日本政府も「子どもの貧困対策の推進に関する法律」を2013年に成立させ，「子どもの貧困対策に関する大綱」を発表し，政策を実行してきた経緯がある。大綱における施策は4つに分類されており，「教育の支援」「生活の支援」「就労の支援」「経済的支援」となっている。今後，各支援策が堅実に実行されることを望むところであるが，何よりも大切なのは，社会保障制度の充実である。日本の場合，高齢者の介護問題や子どもの様々な問題についても，家族への依存度が高く，子どもや家族に対する公的支出が少ない「家族依存社会」となっている。荒牧（2009）が指摘するように，生まれてくる環境を選べない子どもたちが，どこで生まれて生活をしていても，一人の人間として成長し自立していく上で必要な権利が保障される社会づくりをしていく必要がある[9]。また，山野（2014）が言うように，多くの北欧諸国が子どもに手厚い公的資金を投入しているのは，親の負担を軽減する目的ではなく，子どもの権利に依拠した社会づくりを目指しているからであり，それは家族依存社会とは対極にある理念にもとづいているからである[10]。

３．貧困家庭と学校メンタルヘルス

　経済的困窮による貧困状態とメンタルヘルスとの関係については，今までに多くの研究報告が行われている。例えば，内閣府（2012）の調査では，抑うつを測定するCESD（Center for Epidemiological Studies Depression）を用いて，親および子どもの所得指標との関係を調べたところ，低所得層で抑うつ度が高く，高所得層では抑うつ度が低い傾向が示されたことを報告している。とりわけ，世帯年収が250万円未満（等価世帯所得では199万円未満）の家庭での抑うつ度が高いことが取り上げられている。また，子どもの場合，抑うつ度が高いほど成績が悪く，大学進学の可能性が低いことを子ども自身が認識しており，勉強時間も短いことが示されている。この調査における結果と同様の報告が，文部科学省（2014）の調査報告書においても示されている。こちらの調査では，2013年度の全国学力テストの結果を分析した結果，世帯収入の多寡によって，学力テストの正答率に約20％もの開きが生じており，世帯収入の低い家庭（子どもにかけられる学校外教育費の少ない家庭）の子どもほど，学力テストの正答率が低いことを示しており，家庭ごとの経済格差が，学力の格差までも生み出していることが実証されている（図7，p. 314）[11]。一方，教育現場における心理学的な研究では，自己肯定感を指標としたメンタルヘルスや学力との関係などが示されている。概して，自己肯定感が高い場合，メンタルヘルスは良好であり，学力も高く安定している。反対に自己肯定感が低い場合には，メンタルヘルスの不調や低学力との関係が示されている（Zimmerman, 1989; 伊藤，1996；伊藤・神島，2003）[12,13,14]。また，阿部・埋橋・矢野（2013）による調査研究では，貧困家庭と非貧困家庭において生じる差として，「貧困層の子どもは夢がない割合が高い」「貧困家庭の保護者は，子どもの夢を知らない割合が高い」

図7 世帯収入と子どもの学力（対象：小学校6年生）[11]

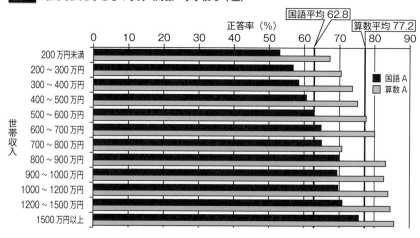

「貧困家庭の場合，保護者自身も将来の希望が持てない割合が高い」「貧困家庭の子どもは，学校の授業が楽しくない割合が高い」「貧困家庭の子どもは，学校のクラブ活動が楽しくない割合が高い」などの結果が示されている[15]。さらに，貧困による生活上の各種の悪影響を緩和する働きを持つ要因として，レジリエンス（resilience：脆弱性の反対の概念を示す精神的回復力・自発的治癒力を意味）を挙げており，レジリエンスの高い子どもと，そうでない子どもとの違いにおいて，「良好な親子関係」と「思いやりのある大人（メンター）の存在」を挙げている。つまり，子どもにとって，身近な大人（保護者や教師）からのソーシャルサポートが，レジリエンスを向上させる重要な要素となっており，生活環境上において不利益をもたらす様々な要因を緩和する働きをする可能性を示唆している。

　ところで，OECD（2013）の調査によると，日本の場合，国内総生産（GDP）に占める教育機関への公的支出は3.2％であり，比較が可能な加盟国33カ国中，最下位のハンガリー（3.1％）に次いで第32位であった。過去12年間もの間続いた最下位からは，ようやく脱することができたが，依然としてワースト2の低い状態にある。一方，公的支出に私費負担を合わせた児童生徒1人当たりの教育機関への支出は，日本はOECDの平均を上回っている。つまり，日本の場合，各家庭における子どもの教育への私費負担の割合が高い状態であり，家計に重い負担をかけていることが指摘されている。ちなみに，公的資金の抑制により，日本の学校教師の勤務時間は平均1,891時間であり，OECD平均を約300時間上回っている状況にある[2]。ただし，勤務時間のうち授業時間の割合は中学校で32％であり，OECD平均の45％と比べると，課外活動や事務作業，会議などに多くの時間を割いている実態が分かる。そのため，過重労働による疲労感，教育業務を本務と夢見て就職した学校業務の実態と教職への希望と期待との乖離による失望感のため，教師のメンタルヘルスは他の業種に比べてかなり悪い状況にある。長期休職者に占める精神疾患が多いという特

徴が，その実態を示している。

　そのため今後は，子どもの貧困対策推進法の大綱や施策の中にもある，教育の支援を推進し，教育環境を改善して行く必要がある。特に，教育の支援の施策では，学校教育による学力の保障，スクールソーシャルワーカーの配置，就学援助の充実などがあげられている。また，少人数教室での学習環境の充実化を図り，教師の負担の軽減，子どもへの目配りを行き届かせることなどは，効率的な教育による実質的な成果を考えた場合，当然行わなければならない対応策である。さらに，スクールソーシャルワーカーを通じて行政などの公的機関や福祉機関との連携を促進させ，多方面から経済的困窮にある子どもたちのサポート体制を確立することが，将来優良な納税者となる市民の育成や持続可能な安定した社会づくりという観点からも重要な発想であると考えられる。

［清水安夫］

●引用文献
1）厚生労働省「国民生活基礎調査」2013.
2）OECD, Child Poverty : Child income poverty rates, 2013 or nearest available year. 2013.
3）文部科学省「平成24年度要保護及び準要保護児童生徒数について」2012.
4）厚生労働省「国民生活基礎調査」2015.
5）秋田喜代美・小西祐馬・菅原ますみ『貧困と保育』かもがわ出版，2016.
6）小西祐馬「子どもの貧困の実態」『教育と医学』765，12-19，2017.
7）尾崎望「子どもの貧困と健康格差」『教育と医学』765，28-35，2017.
8）松本伊智朗「子どもの貧困と「重なり合う不利」：子ども虐待問題と自立援助ホームの調査結果を通して」『季刊社会保障研究』48，74-84，2012.
9）荒牧重人「子どもの権利条約の成立・内容・実施」喜多明人ほか編『逐条解説子どもの権利条約』日本評論社，2009.
10）山野良一『子どもに貧困を押しつける国・日本』光文社新書，2014.
11）文部科学省「平成25年度全国学力・学習状況調査（きめ細かい調査）の結果を活用した学力に影響を与える要因分析に関する調査研究」2014.
12）Zimmerman, B. J. A social cognitive view of self-regulated academic learning. Journal of Educational Psychology, 81, 329-339, 1989.
13）伊藤崇達「学業達成場面における自己効力感，原因帰属，学習方略の関係」『教育心理学研究』44，340-349，1996.
14）伊藤崇達・神藤貴昭「自己効力感，不安，自己調整学習方略，学習の持続性に関する因果モデルの検証−認知的側面と動機づけ的側面の自己調整学習方略に着目して−」『日本教育工学雑誌』27，377-385，2003.
15）阿部彩・埋橋孝文・矢野裕俊「「大阪子ども調査」結果の概要」同志社大学社会福祉教育・研究支援センター，2003.

付　録

巻末資料

1 体罰の禁止及び児童生徒理解に基づく指導の徹底について（通知）／2 子どもの性別違和（DSM-5）／3 青年および成人の性別違和（DSM-5）／4 性同一性障害に係る児童生徒に対するきめ細やかな対応の実施等について／5 全般健康調査票（GHQ-12）／6 発達性トラウマ障害

さくいん

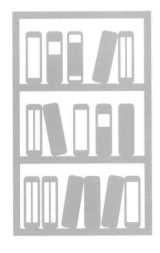
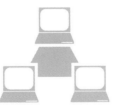
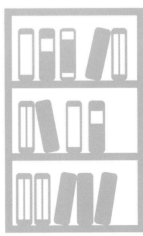

| 資料1 | 体罰の禁止及び児童生徒理解に基づく指導の徹底について（通知）|

24文科初第1269号
平成25年3月13日

各都道府県教育委員会教育長　殿
各指定都市教育委員会教育長　殿
各都道府県知事　殿
附属学校を置く各国立大学法人学長　殿
小中高等学校を設置する学校設置会社を
所轄する構造改革特別区域法第12条第
1項の認定を受けた各地方公共団体の長　殿

文部科学省初等中等教育局長
布村　幸彦

文部科学省スポーツ・青少年局長
久保　公人

体罰の禁止及び児童生徒理解に基づく指導の徹底について（通知）

　昨年末，部活動中の体罰を背景とした高校生の自殺事案が発生するなど，教職員による児童生徒への体罰の状況について，文部科学省としては，大変深刻に受け止めております。体罰は，学校教育法で禁止されている，決して許されない行為であり，平成25年1月23日初等中等教育局長，スポーツ・青少年局長通知「体罰禁止の徹底及び体罰に係る実態把握について」においても，体罰禁止の徹底を改めてお願いいたしました。

　懲戒，体罰に関する解釈・運用については，平成19年2月に，裁判例の動向等も踏まえ，「問題行動を起こす児童生徒に対する指導について」（18文科初第1019号　文部科学省初等中等教育局長通知）別紙「学校教育法第11条に規定する児童生徒の懲戒・体罰に関する考え方」を取りまとめましたが，懲戒と体罰の区別等についてより一層適切な理解促進を図るとともに，教育現場において，児童生徒理解に基づく指導が行われるよう，改めて本通知において考え方を示し，別紙において参考事例を示しました。懲戒，体罰に関する解釈・運用については，今後，本通知によるものとします。

　また，部活動は学校教育の一環として行われるものであり，生徒をスポーツや文化等に親しませ，責任感，連帯感の涵養（かんよう）等に資するものであるといった部活動の意義をもう一度確認するとともに，体罰を厳しい指導として正当化することは誤りであるという認識を持ち，部活動の指導に当たる教員等は，生徒の心身の健全な育成に資するよう，生徒の健康状態等の十分な把握や，望ましい人間関係の構築に留意し，適切に部活動指導をすることが必要です。

　貴職におかれましては，本通知の趣旨を理解の上，児童生徒理解に基づく指導が徹底されるよう積極的に取り組むとともに，都道府県・指定都市教育委員会にあっては所管の学校及び域内の市区町村教育委員会等に対して，都道府県知事にあっては所轄の私立学校に対して，国立大学法人学長にあっては附属学校に対して，構造改革特別区域法第12条第1項の認定を受けた地方公共団体の長にあっては認可した学校に対して，本通知の周知を図り，適切な御指導をお願いいたします。

付録
巻末資料1

記

1　体罰の禁止及び懲戒について

　体罰は，学校教育法第11条において禁止されており，校長及び教員（以下「教員等」という。）は，児童生徒への指導に当たり，いかなる場合も体罰を行ってはならない。体罰は，違法行為であるのみならず，児童生徒の心身に深刻な悪影響を与え，教員等及び学校への信頼を失墜させる行為である。

　体罰により正常な倫理観を養うことはできず，むしろ児童生徒に力による解決への志向を助長させ，いじめや暴力行為などの連鎖を生む恐れがある。もとより教員等は指導に当たり，児童生徒一人一人をよく理解し，適切な信頼関係を築くことが重要であり，このために日頃から自らの指導の在り方を見直し，指導力の向上に取り組むことが必要である。懲戒が必要と認める状況においても，決して体罰によることなく，児童生徒の規範意識や社会性の育成を図るよう，適切に懲戒を行い，粘り強く指導することが必要である。

　ここでいう懲戒とは，学校教育法施行規則に定める退学（公立義務教育諸学校に在籍する学齢児童生徒を除く。），停学（義務教育諸学校に在籍する学齢児童生徒を除く。），訓告のほか，児童生徒に肉体的苦痛を与えるものでない限り，通常，懲戒権の範囲内と判断されると考えられる行為として，注意，叱責，居残り，別室指導，起立，宿題，清掃，学校当番の割当て，文書指導などがある。

2　懲戒と体罰の区別について

(1)　教員等が児童生徒に対して行った懲戒行為が体罰に当たるかどうかは，当該児童生徒の年齢，健康，心身の発達状況，当該行為が行われた場所的及び時間的環境，懲戒の態様等の諸条件を総合的に考え，個々の事案ごとに判断する必要がある。この際，単に，懲戒行為をした教員等や，懲戒行為を受けた児童生徒・保護者の主観のみにより判断するのではなく，諸条件を客観的に考慮して判断すべきである。

(2)　(1)により，その懲戒の内容が身体的性質のもの，すなわち，身体に対する侵害を内容とするもの（殴る，蹴る等），児童生徒に肉体的苦痛を与えるようなもの（正座・直立等特定の姿勢を長時間にわたって保持させる等）に当たると判断された場合は，体罰に該当する。

3　正当防衛及び正当行為について

(1)　児童生徒の暴力行為等に対しては，毅然とした姿勢で教職員一体となって対応し，児童生徒が安心して学べる環境を確保することが必要である。

(2)　児童生徒から教員等に対する暴力行為に対して，教員等が防衛のためにやむを得ずした有形力の行使は，もとより教育上の措置たる懲戒行為として行われたものではなく，これにより身体への侵害又は肉体的苦痛を与えた場合は体罰には該当しない。また，他の児童生徒に被害を及ぼすような暴力行為に対して，これを制止したり，目前の危険を回避したりするためにやむを得ずした有形力の行使についても，同様に体罰に当たらない。これらの行為については，正当防衛又は正当行為等として刑事上又は民事上の責めを免れうる。

4　体罰の防止と組織的な指導体制について

(1)　体罰の防止

　1.　教育委員会は，体罰の防止に向け，研修の実施や教員等向けの指導資料の作成など，教員等が体罰に関する正しい認識を持つよう取り組むことが必要である。

　2.　学校は，指導が困難な児童生徒の対応を一部の教員に任せきりにしたり，特定の教員が抱え込んだりすることのないよう，組織的な指導を徹底し，校長，教頭等の管理職や生徒指導担当

319

教員を中心に，指導体制を常に見直すことが必要である。

3. 校長は，教員が体罰を行うことのないよう，校内研修の実施等により体罰に関する正しい認識を徹底させ，「場合によっては体罰もやむを得ない」などといった誤った考え方を容認する雰囲気がないか常に確認するなど，校内における体罰の未然防止に恒常的に取り組むことが必要である。また，教員が児童生徒への指導で困難を抱えた場合や，周囲に体罰と受け取られかねない指導を見かけた場合には，教員個人で抱え込まず，積極的に管理職や他の教員等へ報告・相談できるようにするなど，日常的に体罰を防止できる体制を整備することが必要である。

4. 教員は，決して体罰を行わないよう，平素から，いかなる行為が体罰に当たるかについての考え方を正しく理解しておく必要がある。また，機会あるごとに自身の体罰に関する認識を再確認し，児童生徒への指導の在り方を見直すとともに，自身が児童生徒への指導で困難を抱えた場合や，周囲に体罰と受け取られかねない指導を見かけた場合には，教員個人で抱え込まず，積極的に管理職や他の教員等へ報告・相談することが必要である。

(2) 体罰の実態把握と事案発生時の報告の徹底

1. 教育委員会は，校長に対し，体罰を把握した場合には教育委員会に直ちに報告するよう求めるとともに，日頃から，主体的な体罰の実態把握に努め，体罰と疑われる事案があった場合には，関係した教員等からの聞き取りのみならず，児童生徒や保護者からの聞き取りや，必要に応じて第三者の協力を得るなど，事実関係の正確な把握に努めることが必要である。あわせて，体罰を行ったと判断された教員等については，体罰が学校教育法に違反するものであることから，厳正な対応を行うことが必要である。

2. 校長は，教員に対し，万が一体罰を行った場合や，他の教員の体罰を目撃した場合には，直ちに管理職へ報告するよう求めるなど，校内における体罰の実態把握のために必要な体制を整備することが必要である。

また，教員や児童生徒，保護者等から体罰や体罰が疑われる事案の報告・相談があった場合は，関係した教員等からの聞き取りや，児童生徒や保護者からの聞き取り等により，事実関係の正確な把握に努めることが必要である。

加えて，体罰を把握した場合，校長は直ちに体罰を行った教員等を指導し，再発防止策を講じるとともに，教育委員会へ報告することが必要である。

3. 教育委員会及び学校は，児童生徒や保護者が，体罰の訴えや教員等との関係の悩みを相談することができる体制を整備し，相談窓口の周知を図ることが必要である。

5 部活動指導について

(1) 部活動は学校教育の一環であり，体罰が禁止されていることは当然である。成績や結果を残すことのみに固執せず，教育活動として逸脱することなく適切に実施されなければならない。

(2) 他方，運動部活動においては，生徒の技術力・身体的能力，又は精神力の向上を図ることを目的として，肉体的，精神的負荷を伴う指導が行われるが，これらは心身の健全な発達を促すとともに，活動を通じて達成感や，仲間との連帯感を育むものである。ただし，その指導は学校，部活動顧問，生徒，保護者の相互理解の下，年齢，技能の習熟度や健康状態，場所的・時間的環境等を総合的に考えて，適切に実施しなければならない。

指導と称し，部活動顧問の独善的な目的を持って，特定の生徒たちに対して，執拗かつ過度に肉体的・精神的負荷を与える指導は教育的指導とは言えない。

(3) 部活動は学校教育の一環であるため，校長，教頭等の管理職は，部活動顧問に全て委ねることなく，その指導を適宜監督し，教育活動としての使命を守ることが求められる。

資料2 子どもの性別違和（DSM-5）

A		その人が体験し，または表出するジェンダーと，指定されたジェンダーとの間の著しい不一致が，少なくとも6ヶ月，以下のうち6つ以上によって示される（その中の1つは基準A1でなければならない）。
	A1	反対のジェンダーになりたいという強い欲求，または自分は違うジェンダー（または指定されたジェンダーとは異なる別のジェンダー）であるという主張
	A2	（指定されたジェンダーが）男の子の場合，女の子の服を身につけること，または女装をまねることを強く好む。また（指定されたジェンダーが）女の子の場合，定型的な男性の衣服のみを身につけることを強く好み，定型的な女の子の衣服を着ることへの強い抵抗を示す。
	A3	ごっこ遊びや空想遊びにおいては，反対のジェンダーの役割を強く好む。
	A4	反対のジェンダーに定型的に使用されたりまたは行われたりする玩具やゲームまたは活動を強く好む。
	A5	反対のジェンダーの遊び友達を強く好む。
	A6	（指定されたジェンダーが）男の子の場合，男の子に定型的な玩具やゲーム，活動を強く拒み，乱暴で荒々しい遊びを強く避ける。また（指定されたジェンダーが）女の子の場合，女の子に定型的な玩具やゲーム，活動を強く拒む。
	A7	自分の性器の構造を強く嫌悪する。
	A8	自分の体験するジェンダーに合う第一次および/または第二次性徴を強く望む。
B		その状態は，臨床的に意味のある苦痛，または社会，学校，または他の重要な領域における機能の障害と関連している。

資料3 青年および成人の性別違和（DSM-5）

A		その人が体験し，または表出するジェンダーと，指定されたジェンダーとの間の著しい不一致が，少なくとも6ヶ月，以下のうち2つ以上によって示される。
	A1	その人が体験し，または表出するジェンダーと，第一次および/または第二次性徴（または若年青年においては予想される第二次性徴）との間の著しい不一致
	A2	その人が体験し，または表出するジェンダーとの著しい不一致のために，第一次および/または第二次性徴から解放されたい（または若年青年においては，予想される第二次性徴の発現をくい止めたい）という強い欲求
	A3	反対のジェンダーの第一次および/または第二次性徴を強く望む。
	A4	反対のジェンダー（または指定されたジェンダーとは異なる別のジェンダー）になりたいという強い欲求
	A5	反対のジェンダー（または指定されたジェンダーとは異なる別のジェンダー）として扱われたいという強い欲求
	A6	反対のジェンダー（または指定されたジェンダーとは異なる別のジェンダー）に定型的な感情や反応をもっているという強い確信
B		その状態は，臨床的に意味のある苦痛，または社会，職業，または他の重要な領域における機能の障害と関連している。

| 資料4 | 性同一性障害に係る児童生徒に対するきめ細かな対応の実施等について |

平成27年4月30日
27文科初児生第3号

各都道府県教育委員会担当事務主管課長
各指定都市教育委員会担当事務主管課長
各都道府県私立学校事務主管課長
附属学校を置く各国立大学法人附属学校事務担当課長
小中高等学校を設置する学校設置会社を
所轄する構造改革特別区域法第12条第1項の
認定を受けた地方公共団体の学校事務担当課長　　　　　殿

文部科学省初等中等教育局児童生徒課長
坪田　知広

性同一性障害に係る児童生徒に対するきめ細かな対応の実施等について

　性同一性障害に関しては社会生活上様々な問題を抱えている状況にあり，その治療の効果を高め，社会的な不利益を解消するため，平成15年，性同一性障害者の性別の取扱いの特例に関する法律（以下「法」という。）が議員立法により制定されました。また，学校における性同一性障害に係る児童生徒への支援についての社会の関心も高まり，その対応が求められるようになってきました。

　こうした中，文部科学省では，平成22年，「児童生徒が抱える問題に対しての教育相談の徹底について」を発出し，性同一性障害に係る児童生徒については，その心情等に十分配慮した対応を要請してきました。また，平成26年には，その後の全国の学校における対応の状況を調査し，様々な配慮の実例を確認してきました。

　このような経緯の下，性同一性障害に係る児童生徒についてのきめ細かな対応の実施に当たっての具体的な配慮事項等を下記のとおりとりまとめました。また，この中では，悩みや不安を受け止める必要性は，性同一性障害に係る児童生徒だけでなく，いわゆる「性的マイノリティ」とされる児童生徒全般に共通するものであることを明らかにしたところです。これらについては，「自殺総合対策大綱」（平成24年8月28日閣議決定）を踏まえ，教職員の適切な理解を促進することが必要です。

　ついては，都道府県・指定都市教育委員会にあっては所管の学校及び域内の市区町村教育委員会等に対して，都道府県にあっては所轄の私立学校に対して，国立大学法人にあっては附属学校に対して，構造改革特別区域法第12条第1項の認定を受けた地方公共団体にあっては認可した学校に対して，周知を図るとともに，学校において適切に対応ができるよう，必要な情報提供を行うことを含め指導・助言をお願いいたします。

記

1．性同一性障害に係る児童生徒についての特有の支援

　性同一性障害者とは，法においては，「生物学的には性別が明らかであるにもかかわらず，心理的にはそれとは別の性別（以下「他の性別」という。）であるとの持続的な確信をもち，かつ，自己を身体的及び社会的に他の性別に適合させようとする意思を有する者であって，そのことに

ついてその診断を的確に行うために必要な知識及び経験を有する二人以上の医師の一般に認められている医学的知見に基づき行う診断が一致しているもの」と定義されており，このような性同一性障害に係る児童生徒については，学校生活を送る上で特有の支援が必要な場合があることから，個別の事案に応じ，児童生徒の心情等に配慮した対応を行うこと。

(学校における支援体制について)

　性同一性障害に係る児童生徒の支援は，最初に相談（入学等に当たって児童生徒の保護者からなされた相談を含む。）を受けた者だけで抱え込むことなく，組織的に取り組むことが重要であり，学校内外に「サポートチーム」を作り，「支援委員会」（校内）やケース会議（校外）等を適時開催しながら対応を進めること。

　教職員等の間における情報共有に当たっては，児童生徒が自身の性同一性を可能な限り秘匿しておきたい場合があること等に留意しつつ，一方で，学校として効果的な対応を進めるためには，教職員等の間で情報共有しチームで対応することは欠かせないことから，当事者である児童生徒やその保護者に対し，情報を共有する意図を十分に説明・相談し理解を得つつ，対応を進めること。

(医療機関との連携について)

　医療機関による診断や助言は学校が専門的知見を得る重要な機会となるとともに，教職員や他の児童生徒・保護者等に対する説明材料ともなり得るものであり，また，児童生徒が性に違和感をもつことを打ち明けた場合であっても，当該児童生徒が適切な知識をもっているとは限らず，そもそも性同一性障害なのかその他の傾向があるのかも判然としていない場合もあること等を踏まえ，学校が支援を行うに当たっては，医療機関と連携しつつ進めることが重要であること。

　我が国においては，性同一性障害に対応できる専門的な医療機関が多くないところであり，専門医や専門的な医療機関については関連学会等の提供する情報を参考とすることも考えられること。

　医療機関との連携に当たっては，当事者である児童生徒や保護者の意向を踏まえることが原則であるが，当事者である児童生徒や保護者の同意が得られない場合，具体的な個人情報に関連しない範囲で一般的な助言を受けることは考えられること。

(学校生活の各場面での支援について)

　全国の学校では学校生活での各場面における支援として別紙に示すような取組が行われてきたところであり，学校における性同一性障害に係る児童生徒への対応を行うに当たって参考とされたいこと。

　学校においては，性同一性障害に係る児童生徒への配慮と，他の児童生徒への配慮との均衡を取りながら支援を進めることが重要であること。

　性同一性障害に係る児童生徒が求める支援は，当該児童生徒が有する違和感の強弱等に応じ様々であり，また，当該違和感は成長に従い減ずることも含め変動があり得るものとされていることから，学校として先入観をもたず，その時々の児童生徒の状況等に応じた支援を行うことが必要であること。

　他の児童生徒や保護者との情報の共有は，当事者である児童生徒や保護者の意向等を踏まえ，個別の事情に応じて進める必要があること。

　医療機関を受診して性同一性障害の診断がなされない場合であっても，児童生徒の悩みや不安に寄り添い支援していく観点から，医療機関との相談の状況，児童生徒や保護者の意向等を踏まえつつ，支援を行うことは可能であること。

(卒業証明書等について)

　指導要録の記載については学齢簿の記載に基づき行いつつ，卒業後に法に基づく戸籍上の性別の変更等を行った者から卒業証明書等の発行を求められた場合は，戸籍を確認した上で，当該者が不利益を被らないよう適切に対応すること。

（当事者である児童生徒の保護者との関係について）

　保護者が，その子供の性同一性に関する悩みや不安等を受容している場合は，学校と保護者とが緊密に連携しながら支援を進めることが必要であること。保護者が受容していない場合にあっては，学校における児童生徒の悩みや不安を軽減し問題行動の未然防止等を進めることを目的として，保護者と十分話し合い可能な支援を行っていくことが考えられること。

（教育委員会等による支援について）

　教職員の資質向上の取組としては，人権教育担当者や生徒指導担当者，養護教諭を対象とした研修等の活用が考えられること。また，学校の管理職についても研修等を通じ適切な理解を進めるとともに，学校医やスクールカウンセラーの研修等で性同一性障害等を取り上げることも重要であること。

　性同一性障害に係る児童生徒やその保護者から学校に対して相談が寄せられた際は，教育委員会として，例えば，学校における体制整備や支援の状況を聞き取り，必要に応じ医療機関等とも相談しつつ，「サポートチーム」の設置等の適切な助言等を行っていくこと。

（その他留意点について）

　以上の内容は，画一的な対応を求める趣旨ではなく，個別の事例における学校や家庭の状況等に応じた取組を進める必要があること。

２．性同一性障害に係る児童生徒や「性的マイノリティ」とされる児童生徒に対する相談体制等の充実

　学級・ホームルームにおいては，いかなる理由でもいじめや差別を許さない適切な生徒指導・人権教育等を推進することが，悩みや不安を抱える児童生徒に対する支援の土台となること。

　教職員としては，悩みや不安を抱える児童生徒の良き理解者となるよう努めることは当然であり，このような悩みや不安を受け止めることの必要性は，性同一性障害に係る児童生徒だけでなく，「性的マイノリティ」とされる児童生徒全般に共通するものであること。

　性同一性障害に係る児童生徒や「性的マイノリティ」とされる児童生徒は，自身のそうした状態を秘匿しておきたい場合があること等を踏まえつつ，学校においては，日頃より児童生徒が相談しやすい環境を整えていくことが望まれること。このため，まず教職員自身が性同一性障害や「性的マイノリティ」全般についての心ない言動を慎むことはもちろん，例えば，ある児童生徒が，その戸籍上の性別によく見られる服装や髪型等としていない場合，性同一性障害等を理由としている可能性を考慮し，そのことを一方的に否定したり揶揄（やゆ）したりしないこと等が考えられること。

　教職員が児童生徒から相談を受けた際は，当該児童生徒からの信頼を踏まえつつ，まずは悩みや不安を聞く姿勢を示すことが重要であること。

性同一性障害に係る児童生徒に対する学校における支援の事例

服装	自認する性別の制服・衣服や，体操着の着用を認める。
髪型	標準より長い髪型を一定の範囲で認める（戸籍上男性）。
更衣室	保健室・多目的トイレ等の利用を認める。
トイレ	職員トイレ・多目的トイレの利用を認める。
呼称の工夫	校内文書（通知表を含む。）を児童生徒が希望する呼称で記す。 自認する性別として名簿上扱う。
授業	体育又は保健体育において別メニューを設定する。
水泳	上半身が隠れる水着の着用を認める（戸籍上男性）。 補習として別日に実施，又はレポート提出で代替する。
運動部の活動	自認する性別に係る活動への参加を認める。
修学旅行等	１人部屋の使用を認める。入浴時間をずらす。

資料 5 全般健康調査票（GHQ-12）

1. 何かをする時いつもより集中して	できた	いつもと変わらなかった	できなかった	全くできなかった
2. 心配事があって，よく眠れないようなことは	全くなかった	あまりなかった	あった	たびたびあった
3. いつもより自分のしていることに生きがいを感じることは	あった	たびたびあった	あまりなかった	全くなかった
4. いつもより容易にものごとを決めることが	できた	いつもと変わらなかった	できなかった	全くできなかった
5. いつもよりストレスを感じたことが	全くなかった	あまりなかった	あった	たびたびあった
6. 問題を解決できなくて困ったことが	全くなかった	あまりなかった	あった	たびたびあった
7. いつもより日常生活を楽しく送ることが	できた	いつもと変わらなかった	できなかった	全くできなかった
8. 問題があった時に，いつもより積極的に解決しようとすることが	できた	いつもと変わらなかった	できなかった	全くできなかった
9. いつもより気が重くて憂うつになることは	全くなかった	あまりなかった	あった	たびたびあった
10. 自信を失ったことは	全くなかった	あまりなかった	あった	たびたびあった
11. 自分は役に立たない人間だと考えたことは	全くなかった	あまりなかった	あった	たびたびあった
12. 一般的にみて幸せだと感じたことは	あった	たびたびあった	あまりなかった	全くなかった

資料6 発達性トラウマ障害（van der Kolk 他，2009，紀平省悟訳）

A 暴露

小児期もしくは思春期早期に始まり一年以上続く複数回または持続的な有害体験

1．対人暴力をくり返し経験，目撃

2．保護的養育の破綻（反復的な養育者の交代，分離，情緒的虐待）

B 情動制御困難，生理的制御の困難

発達相応の覚醒制御能力がなく，以下の2つ以上に該当

1．極度な情動（恐怖，怒り，恥など）の調整や，堪えることの困難

2．身体機能の制御困難（睡眠，接触，排泄面における問題；接触や音への過敏，鈍感；日常における切り替え困難）

3．感覚，感情，体調への気づきの低下，解離

4．感情や体調についての表現力低下

C 注意および行動制御の困難

発達相応の注意持続，学習，ストレス対処の能力がなく，以下の3つ以上該当

1．脅威へのとらわれ，認識能力低下（安全や危険のサインを誤認するなど）

2．自己防衛能力低下（自暴自棄，スリル探求）

3．自己慰撫を目的とした不適応な企画（身体を揺する等の律動的動き，強迫的自慰）

4．習慣性（故意または無意識）あるいは反射的自傷

5．目的をもって行動を開始，持続することの困難

D 自己および関係性の制御困難

発達相応の自意識や対人的関わりの能力がなく，以下の3つ以上該当

1．養育者その他の大切な人の安全について拘泥（早熟な世話焼きなど）したり，それらとの人物と分離した後の再会が我慢できない

2．自責感，無力感，無価値感，無能感，欠陥があるという感覚など，否定的自己感が継続

3．大人や仲間との親しい関係のなかで，極端な不信感や反抗が続く，あるいは相互交流を欠く

4．仲間，養育者，その他の大人への反応的な身体的暴力，言葉の暴力

5．親密な接触（性的あるいは肉体的親密さに限定しない）を持とうとする不適切な（過剰，あるいは見境のない）意図，または安全や保証を求めて仲間や大人に頼りすぎ

6．共感の気遣いを制御する能力のないことが以下で証拠づけられる。他者の苦痛の表現に対して共感しなかったり，堪えられなかったり，過剰反応を起こす

E トラウマ後症状スペクトラム：PTSD の3症状群（B，C，D）のうち少なくとも2つ以上の各群において，一つ以上の項目に該当する症状を呈する

F 障害の期間：上記基準のB〜Eが6ヶ月以上持続

G 機能的障害：上記は，臨床的に有意な苦痛，あるいは以下の領域（学習，家族関係，仲間関係，法的領域，身体的健康面，就労面）の2つ以上にわたる機能的な支障の原因となっている

（友田明美『新版 いやされない傷―児童虐待と傷ついていく脳―』診断と治療社，2011）

さくいん

英数字

21世紀型能力 ……………………………… 132

ADHD（AD/HD）…… 94, 108, 109, 143, 144, 145, 147, 148, 213

ADL ……………………………………… 26, 145

ASD ………… 94, 143, 144, 147, 213, 216, 287

DSM-5 ……… 139, 143, 145, 174, 205, 208, 321

DV …… 25, 27, 46, 76, 145, 159, 193, 213, 215, 216, 231

ICD-10 ……… 26, 143, 144, 145, 150, 174, 204

ICF ……………………………… 17, 25, 26, 150

ICIDH …………………………… 17, 25, 26

LD（SLD）… 31, 61, 94, 97, 108, 135, 141, 143, 144, 145, 150, 216

LGBT ………………………………… 174, 179

PDD ………………………… 143, 144, 148, 150

PTA ……………………… 126, 191, 258, 263

PTG ………… 152, 276, 287, 288, 289, 290, 291

PTSD …… 95, 141, 145, 147, 212, 216, 217, 276, 281, 287, 288, 326

QOL …… 17, 26, 27, 29, 63, 106, 107, 296, 297

RAD →反応性愛着障害

SC →スクールカウンセラー

SNS ………… 28, 67, 71, 73, 85, 92, 95, 185, 265

SSW →スクールソーシャルワーカー

あ

愛着 … 60, 63, 68, 105, 117, 119, 159, 185, 214, 215, 216, 251, 252

アイデンティティ … 27, 80, 92, 134, 141, 175, 179, 228, 233

アウトカム ……………………………… 308

アウトリーチ … 18, 48, 55, 56, 57, 59, 75, 119, 166

アクティブラーニング …………… 74, 136, 305

アサーション ……… 15, 95, 165, 204, 205, 238

アスペルガー症候群 …………………… 143

アセスメント … 32, 35, 50, 53, 56, 57, 178, 215, 258

アタッチメント→愛着

アディクション ……………… 13, 109, 181, 188

アナフィラキシーショック …………………… 44

アンビバレンス …………………………… 67

生きづらさ … 13, 15, 17, 42, 176, 196, 247, 257

生きる力 … 16, 67, 129, 132, 189, 190, 281, 295, 296

いじめ … 9, 20, 22, 25, 26, 27, 31, 33, 35, 38, 40, 42, 46, 48, 50, 53, 55, 57, 67, 88, 105, 106, 107, 116, 117, 118, 119, 120, 126, 129, 141, 151, 162, 163, 165, 166, 173, 184, 185, 188, 199, 200, 201, 225, 228, 233, 234, 245, 251, 267, 270, 277, 292, 304, 305, 319, 324

いじめ防止対策推進法 ………… 116, 118, 251

依存 …… 15, 27, 61, 70, 129, 195, 196, 204, 205, 206, 207, 215, 216, 245, 300, 304, 313

いのちの教育 …… 10, 152, 165, 298, 299, 300, 301, 302

異文化適応 ……………… 138, 140, 141, 142

インクルーシブ …………………………… 149, 150

インターンシップ …………… 84, 85, 89, 167

ウェルビーイング ……………………… 292, 311

うつ病 … 105, 106, 107, 109, 147, 169, 170, 171, 172, 186, 188, 204, 216, 293, 294, 312

延長保育 …………………………………… 134

エンパワーメント ………………………… 56

オペラント行動 …………………………… 17

親離れ …………………………… 249, 282

か

外在化 ……………… 108, 147, 171, 172, 290

327

外傷体験 ················ 287, 289, 290

介入 ··· 16, 50, 68, 94, 95, 96, 104, 107, 148, 181, 183, 186, 189, 190, 195, 196, 197, 202, 304

回避 ··············· 58, 171, 181, 197, 275, 319

解離 ··· 52, 92, 129, 147, 184, 185, 212, 216, 217, 326

カウンターカルチャー ························· 117

学習指導要領 ········· 19, 30, 74, 293, 296, 298

学習障害→LD

覚せい剤 ················ 26, 198, 204, 205

学童保育 ··························· 134, 150

学年主任 ······················ 36, 70, 280

過呼吸 ·························· 86, 88, 184

学級担任 ··· 36, 37, 38, 40, 41, 50, 51, 52, 53, 60, 63, 70, 79, 117, 126, 127, 233

学級崩壊 ··· 38, 39, 40, 126, 127, 128, 129, 130, 226, 277

学校安全 ······················ 262, 277

学校管理職 ······· 30, 32, 34, 232, 239, 250, 257, 262, 263, 268

学校基本調査 ···················· 19, 78, 111

学校教育法 ··· 19, 22, 23, 30, 34, 118, 121, 254, 265, 292, 318, 319, 320

学校コミュニティ ····· 259, 260, 261, 262, 263

学校保健 ······· 8, 12, 18, 64, 172, 262, 292, 327

家庭裁判所 ··················· 54, 56, 202, 203

家庭内暴力 ··· 26, 105, 193, 194, 195, 196, 197, 253

家庭崩壊 ···························· 135

過敏性腸症候群 ························· 164

カミングアウト ························· 177

カリキュラム・マネジメント ··············· 30

カルチャーショック ··················· 91, 140

感情障害 ······ 108, 109, 169, 171, 172, 185, 186

キー・コンピテンシー ···················· 132

危機 ··· 16, 30, 32, 33, 42, 44, 50, 86, 92, 94, 95, 152, 154, 181, 182, 183, 197, 202, 224, 225, 226, 245, 246, 247, 272, 273, 277, 278, 279, 280, 281

危機管理 ··············· 95, 246, 247, 277

帰国子女 ···························· 141

希死念慮 ············· 166, 181, 182, 184, 187, 188

喫煙 ··············· 13, 15, 181, 198, 200, 217

気分障害 ················· 26, 105, 107, 147

基本的自尊感情 ····· 152, 153, 154, 299, 300, 301

義務教育 ······· 19, 20, 21, 23, 36, 52, 66, 68, 97, 101, 134, 162, 165, 221, 230, 265, 319

虐待 ··· 22, 25, 27, 42, 50, 52, 53, 55, 56, 58, 68, 76, 77, 105, 145, 147, 159, 164, 185, 188, 193, 200, 201, 202, 212, 213, 214, 215, 216, 217, 246, 252, 253, 277, 311, 312, 326

キャリア ················ 75, 85, 135, 136, 228, 233

休職 ····· 21, 22, 33, 38, 169, 218, 224, 230, 236, 237, 238, 240, 245, 247, 256, 314

教育委員会 ··· 19, 22, 23, 50, 54, 113, 115, 123, 126, 130, 136, 165, 166, 192, 220, 236, 238, 257, 258, 260, 318, 319, 320, 322, 324

教科学習 ···················· 31, 97, 101, 118

教科担任制 ····················· 39, 63, 67

共感性 ···················· 201, 227, 295

協働 ··· 18, 22, 23, 24, 28, 31, 33, 35, 45, 56, 58, 59, 95, 105, 113, 127, 130, 150, 168, 190, 201, 214, 217, 226, 227, 259, 260, 261, 262, 263, 305, 308

強迫症状 ···························· 166

共有体験 ······· 65, 153, 154, 155, 299, 300, 301, 302

拒食 ·························· 15, 208

起立性調節障害 ······················ 164, 171, 172

ぐ犯 ···························· 198

グリーフワーク ······················ 16, 283

グループワーク ······ 58, 85, 88, 136, 165, 268, 300, 302, 306

クレーマー ···························· 130

クレーム ····· 130, 237, 247, 254, 255, 256, 257

群発自殺 ···························· 188, 192

携帯電話 ························· 73, 201

ゲートキーパー ························· 191

328

幻覚 ……………………… 106, 108, 166, 204

限局性学習症→LD（SLD）

健康診断 ………………… 99, 236, 292

減災 ………………………………… 276

公衆衛生 …………………… 12, 18, 68

厚生労働省 … 55, 75, 76, 89, 205, 206, 222, 236, 242, 254, 294, 309

交通事故 …………………………… 94, 144

校内暴力 ………… 26, 152, 199, 200, 201, 277

公認心理師 ………………………… 53

広汎性発達障害→PDD

興奮 ……………… 62, 149, 204, 272, 273

コーディネーター ……… 43, 53, 77, 115, 261

コーピング …… 16, 49, 58, 188, 225, 238, 285, 286, 306

こころの健康 ….. 11, 12, 13, 14, 15, 17, 28, 49, 169, 190, 191, 236, 238, 262, 292

個人の教育支援計画書 ………………… 145

子どもの行動チェックリスト ……………… 145

子どもの強さと困難さアンケート ……… 145

子離れ …………………………… 249

個別の指導計画書 …………………… 145

コミュニケーション障害 ……… 74, 156, 312

コミュニケーションスキル ………… 165, 295

コミュニティ ….. 16, 92, 94, 95, 104, 137, 189, 249, 259, 260, 261, 262, 263, 265, 266, 268, 269, 270

コミュニティスクール ……… 24, 259, 260, 261, 262

孤立 ….. 23, 34, 55, 68, 144, 147, 164, 166, 181, 182, 184, 185, 187, 188, 189, 213, 217, 225, 227, 240, 247, 250, 284, 286, 287, 312

コンサルテーション …… 45, 49, 50, 55, 56, 77, 86, 89, 96, 113, 183, 184

コントロール …… 69, 127, 128, 129, 130, 148, 157, 158, 159, 160, 165, 195, 209, 215, 216, 252, 253, 274, 275, 283

さ

サークル ……………………… 10, 93, 165

災害 … 16, 33, 35, 42, 48, 94, 237, 271, 272, 273, 274, 275, 276, 277, 279, 281

サリヴァン ……………………………… 15

産業メンタルヘルス ……………… 12, 16, 18, 69

ジェネレーションギャップ ………………… 219

ジェンダー・アイデンティティ …… 174, 175, 176, 179

自己顕示欲 …………………………… 201

自己効力感 … 74, 151, 154, 155, 190, 223, 225, 226, 227, 296, 297

自子中心主義 ……………………… 250, 252

自己有用感 …………… 127, 151, 154, 155, 160

自殺 … 16, 27, 42, 86, 93, 94, 106, 107, 108, 116, 121, 140, 151, 163, 166, 169, 172, 181, 184, 185, 186, 187, 189, 190, 191, 192, 217, 234, 251, 262, 269, 270, 277, 280, 304, 305, 318, 322

自殺企図 ….. 106, 108, 163, 166, 172, 181, 184, 187, 188, 189, 190, 192, 277

自死 ………… 26, 118, 187, 256, 280, 281, 284

思春期 …… 12, 17, 25, 26, 27, 28, 29, 39, 42, 61, 62, 66, 68, 70, 76, 77, 97, 105, 107, 109, 144, 159, 169, 171, 172, 177, 178, 186, 201, 208, 232, 282, 303, 326

自傷行為 ….. 13, 16, 26, 86, 107, 139, 162, 172, 181, 182, 183, 184, 185, 186, 190, 212, 215, 216

地震 ……………………… 94, 271, 274, 275, 287

自尊感情 ….. 15, 25, 65, 74, 101, 133, 147, 151, 152, 153, 154, 155, 185, 189, 190, 197, 213, 252, 299, 300, 301

疾病 … 13, 25, 26, 104, 107, 138, 140, 143, 174, 216, 239, 292

児童期 ……………… 26, 97, 253, 282, 311

児童虐待→虐待

児童虐待防止法 …. 27, 147, 212, 213, 214, 215

児童相談所 … 28, 32, 55, 56, 58, 115, 150, 202,

203, 213, 214, 312

死の教育 ……………………………………… 10

自閉症 …………………………… 108, 109, 141, 143

自閉スペクトラム症 … 143, 144, 145, 147, 149, 213, 216

嗜癖→アディクション

社会的自尊感情 ……… 152, 153, 154, 299, 300

集団教育 ……………………………………… 126

主幹教諭 ……………………………………… 22, 33

授業崩壊 …………………………… 126, 127, 226

首尾一貫感覚 ……………………………………… 16

順応 ……………………………………… 138, 146

小1ギャップ ……………………………………… 254

小1プロブレム ……………………………………… 128

障害者差別解消法 ………… 91, 93, 148, 150

障害受容 ……………………………………… 146

衝動統制力 ……………………………………… 201

初任者 …………………………… 37, 38, 39, 40, 41

自律神経失調症 ……………………………………… 171

事例検討会 ……………………………… 113, 183

心因反応 ……………………………………… 140

睡眠障害 ……… 26, 109, 149, 164, 172, 205, 287

スーパーバイザー ……………………………… 34, 45, 77

スクール・コミュニティ ……………… 259, 260

スクールカウンセラー … 20, 23, 28, 40, 41, 43, 44, 45, 46, 48, 49, 50, 51, 52, 53, 55, 57, 77, 79, 115, 124, 165, 166, 183, 190, 209, 210, 223, 228, 238, 251, 280, 305, 324

スクールソーシャルワーカー … 23, 50, 54, 55, 56, 57, 77, 165, 166, 223, 228, 251, 312, 315

スクリーニング …………………… 138, 169, 209

ストレスチェック ………… 30, 41, 53, 169, 236

ストレス反応 … 16, 30, 225, 226, 227, 272, 273, 274, 275, 276, 281, 296, 297

ストレスマネジメント ……… 50, 190, 228, 275, 296

ストレッサー ……… 15, 16, 25, 49, 225, 226, 227, 272, 278, 279, 280, 285, 287, 288, 295, 306

ストレングス ……………………………… 56, 57, 58

スマートフォン（スマホ）… 73, 135, 252, 303, 304

生活保護 ………………… 56, 57, 72, 165, 312

性行動 ……………………………………… 68

成人期 … 92, 107, 109, 143, 147, 176, 186, 283

精神疾患 … 15, 16, 21, 22, 38, 42, 66, 88, 97, 98, 139, 148, 162, 169, 174, 196, 205, 207, 216, 218, 223, 224, 230, 232, 233, 235, 236, 239, 240, 288, 303, 311, 312, 314

精神障害 …… 17, 18, 25, 26, 27, 80, 91, 93, 94, 104, 105, 106, 107, 108, 140, 143, 149, 150, 164, 169, 181, 182, 185, 186, 188, 201, 213, 216, 217, 307

性同一性 …………… 174, 175, 176, 177, 178, 179

性同一性障害 ……… 22, 174, 176, 177, 179, 322, 323, 324

性の逸脱行為 ……………………………………… 26

青年期 …… 25, 26, 27, 28, 29, 80, 86, 88, 92, 93, 97, 143, 144, 176, 177, 178, 179, 201, 303

性別違和 ……………………… 174, 178, 321

性ホルモン ……………………………………… 178

性役割 ……………… 174, 175, 177, 178, 179

セーフティーネット ……………………… 22, 152

セクシャル・マイノリティ …… 174, 175, 179

セクシャルハラスメント（セクハラ）…… 95, 124, 231, 277

摂食障害 ……… 26, 105, 185, 208, 210, 211, 216

セルフ・エフィカシー→自己効力感

セルフイメージ ……………………………………… 15

セルフケア ……… 32, 41, 228, 236, 238, 262

全国学力・学習状況調査 ……………………… 133

前頭葉 ……………………………………… 62

せん妄 ……………………………… 204, 205

早期介入 …………… 96, 104, 107, 148, 181, 304

早期発見 … 31, 32, 53, 86, 93, 96, 104, 107, 110, 112, 148, 172, 208

双極性感情障害 ……………………………………… 171

喪失 … 16, 63, 67, 74, 89, 91, 146, 169, 188, 235, 272, 280, 281, 282, 283, 284, 285, 286

相対的貧困 ·············· 309, 310

相談室 ····· 18, 49, 50, 51, 52, 55, 59, 79, 85, 86, 87, 88, 89, 96, 141, 149, 165, 206, 209, 285

ソーシャルインクルージョン ············· 56

ソーシャルサポート ············· 16, 314

ソーシャルスキルトレーニング ········ 75, 165

ソーシャルワーク ··· 12, 18, 54, 56, 57, 59, 68, 70, 254, 268

た

退行 ·················· 195, 272, 274

対象喪失感情 ·················· 146

対人スキル ········ 156, 157, 158, 159, 160, 161

第二次性徴 ············· 61, 177, 178, 321

体罰 ····· 121, 122, 123, 124, 125, 215, 230, 231, 277, 318, 319, 320

他罰 ·················· 158, 200

ダルク ·················· 206

担任 ··· 28, 36, 37, 38, 39, 40, 41, 42, 43, 44, 45, 46, 50, 51, 52, 53, 60, 63, 64, 67, 70, 77, 79, 86, 87, 88, 89, 95, 109, 113, 114, 115, 117, 122, 124, 125, 126, 127, 165, 166, 183, 184, 190, 192, 209, 221, 226, 227, 233, 237, 239, 251, 280, 284, 285

地域医療 ·················· 18

地域コミュニティ ············· 261, 265, 270

地域精神保健 ·················· 12, 269

チーム学校 ·················· 23

注意欠陥多動性障害→ ADHD

中1ギャップ ·················· 111, 113

ディスカッション ·················· 58, 85

ディスレク（キ）シア ············· 108, 144

低体温 ·················· 210

適応 ··· 31, 33, 52, 56, 59, 67, 79, 88, 92, 93, 105, 106, 115, 118, 128, 129, 132, 138, 139, 140, 141, 142, 146, 149, 159, 161, 165, 167, 203, 206, 210, 215, 218, 220, 222, 231, 232, 240, 279, 286, 288, 296

てんかん ············· 143, 145, 150, 312

統合失調症 ····· 26, 80, 105, 106, 107, 108, 164, 172, 173, 184, 185, 188, 217

道徳 ·············· 13, 32, 189, 190, 200, 298

毒親 ·················· 252

特別支援教育 ······ 21, 22, 43, 48, 53, 114, 128, 141, 148, 228

トラウマ ······ 94, 162, 185, 214, 215, 216, 237, 257, 272, 274, 275, 326

な

内在化 ·················· 147

ニート ·················· 75, 136, 137

二極化 ············· 73, 100, 134, 309, 311

二次障害 ············· 105, 108, 109, 147

日常生活活動→ ADL

妊娠 ·················· 73, 76, 175, 312

認知行動療法 ············· 44, 210, 238

ネグレクト ··· 51, 201, 212, 213, 215, 216, 252, 311, 312

ネット依存 ·················· 205, 206, 207

ネット型非行 ·················· 199

は

パーソナリティ ·················· 14, 15, 289

パーソナリティ障害 ············· 15, 217, 257

バーンアウト ··· 26, 45, 221, 222, 224, 225, 226, 227, 228, 277

パソコン ·················· 51, 193, 194, 199, 303

発達障害 ··· 42, 51, 59, 61, 75, 86, 91, 93, 94, 97, 98, 105, 106, 108, 109, 128, 137, 143, 144, 145, 146, 147, 148, 149, 150, 156, 159, 164, 166, 185, 201, 207, 216, 217, 225, 237, 251, 252, 257, 267

場面緘黙 ·················· 141

ハラスメント ·················· 95, 163, 166

バリアフリー ·················· 56

阪神淡路大震災 ·················· 151, 271, 274, 287

反応性愛着障害 ·················· 145

ピア ····· 32, 44, 70, 89, 95, 119, 166, 189, 191,

331

299

悲哀 ……………………………… 67, 171, 282

ヒエラルキー ……………………………… 95

東日本大震災 …………… 91, 271, 274, 277, 282

ひきこもり …… 16, 26, 52, 55, 59, 74, 75, 106,
108, 109, 143, 147, 162, 163, 164, 165, 166,
167, 168, 193, 194, 195, 196, 197, 215

低い学力（低学力）…… 75, 119, 132, 134, 136,
312, 313

非行 …… 9, 13, 18, 19, 26, 31, 42, 54, 56, 57, 97,
98, 105, 108, 109, 127, 135, 141, 185, 198,
199, 200, 201, 202, 203, 245, 267

悲嘆 …… 16, 278, 280, 282, 283, 284, 285, 286

肥満 ……………………… 109, 208, 209, 217

疲労 …… 45, 69, 79, 81, 85, 117, 166, 169, 170,
171, 221, 241, 293, 295, 314

貧困 … 19, 22, 23, 42, 55, 68, 119, 198, 201, 213,
225, 245, 247, 252, 263, 304, 309, 310, 311,
312, 313, 314, 315

ファシリテート …………………… 130, 136

不安障害 …… 26, 105, 106, 107, 108, 109, 147,
185, 186

フォローアップ ………………… 34, 94, 167

部活動 … 35, 36, 37, 63, 67, 69, 73, 99, 111, 117,
121, 266, 295, 318, 320

復職 … 32, 33, 220, 221, 224, 239, 240, 241, 242

不適応 … 85, 88, 91, 92, 93, 108, 109, 128, 138,
139, 140, 141, 143, 147, 193, 194, 326

不登校 … 9, 16, 20, 22, 23, 26, 31, 38, 40, 44, 48,
49, 50, 51, 52, 53, 54, 55, 56, 59, 72, 74, 84,
85, 88, 93, 96, 97, 98, 100, 101, 102, 105, 106,
108, 109, 111, 112, 113, 114, 128, 129, 141,
143, 162, 166, 167, 168, 170, 172, 184, 193,
914, 195, 196, 197, 215, 224, 225, 230, 245,
267, 268, 277, 284, 295

不眠（不眠症）… 16, 17, 82, 139, 166, 169, 206,
273

フラッシュバック ………………… 120, 272, 274

フリースクール … 48, 56, 58, 59, 97, 100, 101,

167

ヘルス・プロモーティング・スクール … 261

ヘルスプロモーション ………………… 297

保育園 …… 42, 46, 59, 62, 63, 88, 118, 119, 134,
145, 245, 254, 255, 265, 266, 267, 268, 269

保育士 …………… 88, 148, 232, 254, 267

保育要録 …………………………… 145

報酬 ………………… 16, 17, 204, 205, 215

暴力 …… 20, 22, 26, 27, 38, 56, 76, 94, 108, 109,
121, 126, 152, 162, 163, 193, 194, 195, 196,
197, 199, 200, 201, 215, 216, 225, 245, 252,
257, 272, 277, 284, 319, 326

ボーダー ……………………………… 135

保健師 …… 28, 59, 148, 190, 191, 196, 210, 266,
269

保健室 … 28, 42, 43, 44, 45, 46, 51, 64, 99, 172,
181, 190, 192, 324

保健センター ……………… 18, 79, 148, 209, 312

保護者 …… 14, 21, 22, 32, 33, 34, 35, 36, 37, 38,
39, 40, 41, 42, 43, 44, 45, 46, 47, 49, 50, 51,
52, 61, 66, 69, 70, 71, 72, 73, 74, 75, 80, 82,
83, 86, 97, 112, 115, 117, 118, 119, 122, 123,
124, 128, 130, 133, 134, 136, 141, 145, 146,
150, 167, 172, 183, 191, 198, 203, 210, 211,
212, 214, 219, 220, 221, 222, 223, 225, 226,
230, 236, 237, 238, 244, 245, 246, 247, 248,
249, 250, 254, 255, 256, 257, 258, 259, 260,
261, 262, 263, 267, 277, 304, 305, 312, 313,
314, 319, 320, 323, 324

保護者対応 …… 40, 45, 219, 220, 221, 225, 237,
245, 246, 248, 250, 254, 256, 257

ホスピタリティ ……………………………… 65

ホメオスタシス（恒常性）………… 15, 25, 178

ボランティア …… 32, 35, 57, 59, 165, 260, 262,
266, 268, 287, 298

ま

マイノリティ …… 55, 142, 174, 175, 176, 177,
179, 322, 324

マズロウ ……………………………… 14

万引き ………………… 200, 215, 216, 251

民生委員 …………………………… 28, 46, 57

無月経 ……………………………………… 210

無力感 ………… 66, 95, 164, 181, 183, 216, 326

妄想 …………… 68, 106, 108, 166, 184, 204, 232

燃えつき→バーンアウト

モチベーション ……………………………… 257

モラトリアム ……………………………… 92

モンスター・ペアレント ………………… 246

問題行動 ……… 17, 20, 38, 40, 61, 62, 64, 97, 109, 126, 129, 134, 139, 149, 184, 229, 251, 257, 280, 298, 318, 324

文部科学省 … 19, 20, 23, 32, 33, 48, 75, 78, 84, 85, 91, 97, 99, 101, 106, 111, 121, 123, 124, 126, 143, 144, 148, 162, 176, 179, 201, 218, 221, 222, 224, 233, 236, 237, 244, 254, 259, 260, 261, 262, 277, 280, 281, 295, 313, 318, 322

や

薬物 ……… 13, 15, 27, 94, 96, 108, 129, 145, 147, 148, 149, 181, 182, 185, 186, 188, 191, 198, 204, 205, 206, 210, 215, 277, 304, 305, 312

やせ …………………… 170, 208, 209, 210, 213

ゆとり …… 20, 29, 129, 132, 221, 244, 249, 311

ユング ……………………………………… 49

養護教諭 … 8, 18, 28, 42, 43, 44, 45, 46, 47, 51, 64, 77, 79, 109, 114, 165, 166, 181, 190, 191, 209, 210, 238, 280, 292, 305, 324, 327

幼稚園 … 22, 42, 59, 62, 63, 119, 134, 145, 148, 150, 245, 254, 255, 262, 265

抑うつ …… 25, 81, 95, 106, 108, 139, 141, 146, 147, 169, 172, 182, 184, 205, 274, 282, 283, 293, 312, 313

抑制 …… 62, 128, 129, 169, 170, 171, 193, 208, 226, 293, 314

ら

ライフイベント ………………………… 16

ライフスキル ………………… 294, 295, 296

ライフステージ … 14, 107, 108, 109, 143, 144, 146

ラインケア …… 32, 70, 119, 227, 233, 236, 238, 239

離婚 ……………… 51, 55, 122, 201, 216, 286

リスクマネジメント …………………… 35

リストカット …… 86, 105, 129, 181, 184, 188, 216

リテラシー ……………… 295, 303, 304, 305, 308

リハビリテーション（リハビリ）…… 7, 33, 34, 148, 220, 240

リビドー …………………………………… 13

リファー ………………………………… 183

療育 ………… 8, 17, 145, 147, 148, 149, 184

療育手帳 ……………………… 75, 136, 149, 150

リラクセーション ………………… 238, 276

臨床心理士 … 20, 48, 59, 79, 168, 214, 258, 327

レジリエンス ……………… 135, 152, 288, 314

レスポンデント行動 …………………… 17

連携 … 18, 21, 23, 31, 32, 33, 34, 36, 37, 38, 40, 42, 43, 44, 46, 48, 50, 51, 52, 55, 56, 57, 75, 76, 77, 80, 86, 89, 94, 95, 97, 98, 100, 102, 107, 113, 114, 115, 120, 123, 124, 126, 134, 136, 148, 149, 150, 165, 166, 167, 168, 169, 196, 201, 202, 203, 206, 214, 219, 223, 227, 237, 239, 247, 254, 256, 257, 259, 260, 261, 262, 263, 276, 280, 312, 315, 323, 324

あとがき

　それにしても，学校メンタルヘルスに関して，これほどまでに多くの視点やテーマ，課題があるのか…。このハンドブックを手に取られた方は，そう感じられるのではないだろうか。これほどまでに多様な視点や発想をもってしても，学校メンタルヘルスの改善にむけた決定打を放てないでいる。いやむしろますます複雑化し深刻化している学校の状況がある。

　学校メンタルヘルス学会において，この20年以上にわたって，多様なテーマを場所も変えながら，学術大会や学会誌，そして研修会などを通して，議論を続けてきた。その一航跡をまとめようと試みたのが，このハンドブックである。学問として体系的な形で「学校メンタルヘルス学」を描こうというのが当初の意図であったが，なかなか難しく，今回は力及ばずという感じもある。しかしながら，学問として整理しようという意図は，ハンドブックの各章を執筆された先生方の文章の随所に感じることができる。

　そもそも，学校メンタルヘルスの内容を，第一部「概要」，第二部「諸問題」，第三部「周辺」とまとめることだけでも，大きな挑戦であった。学校メンタルヘルスの営みは，常に現場で起きていることを後追いしながら，実践から遅れながらも学問的にどのように整理し考察するか，そして科学的及び実践的な何かを見出し，次の実践に役立てていく，その愚直なしかしダイナミックなものと思う。

　学校現場に起きていることの多くは「諸問題」として把握される。そしてそれを丁寧に細かく検討し手探りする中で，学校のあり方や教師のマインド，研究と実践の相互作用が生じ，その混沌の中から少しずつ鳥瞰的な認識が「概要」といった形で整理されてくる。そして学問として問いを立て，学びを進める厳しい作業の中で，他分野からの知見が生かされたり，周辺領域への応用がなされたりと，「周辺」の学問や実践との意義ある交流が生まれる。本書では，そのような学会のやってきたことを，そしてこれからも続けるであろうことを，「概要」「諸問題」「周辺」と整理し，体系化につなげていこうとする構成を見出した。

　そして，ハンドブックという名の通り，各テーマが内容濃くしかし短く要点がまとめられ，手軽に読めるようになっている。これは，各々のテーマが何度も何回も議論され考え抜かれてきた結果ゆえと考える。学会におけるさまざまな議論が，このハンドブックに結晶化されてきたといっても過言ではないだろう。ぜひとも，学校メンタルヘルスの諸テーマを，手に取ってながめ整理して，明日からの学校での実践の場に生かしていただければと願う。

　学校メンタルヘルス学会は，実践と研究という車の両輪が充分に機能しこれまで進んできている。ベテランと若手がほどよく交じり合い，学校教育の教職員や学校保健に直接関わりを持つ養護教諭，臨床心理士などの心理カウンセラー，医師等はもちろん，青少年保護・育成活動に携わる人々，教育学，学校社会学，発達心理学

などの研究者，教育行政に関わる人々などが集う，多様な学問領域（multi-disciplinary）の学会である。

　執筆者の皆さんはもちろん，学会に集った学会員や関係者の皆さん，それぞれの実践現場の児童生徒，学生の皆さん，保護者や学校関係，地域の方々，多くの人々のさまざまな思いが集約し，この本が世に出されることになった。本書が，その多様性を大切にしながら，しかし一方で，実践を語り合う共通認識の集合となり，また学問としての共通のプラットフォームを形成する一助になればと願っている。

　繰り返しになるが，学校メンタルヘルスに関する諸課題は，複合的に影響し合い複雑化している。それに対応するための教育行政は本質以外の事柄への火消に追われ，現場の教師が疲弊しメンタルヘルスが悪化するという事態が生じている。一方で社会全体の効率化は強まり教育への期待とプレッシャー，そして管理的関与は強まるばかりである。このような困難な状況においても，自由な意思で集い，さまざまな観点から自由に議論し合う日本学校メンタルヘルス学会の存在意義は，今後ますます高まると思う。このハンドブックを脇に抱え，ぜひとも学校メンタルヘルスの学問の誘いを感じてほしい。

　本書出版にあたって，大修館書店の中村あゆみさんのご尽力なくしては，完成にまでたどり着けなかったであろう。本の企画段階からさまざまなアイデアをいただき，多数の著者との連絡も含め，本当にきめ細かく動いていただいた。深く感謝申し上げます。

2017年7月吉日

編者のひとりとして　元永拓郎

[編集委員]

児玉隆治（こだま　りゅうじ）
　1948年生まれ。東京慈恵会医科大学卒。精神科医。東京学芸大学教授を経て現在長信田の森心療クリニック院長。初代日本学校メンタルヘルス学会理事長。

近藤卓（こんどう　たく）
　1948年生まれ。東京大学大学院教育学研究科博士課程満期退学。臨床心理士。高等学校教諭，東海大学・山陽学園大学教授等を経て現在日本ウェルネススポーツ大学教授。第2代日本学校メンタルヘルス学会理事長。

元永拓郎（もとなが　たくろう）
　1963年生まれ。東京大学医学系大学院保健学専攻（精神衛生学）博士課程修了。臨床心理士。駿台予備学校心理カウンセラー等を経て現在帝京大学教授。第3代日本学校メンタルヘルス学会理事長。

学校メンタルヘルスハンドブック
©The Japan Association for School Mental Health 2017　　　　　　　　NDC 375／336p／21cm

初版第1刷——2017年9月20日

編者————日本学校メンタルヘルス学会
発行者———鈴木一行
発行所———株式会社 大修館書店
　　　　　　〒113-8541 東京都文京区湯島2-1-1
　　　　　　電話 03-3868-2651（販売部）03-3868-2299（編集部）
　　　　　　振替 00190-7-40504
　　　　　　[出版情報] http://www.taishukan.co.jp

装丁者————石山智博（トランプス）
本文デザイン——CCK
印刷所————広研印刷
製本所————ブロケード

ISBN 978-4-469-26828-7 Printed in Japan
Ⓡ本書のコピー，スキャン，デジタル化等の無断複製は著作権法上での例外を除き禁じられています。本書を代行業者等の第三者に依頼してスキャンやデジタル化することは，たとえ個人や家庭内での利用であっても著作権法上認められておりません。